瑜伽运动与科学塑形方法研究

孙黎曼◎著

中国水利水电出版社
www.waterpub.com.cn
·北京·

内 容 提 要

瑜伽已经成为一项世界性的运动，在世界各地的健身房和健身俱乐部中大都开设有瑜伽健身塑形课。

本书在瑜伽运动的基本概述之上，详尽讲解了瑜伽每个体式的要点及益处，并对瑜伽与人体塑形的关系解析进行了研究，使练习者可循序渐进达到高级阶段。

本书语言简洁凝练、结构明了、知识点丰富，适合各个层次的瑜伽练习者阅读，是一本从入门到精通的瑜伽习练指南。

图书在版编目(CIP)数据

瑜伽运动与科学塑形方法研究/孙黎曼著. —北京：中国水利水电出版社，2017.6 （2024.1重印）

ISBN 978-7-5170-5606-5

Ⅰ. ①瑜… Ⅱ. ①孙… Ⅲ. ①瑜伽—研究 Ⅳ. ①R793.51

中国版本图书馆 CIP 数据核字(2017)第 167440 号

书 名	瑜伽运动与科学塑形方法研究 YUJIA YUNDONG YU KEXUE SUXING FANGFA YANJIU
作 者	孙黎曼 著
出版发行	中国水利水电出版社 (北京市海淀区玉渊潭南路 1 号 D 座 100038) 网址：www.waterpub.com.cn E-mail：sales@waterpub.com.cn 电话：(010)68367658(营销中心)
经 售	北京科水图书销售中心(零售) 电话：(010)88383994、63202643、68545874 全国各地新华书店和相关出版物销售网点
排 版	北京亚吉飞数码科技有限公司
印 刷	三河市天润建兴印务有限公司
规 格	170mm×240mm 16 开本 19.25 印张 345 千字
版 次	2018 年 1 月第 1 版 2024 年 1 月第 2 次印刷
印 数	0001—2000 册
定 价	87.00元

前　言

现代社会，人们不但重视对于自身健康的维护，还注重自身良好的身体形态的塑造。人们的工作和生活的节奏较快，各方面的竞争也尤为激烈，这对于人们的身心具有不良的影响。通过开展运动健身，能够促进身体素质的发展，保持身体的健康，对于塑造形体之美具有积极的作用。另外，通过开展相应的健身塑形运动，能够缓解心理压力，增强人们的自信心，对于良好心理状态的保持具有积极的意义。

科学塑形的方法有很多种，近年来，瑜伽运动是人们进行科学塑形的重要方法。瑜伽运动起源于古印度，通过多年的变化发展，现代瑜伽运动得到了较为广泛的传播。如今，瑜伽已经成为一项世界性运动，在世界各地的健身房和健身俱乐部中，大都开设有瑜伽健身塑形课。而参与瑜伽运动健身的都市女性更是数不胜数。除了瑜伽之外，还有一些其他形式的健身塑形运动，如形体训练、健美操运动、体育舞蹈以及一些其他形式的操类和舞蹈类运动。这些运动也颇受追求塑形、健身人群的欢迎。

为了方便人们进行健身塑形，提高其健身塑形的科学性，特撰写了这本《瑜伽运动与科学塑形方法研究》。

本书共有九个章节，在对瑜伽运动健身塑形进行全面阐述的同时，也对一些其他形式的科学塑形方法进行了研究。第一章至第五章对瑜伽运动的健身塑形进行了分析，第一章对瑜伽运动进行了概述，对其起源、发展、流派、特点、原理、要素、现状和发展趋势等方面进行了解析；第二章对瑜伽与人体塑形的关系进行了阐述，分析了瑜伽与其他运动的区别，并对形体美的内涵和标准进行了讨论，在此基础上对瑜伽运动的塑身原理与美体功效进行了解析；第三章对瑜伽运动科学塑形进行了理论指导，主要对其学练的准备、健康饮食和安全养护等方面进行了讲解；第四章则是对瑜伽运动科学塑形的基本技巧进行了分析，包括瑜伽的呼吸法、休息术、洁净功、收束与契合等；第五章对瑜伽运动科学塑形的动作与体式进行了解析。第六章对健身健美的形体训练进行了阐述，在对形体训练进行概述的基础上，对基本姿态训练、不同部位形体训练和不良形体缺陷纠正进行了分析；第七章对有氧燃脂的健美操运动进行了研究，在对健美操运动进行概述的基础上，分析了其基本动作，并对有氧踏板操、有氧搏击操和水中有氧操等进行了分析；第八章对体育舞蹈塑形进行了分析，首先对体育舞蹈进行了基本概述，并对其基本舞步进行了阐述，其后分别对拉丁舞和摩登舞进行了研究；第九章对一些其他时尚美体塑形项目进行了研究，包括绳操、健身球操、街舞、排舞、肚皮舞、普拉提等。

本书内容全面而系统，对健身塑形的各项运动进行了深入研究，对于健身塑形群体具有重要的理论和实践指导意义。本书可作为相关体育专业学生的课外拓展用书，也可作为健身塑形工作者的指导用书，健身塑形群体也可在本书的指导下科学开展健身塑形锻炼。

本书在撰写过程中参考了多位学者的著作和资料，吸收了国内外学者的多方面研究成果，在此对各位专家、学者表示感谢。本人能力有限，书中如有疏漏之处，恳请读者批评指正。

作　者

2017 年 5 月

目　录

第一章　瑜伽运动概述

瑜伽运动是当前一种非常流行的健身项目，受到人们尤其是年轻人的欢迎和青睐，这与其源远流长的历史、显著的健身、健心等功能有着非常密切的联系。本章主要对瑜伽的起源与发展、流派与特点、原理与要素，以及发展的现状和趋势进行分析和阐述，从而能够对瑜伽运动有一个较为基础的了解和认识，为全面了解和认识瑜伽运动奠定良好的基础。

第一节　瑜伽的起源与发展

一、瑜伽运动的起源

瑜伽是从古老的印度发源而来的，有着五千多年的发展历史，被称为“世界的瑰宝”，这也是古代印度哲学弥曼差等六大派之一。有考古学家在印度河流域发掘到一件保存完好的陶器，其上面描画了瑜伽人物作冥想时的形态。这件陶器距今至少已有5000年历史，由此，可以对瑜伽的历史进行推断，即可以追溯到更久远的年代。

关于瑜伽的起源，众说纷纭，很多人认为可以追溯到很久以前的史前文明时期。而据可查的考古研究表明，在公元前3000年以前，瑜伽的雏形便已经出现了。通常情况下，可以将印度北部喜马拉雅山麓地带作为瑜伽的发源地。那时，古印度瑜伽修行者在大自然中修炼身心，无意之间发现各种动物与植物天生具有治疗、放松、睡眠或保持清醒的方法，他们在患病时能不经任何治疗而自然痊愈。于是古印度瑜伽修行者就根据动物的姿势观察、模仿并亲自体验，创立出一套有益身心的锻炼系统，这套系统也就是今天说的体位法。历经了五千多年的锤炼，这些瑜伽的姿势教给人们的治愈法，让世世代代的人从中获益。

起初，瑜伽只是作为人们掌握咒法的一种手段，人们开始试着静坐。大约公元前500年，随着农耕文化兴起，印度阿里西人在祭祀时曾用多种方法用来统一和集中精神，从某种意义上说，这很有可能是瑜伽的开始。在古代，由于瑜伽技术是保密的，所以没有记载下来或者是公开的内容给公众观看。因而，当前瑜伽之所以能够得到广泛的流传，所依靠的往往是宗教领袖或瑜伽老师的口述。

二、瑜伽运动的发展

在古老的印度，瑜伽受到人们的广泛欢迎与喜爱，并且越来越多的人开始参与到瑜伽练习中去，瑜伽运动从一开始被作为数论派哲学及其他一些学派的修行方法来进行传承，然后逐渐由一个原始的哲学思想发展成为一种关于人体的修行法门。最初，瑜伽是通过修炼者的言传身教得到完整地继承和发展的。现在瑜伽与人们的生活联系越来越紧密，不仅开设了瑜伽学校、出版了瑜伽书籍，还派生出许多新形式的瑜伽练习，较为常见的有水上瑜伽、办公室瑜伽、亲子瑜伽等。

可以说，瑜伽从诞生时的神秘到今天的广泛流行，瑜伽的发展范围不断扩大，正在被越来越多的人所接受。

瑜伽运动的发展并不是区域性的，而是世界性的，从它的起源到现如今的普遍流行，都将瑜伽运动的独特魅力和重要价值充分体现了出来。在瑜伽运动的发展中，而最具有代表性的是其在印度、西方和中国的发展，下面就对瑜伽在这几个国家的发展状况进行分析和阐述。

（一）瑜伽在印度的发展概况

印度是瑜伽的诞生地，瑜伽在印度的发展最为久远，内容也更加丰富。一般地，可以将瑜伽在印度的发展历程大致分为前古典时期、古典时期、后古典时期以及现代瑜伽这四个时期，每个时期都有其各自的发展特点，下面就对此进行分析和阐述。

1. 前古典时期的瑜伽

古印度时期，瑜伽发展之初并没有明确的文字记载，通过考古研究发现，在瑜伽于公元前5000年开始向民间流传直到“犁俱吠陀”的出现，中间经历了有3 000多年的时间，这一阶段被认为是瑜伽缺少文字记载的原始发展时期，也就是瑜伽在前古时期的发展阶段。

这一时期，瑜伽运动所表现出的特点主要有：瑜伽运动中的静坐、冥想及苦行是瑜伽练习者修行的核心所在，通过瑜伽修行者之间的言传身教，瑜伽由一个原始的哲学思想逐渐发展成为一种关于人体的修行法门，在瑜伽的修持方法中，对精神和心灵的修行的重视程度越来越高。

2. 古典时期的瑜伽

公元前 1500 年的《吠陀经》(梵语，拉丁转译为 Veda，又译为韦达经、韦陀经、围陀经等)中最早出现瑜伽发展的系统的文字记载，《吠陀经》对瑜伽有比较系统的记载。在一些流浪哲人、瑜伽行者以及苦行者的带领下，当时社会中的普通人开始接触瑜伽，并加入到瑜伽的修行中去。

“吠陀”时代，瑜伽运动所表现出的特点主要有：瑜伽以苦行为主，将瑜伽的修持练习与创世神话结合在一起，多介绍一些属于“通向神”或“与神结合”的方法。

随着瑜伽的实践和传播，逐渐开始出现一些关于瑜伽的著作，其中，《薄伽梵歌》就是其中较为具有代表性的一本关于瑜伽的系统的书籍。《薄伽梵歌》的出现，不仅使瑜伽行法与吠檀多哲学的融合得以完成，同时，也使瑜伽这一民间的灵修实践变为正统，由强调行法到行为、信仰、知识三者并行不悖，这就在一定程度上标志着瑜伽运动的发展有了划时代意义的突破。但是，需要强调的是，由于受认识局限性因素的影响，《薄伽梵歌》中对于瑜伽具体的行法的描述仍侧重于从宏观理念上建立新的瑜伽体系，仅仅是对前一阶段各类瑜伽的特点的总结和归纳，对用纯粹的奉献精神来替代具体的瑜伽行法较为重视，而瑜伽行法练习方面的内容则很少涉及。

在瑜伽发展的古典时期，瑜伽修行者在修习瑜伽功的同时研读圣书，也是这一时期瑜伽发展的一个重要特征。

3. 后古典时期的瑜伽

一些著名的瑜伽修行者的著作及其思想在很大程度上促进了瑜伽的发展，他们所做出的贡献是不可忽视的。其中，比较具有代表性的著作主要有两本，一本是《瑜伽经》，另一本是《瑜伽奥义书》。

(1)《瑜伽经》

大约在公元前 300 年时，被誉为瑜伽之父的瑜伽师帕坦伽利在其著作《瑜伽经》中对古典瑜伽的理论进行了详细的阐述。这本《瑜伽经》共 195 个章节，其中比较详细地定义了瑜伽，同时，还对其进行了相应的分类(见表 1-1)。在当时，各个瑜伽学派均将《瑜伽经》作为其理论基础。

表 1-1　瑜伽的八个分支

分支	含义
yama	控制(制戒)

续表

分支	含义
Niyama	纯洁的操守(内制)
Asana	身体姿态(体式)
Pratyahara	感官控制
Pranayama	呼吸控制
Dharana	集中意念(专注)
Dhyana	冥想
Samadhi	入定

《瑜伽经》的出现标志着瑜伽进入后古典时期。具体来说,帕坦伽利和他的著作《瑜伽经》对瑜伽的发展做出了巨大的贡献,其重要贡献主要表现在以下几个方面。

首先,帕坦伽利在瑜伽各种宗派都较为杂乱的时期不加偏见地将各种宗派进行了系统的综合,这本身就是一种进步,在此基础上,帕坦伽利还将瑜伽哲学与古典数论的哲学体系进行了结合。

其次,《瑜伽经》使瑜伽派成为哲学流派,并得到了印度正派哲学的承认,它对瑜伽的解释意图是想对瑜伽的智慧精髓进行传播。

再次,《瑜伽经》认为,必须将物质与精神分离开来,才可能使精神得到至善的境界。从哲学的二元论角度来解释瑜伽是《瑜伽经》最具颠覆性的特征,从根本上来说,这与前古典瑜伽或韦达瑜伽注重对物质与精神的合二为一是存在着一定差别的。

最后,《瑜伽经》出现,使当时《薄伽梵歌》所存在的缺陷得到了一定的补充。《瑜伽经》第一次立足于技术层面来构建瑜伽的体系,并将瑜伽的修持方法与哲学、宗教理念放在同等重要的地位,并第一次对瑜伽进行了定义,具体为“对意识活动的控制”,这就将其伟大意义充分表现了出来。

(2)《瑜伽奥义书》

随着瑜伽的进一步发展,瑜伽主要包括了《瑜伽奥义书》、密教和吠陀瑜伽。其中《瑜伽奥义书》共有二十一部,在这些“奥义书”中,都将纯粹认知、推理、冥想不是达到身心解脱的唯一方法的观点提了出来,而这也都是后古典时期瑜伽精华的构成要素。

《瑜伽奥义书》中对瑜伽的修持进行了一定的描述,具体来说,主要为瑜伽的修持方法都有必要通过苦行的修炼技术(节食、禁欲、体位法、七轮等)所导致的生理转化(咒语、手印、身印等)和精神体会,才能达到梵我合一的境地。

《瑜伽奥义书》形成以后，瑜伽理论的完整性和系统化程度越来越高，《瑜伽奥义书》对迄今为止固定的瑜伽理论，即梵我合一进行了明确，同时，也提出了一些观点，比如，梵是非物质的，是无形无象的、无所不在的，无法用感知知识去认识和了解；再如，人的本质即为梵，创世之梵被称为"大梵"，以"我"为本质的梵被称为"我梵"，实现"我梵"与"大梵"的统一，就是瑜伽的主要目的所在。

4. 现代瑜伽

当前，随着印度瑜伽的不断发展，其瑜伽体系包含的内容日渐丰富，传统瑜伽以及大量的世俗瑜伽都得以存在，需要强调的是，这些瑜伽抛弃了传统瑜伽的宗教神秘色彩，以防治疾病、修身养性、延年益寿为目标，这些世俗瑜伽使现代社会中人的健身和健心需求得以满足，并且逐渐发展成为现代瑜伽。

瑜伽已经发展成为一种普及性非常高的人体运动，且具有较为显著的强身健体与拓展心灵智慧的功能，因此，这就使得瑜伽成为印度人民生活中必不可少的重要组成部分。印度也成为瑜伽爱好者练习的圣地，世界各地的瑜伽爱好者都向往去印度进行学习和深造。

（二）瑜伽在西方的发展概况

瑜伽能够在西方得以发展，并且取得非常好的发展成效，归根结底，主要是由于以下几个方面的原因。

1. 文化及语言的不断发展

瑜伽中所涉及的文化和语言都是多种多样的，比如，常见的有印度语、梵语、藏语、孟加拉语、巴利语、泰米尔语等。这使得瑜伽在世界范围内进行传播成为可能，为瑜伽在世界各地的发展奠定了基础。

2. 上层社会对瑜伽的接受

由于瑜伽是一种东方文化和哲学，过去的西方国家几乎并不知道瑜伽是什么，西方人对东方宗教哲学文化产生兴趣是从 20 世纪才开始的。这也成为瑜伽在西方国家发展的开始。当时，率先对瑜伽的习练坐姿表现出浓厚的兴趣的是流行于西方的文化偶像们（如"披头士"），他们逐渐开始接触和学习瑜伽，进而将瑜伽这种健康运动形式带到西方，并逐渐被西方社会理解与接纳，并使西方人开始认识到瑜伽是一种在不平静的世界里寻求内心平静的有效方式，西方人开始接触瑜伽，并逐渐参与到瑜伽的练习中去。由此，瑜伽运动开始走进西方国家。

3.印度瑜伽者的大力推广

随着瑜伽在西方国家的流传，印度对瑜伽进行专门研究的机构和培养瑜伽专业人才的学校中，一些瑜伽师选择漂洋过海赴欧美收徒授艺，通过教学的方式，将瑜伽从印度带到了西方，并开始在西方逐渐进行广泛传播。

罗摩克里希那就是其中一个对瑜伽发展产生推动作用的重要代表人物。19世纪初，印度瑜伽大师罗摩克里希那和他的传人维韦卡南达、奥罗宾多等人对瑜伽进行了创新，将瑜伽与现代科学、医学有机结合起来，将现代瑜伽创立起来，对瑜伽更加广泛地向世界各地传播产生重要的推动作用。

20世纪六七十年代，瑜伽大师斯瓦米·希瓦南达及其追随者积极在美洲和欧洲弘扬瑜伽，他们通过开办瑜伽学校，将国际希瓦南达瑜伽韦坦达中心建立起来，以此来对他们的主张进行宣传和弘扬。斯瓦米·希瓦南达及其追随者将现代瑜伽的习练进行了归纳和总结，将六项瑜伽习练原则，即正确的休息、正确的练习、正确的呼吸、正确的饮食、正确的思想和正确的冥想提了出来。这也成为瑜伽练习越来越明确的重要标志。

综上所述，现代瑜伽在西方广泛流传，且颇受欢迎是有一定依据的。现代瑜伽对“修身”的重视程度越来越高，强调瑜伽练习者应结合当前的生活在当下用工夫，而不是以现实中的“本体解脱”为目的，更加注重通过瑜伽体位法、呼吸法和静坐练习，将身体健康、心情愉快、精神升华，使人体达到一种内在的平和。西方国家的瑜伽爱好者把瑜伽作为一种生活观点或态度，将其融入日常生活体验中去，从而将生活质量的提高作为其主要目的。

（三）瑜伽在中国的发展概况

瑜伽传入中国是在公元4世纪前后，随着佛教一起传入中国，而“瑜伽”一词的出现，可以追溯到唐代。瑜伽行派出现在印度大乘佛教时期的中后期，这一时期唐玄奘正好前往印度。其归国后创建了唯识宗，印度瑜伽行派是其理论思想根基的主要来源。中唐以后，“瑜伽”一词往往在佛教著论中多见。瑜伽静坐冥想的变通说法有很多种，其中，比较具有代表性的有中国佛教禅观、天台宗的“六妙法门”、法相唯识宗的止观等。另外，有学者考证，南北朝时期传入中国的《易筋经》、流行于唐朝的《天竺按摩法》，以及宋代的《婆罗门导引法》等，都是从印度传入我国的瑜伽术。

现代中国人最早认识瑜伽，要归功于1985年中央电视台连播的张蕙兰瑜伽术教学片，其是很多人认识瑜伽的开始。通过中央电视台，张蕙兰将瑜伽带入中国，瑜伽从此也走进了中国的千家万户，并深受现代人们的喜爱。目前，国内的瑜伽取向往往将印度古典瑜伽中深层次宗教哲学理念丢弃掉了，取其修心健身功能的一面，成为人们塑身美体、放松身心、调节改善身心状态的一种健康运动方式。

进入 21 世纪，瑜伽作为人类精神遗产重新被重视起来。在我国，瑜伽已经不仅是一种生活方式，也是一门塑身美体的科学方法，与人们每天的生活有着密切的关系，对人体的生理、精神、情感等各个方面都起着良好的作用。由此可以看出，瑜伽在中国肯定会朝着越来越好的方向发展。

第二节　瑜伽的流派与特点

一、瑜伽运动的流派

瑜伽博大精深，以不同人的不同特点为主要依据，可以将其分为不同的体系，每一个体系都通过不同的方式为练习者达到最大潜力的统一而提供相应的帮助。作为修行和练功方法，瑜伽派别众多，且种类繁多。

瑜伽流派的雏形最早从《薄伽梵歌》的描述中可以看出，据记载，当时就已经有了业瑜伽、智瑜伽、信瑜伽、王瑜伽这四大类瑜伽的雏形。当前，在众多的瑜伽流派中，最主要的有七大流派，即哈他瑜伽、信瑜伽、业瑜伽、智瑜伽、王瑜伽、密宗瑜伽、语音冥想瑜伽。

下面就对这七种较为常见的瑜伽运动的流派进行深入细致的分析和研究。

（一）王瑜伽

王瑜伽往往也被称为“皇者瑜伽”或“国王瑜伽”，是衷于瑜伽八支行法的一派，有皇者般崇高的地位，是所有瑜伽中最高级、最机密的一派，在瑜伽中境界最高。王瑜伽大约是在公元前 2 世纪形成的。《瑜伽经》是王瑜伽的思想来源的重要典籍，《瑜伽经》中称“瑜伽就是对心变化的控制”。从这个意义上来说，只有王瑜伽才是真正的瑜伽。

作为瑜伽的主流学派，王瑜伽具有综合性与理论性的完整系统。其有着自身较为独特的修持理论和方法，具体如下。

（1）王瑜伽的一个重要观点是，人的意识的狂热活动消耗了灵魂的能量，从而造成对内在灵魂的束缚，对灵魂的显现与升华起到了一定的阻碍作用，因此必须竭力控制意识的活动，使自己完全沉浸于无限深邃的寂静中，采用忍耐、禁欲、自治、坚定等手段控制感官与意识。

(2)王瑜伽是非常注重冥想和呼吸的,同时,还提出了通过对心理活动的控制与修持来实现解脱的主张,其对内在精神活动、深层意识的控制非常重视。因此,王瑜伽也被普遍认为是所有瑜伽流派中最稳妥、最迅速、最有效的解脱之道。

(3)王瑜伽也被称为八支分法瑜伽。王瑜伽对意念和调息非常注重,而且通常使用莲花座等一些体位法进行冥想。帕坦伽利将王瑜伽的修行步骤共分为八个分支和阶段,这八个阶段环环相扣,跳过任何一个阶段都无法达到瑜伽修炼的最高境界,因此被称为八支分法瑜伽,王瑜伽的修持方法正是沿用了此项观点。具体来说,王瑜伽的修行所包含的内容主要包括禁制、调息、制感、静虑、三摩地等八个步骤的内容。具体如表 1-2 所示。

表 1-2 王瑜伽的修持步骤

修持步骤	修持内容
禁制	遵守不杀生、诚实、不偷盗、净行、不贪的戒律
遵行	遵守清静、满足、苦行、诵读经典和敬神的戒律以达到自我净化
坐法	修行瑜伽的体位
调息	对呼吸的调整和控制
制感	把所有感官的注意力集中于对内在心灵的感知上
执持	心念专注到一处
静虑	即禅定,指长时间集中注意力于内在心灵产生的阶段
三摩地	经过坚持不懈地修炼达到最终的极乐境界

(二)信瑜伽

信瑜伽也被称为“奉爱瑜伽”或“爱心服务瑜伽”,瑜伽练习是对绝对整体的奉献服务,专注于杜绝愚昧的杂念,启发对“梵”的敬仰之心,这是信瑜伽的重要主张所在。

纯粹的信瑜伽是在得到启发后才开始的。信瑜伽具有其自身较为显著的修持理论和方法特点,具体来说,主要体现在以下两个方面。

(1)信瑜伽的修持者的观点主要是,神灵主宰他们的生活,他们通过奉献的行为,虔诚地信仰进行修行。通过宗教情操的培养,修行者得知真理的本质是爱,只有内心充满了爱,才能与最后的真理相融合。

(2)信瑜伽修行者将纯洁自己的灵魂,杜绝杂念作为其主要目标,他们主要通过某种宗教仪式、唱颂、熏香、鲜花典礼等形式表达自己全身心的奉献。这些修持者们认为，一个人只要有对神的虔诚信仰，就能够蒙神庇佑而得到解脱。因此，与信仰相比起来，一切关于宗教的知识，各种各样的修持，以及仪式烦琐的祭祀等都显得不再那么重要了，他们对这种过程带来的内心体验的重视程度是非常高的。

（三）智瑜伽

智瑜伽也被称为知识瑜伽、智慧瑜伽。需要强调的是，这种智慧是指觉悟、证悟宇宙最高本质的智慧，这与通常意义上的智慧是有着一定差别的。从某种意义上来说，智瑜伽是探讨真与非真、暂时与永恒、物质与生命力等问题的哲学思辨体系。

智瑜伽对哲学的重视程度是相对较高的，要求瑜伽者在修持中重视思辨。智瑜伽具有其自身较为显著的修持理论和方法特点，具体包括以下 3 个方面。

（1）智瑜伽积极倡导培养知识理念，修持者在练习瑜伽的过程中能从无明中解脱出来，达到神圣知识，实现与梵合一，这对于一些追求知识，要了解生命、知觉奥秘的人是较为适合的。

（2）知识有高等和低等之分。对于此，智瑜伽的主要观点为：一般人的知识皆为低等知识，而导致这一问题的主要原因在于这些知识仅局限于生命和物质的外在表现，智瑜伽所寻求的知识是指那些古老的、被认为是天启的经典。智瑜伽要求修习者学习和理解这些哲学的真正含义，并通过“自我探索”的深度实践，获得对生命真谛的领悟。在这个深度实践的过程中，修习者需要一次次询问“世界的本源是什么”“我是谁”等哲学问题，通过智瑜伽的修行，瑜伽者可以透过事物的表面现象来发现其本质特征，即透过一切现象去体验和理解宇宙的最高存在——梵，从而达到“与梵合一”的境界。这种探究知识之所以能够存在，不仅与其能够使一个人的生命得到净化有关，除此之外，其还能使心灵的升华得以最终实现。

（3）在智瑜伽的修持理论中，修持者通过智瑜伽的练习实践可以打开位于人体头顶位置的梵穴轮，让梵进入身体，从而把无上的智慧明确地提了出来，因此，从某种意义上来说，智瑜伽就是通过一次次学习和感悟关于世界本源的知识，并在这种知识的指导下，通过瑜伽冥想等方法感悟世界、获得智慧，提升生命之气。

（四）业瑜伽

业瑜伽也被称为“实践瑜伽”“行为瑜伽”或“有为瑜伽”，这里所说的

“业”，实际上就是“行为”的意思，印度哲学将其理解为，人的行为会引发一种看不见、摸不着的神秘东西，这种东西被称为“业”，“业”会按照人的行为的善恶性质带来相应的果报。改变行为就是能够使“业报”得以改变。

业瑜伽对“瑜伽生活法”是较为倡导的，其本身所具有的修持理论和方法特点主要涉及以下几个方面。

(1)业瑜伽的主要观点是：行为是生命的第一表现。人的衣食起居、言谈举止等都是生命的表现，而每一个表现都会带来一个相应的结果。业瑜伽所传达给人们的思想是通过自身的实际行动和积极实践，正如印度民族主义理论家贬喜所说“如果一个人发出消极的信息，他会在生活中体验到压力和阻碍；反过来说，善的思想会导致快乐。此外，积极思想的不断实践，也会使整个人的身心都发生一定的改变，具体来说，主要表现为热情、有理和快乐”。

(2)业瑜伽对将精力集中于内心世界，并通过内心的精神活动，来引导更加完善的行为是非常倡导的。业瑜伽主要通过改变人的行为而改变“业报”从而使解脱的过程得以完成。

(3)业瑜伽的修持，具体来说就是练习，并不需要什么具体的方法，它只注重生活的细节，看重行为本身，不重视结果。业瑜伽主张人们在实践过程中，应该抱着自愿的、与人为善的、无私奉献的良好心态，这也是变得热情进取、心灵纯洁，从而最终感受到幸福和快乐的重要条件。

（五）哈他瑜伽

在哈他(Hatha)这个词中，“哈”(Ha)是太阳的意思，“他”(tha)是月亮的意思，他分别代表男人和女人、日和夜、阴和阳、冷和热，以及任何相辅相成的两对立面的意思。哈他瑜伽往往也被称为“日月瑜伽”。哈他瑜伽是非常重视生理的，可以说，这是身体洁净、呼吸和各种体格锻炼方法的体系，除此之外，其也是瑜伽派系中运用最多、流行最广的一个类别。

一般地，哈他瑜伽会将人体分为两个体系：一个是精神体系，一个是肌体体系。哈他瑜伽的一个重要观点是，日常生活中人的思想活动如疲劳、兴奋、哀伤、激动等，大部分都是能力的浪费，只有一小部分用于维持生命。在通常情况下，这种失调的现象可以通过休息自然恢复平衡；但是，如果失调严重，就会导致精神和肌体上的疾病。而哈他瑜伽可以通过身体的姿式、呼吸和放松的技巧等练习方法来使身体平衡得到有效的改善。比如，它可以分别通过两个鼻孔的方式进行练习，通过右鼻孔来呼吸的方式被称为太阳的呼吸，通过左鼻孔来呼吸的方式被称为月亮的呼吸。通过一些方式的练习来保持呼吸的顺畅，对哈他瑜伽的修炼有着至关重要的作用。除此之外，这些技巧和方式非常有益于身体的神经系统、内脏器官以及各种腺体。

哈他瑜伽是强身之道，比较注重生理效果，它是以调息与体位法为中心，主要锻炼、开发人的大脑、肌体和内心，使之成为当今世界流行的瑜伽主流，同时，这对于现代人调理身心、养身保健也是最为合适的一种活动方式。从某种意义上来说，其不仅是所有瑜伽体系中最实用的一个体系，同时也是西方人最为熟知的一个体系。它包括了一系列的练习，通过身体的姿势、呼吸和放松的技巧，来达到训练的目的。这些技巧对神经系统，各种腺体和内脏都大有益处。其目的在于推动有节奏的呼吸和开发身体潜能。有些人还指出，它的目的还包括让身体准备好练习专门锻炼大脑意识的皇者瑜伽。

哈他瑜伽不仅是现代西方和中国最熟知的一个流派，同时，也是实用性最强的一个。哈达瑜伽跳过了“王瑜伽”前面的内制和制戒阶段，让瑜伽的练习直接从体式开始；它提出，通过改变身体，获得健康的身体，人们的行为和道德观念也会随之朝更健康的方向改变。当前，哈他瑜伽包含的内容非常丰富，比较具有代表性的有现在西方国家中盛行的威尼瑜伽、艾扬格瑜伽、力量瑜伽、热瑜伽等。由此可以看出，哈他瑜伽一直备受西方人的青睐和欢迎。

现代流行的“美体瑜伽”“养生瑜伽”“能量循环瑜伽”等，并不是瑜伽的流派，只是将瑜伽的某些效果以商业化的方式给予的命名。如今，哈他瑜伽经过不断的发展和变化，很多不同称谓的练习风格已经初步形成，其中，较为流行的主要有以下几种。

(1)热瑜伽。具体来说，就是在高温环境下，身体更容易打开，一些有关节问题和运动损伤的人也会因此受益。另外，在高温环境下练习者会消耗比平时更多的热量，因此，热瑜伽受到很多减肥者的青睐。

(2)阴瑜伽。阴瑜伽的练习对身体“阴”与“阳”的区别较为重视，具体来说，就是结缔组织和关节是“阴”的，肌肉和血液是“阳”的。阴瑜伽比较注重身体内部的训练，尤其强调骨盆、髋部、大腿和下背部区域的结缔组织的练习，而且基本上以地面被动体式的练习为主。

(3)活力瑜伽。活力瑜伽是古老的瑜伽强化训练方法，对能量在体内的流动状态较为注重。据说，可追溯到 1 500 年以前的《瑜伽合集》。活力瑜伽对每个体式练习中如何使用呼吸，重复多少次等都有相当明确的要求。活力瑜伽的运动强度比较大，其所适用的范围是：一些希望达到较好排毒效果的练习者和一些体能较好的练习者。

(4)辅助瑜伽。辅助瑜伽往往会对障碍物、椅子、地毯和带子等一些辅助器具进行利用。通过这些辅助器具，使练习者能够以安全和有效的方式自由地做出各种不同的体式。学练者利用这些辅助器具的支撑、力量和阻力,能够对体式有更加深入的了解,同时进行进一步的练习。瑜伽的初学者,柔韧度和耐力较差者,以及有轻微运动损伤的练习者,比较适合辅助瑜伽的练习。因为辅助瑜伽一般会结合生理解剖的原理来进行练习,而且又十分强调体式练习的正确性,由此可以看出,辅助瑜伽从某种意义上来说,也是一种极好的瑜伽治疗方式。

除了上述几种比较流行的哈他瑜伽外,还有几种风格也非常受欢迎,比如常见的流瑜伽、力量瑜伽等。流瑜伽和力量瑜伽可以以练习者的身体状况为主要依据来对体式序列进行安排,并以舞蹈般流畅的动作结合强有力的呼吸来完成自由的练习。

(六)密宗瑜伽

密宗瑜伽,也被称为蛇王瑜伽,相较于其他瑜伽流派来说,密宗瑜伽可以说是一种非常神秘的瑜伽。

密宗瑜伽本身所具有的修持理论和方法特点主要表现在以下 3 个方面。

(1)密宗瑜伽最常见的修炼方法是驾驭性的能量。具体来说,其要求学练者要有极强的控制性的能量,通过男性与女性的合二为一来使其与神的融合和统一得以实现。

(2)密宗瑜伽是瑜伽中较难练习的瑜伽流派,在瑜伽的修炼过程中,存在着一定的危险性,因此,学练者需要在有经验的瑜伽老师的指导下进行修持,从而使损伤机体的情况得到有效避免。

(3)密宗瑜伽也被称为蛇王瑜伽,究其原因,主要是由于其对人体脉轮的认识和解释。瑜伽哲学的主要观点是,人体的尾椎骨(瑜伽称之为“海底轮”)蜷曲着一段盘绕成三圈半的脊髓。密宗瑜伽将在人的尾骨附近盘踞着一条名叫作“昆达利尼”的蛇。昆达利尼证明了人体周身存在 72 000 条气脉、七大梵穴轮、一根主通道和一条尚未唤醒而处在休眠状态的圣蛇。通过瑜伽的修持,可以提升生命之气,打通气脉,利用生命之气唤醒这条蛇,让它沿着脊柱向上走,令人得到真我自性的觉醒,从而对人体生命能量的提升起到积极的促进作用。

(七)语音冥想瑜伽

语音冥想瑜伽,也称为咒语瑜伽。在梵文中,Mantra 一词可以分为两部分,“Man”是“心灵”的意思,“tra”是“引开去”的意思,因此 Mantra 这个词连起来的意思是指把人的心灵从世俗的思虑、欲望、种种担忧中引离开去的一组特殊语音。语音冥想瑜伽可以通过发音或在大脑里不断重复神的声音，从而完成瑜伽练习。

语音冥想瑜伽的修持理论和方法特点主要从以下几个方面得到体现。

（1）语音冥想瑜伽的观点是，一个人只要能把他的注意力集中在瑜伽语音上，不断重复某些声音，大脑的意识状态就会发生改变，就能逐渐超越愚昧无知的品质与激动不安的状态，使自己处在善良的状态之中。

（2）在语音冥想瑜伽的练习过程中，瑜伽者所发出的语音既可以是一个音节或一个单词，也可以是一个短语，它要求练习者尽可能多地重复这一语音，进行有节奏的吟唱，以便能够利用该语音声波的震动使自己的思维集中，最终实现身心和谐。

一般来说，人们对瑜伽学派的认识是，其属于瑜伽的“官方理论基础”，而瑜伽是一种“具体实践知识”。不过在瑜伽的发源地印度，并没有真正的纯瑜伽学派，瑜伽常常与婆罗门教、印度教、耆那教、密教等宗教合二为一。瑜伽各流派的本质都是促进修持者的身心发展，只是修持的侧重点有所不同而已。

从上述内容中可以看出，不同种类的瑜伽练习方式和方法虽然有所不同，但是，促进人体的健康发展都是它们的最终目的。

二、瑜伽运动的特点

瑜伽运动是一种特殊的身心修持方式，通过练习，能使人的情绪稳定，心境平和，而且练习者范围广泛，男女老幼都可以练习，可谓老少皆宜。从实践中可以看出，瑜伽学练的技巧，对肌肉和骨骼的锻炼有益，同时，还能使机体神经系统、内分泌腺体和主要器官的功能得到进一步的强化，并通过身体的健康来对心理的健康起到积极的促进作用，从而使身心双修得到有效的实现。

总的来说，瑜伽运动的特点可以大致归纳为健身特点、健心特点以及功能特点，下面就对这三个方面加以分析。

（一）瑜伽的健身特点

瑜伽是一种帮助练习者协调身体和精神的行之有效的传统科学。瑜伽的健身特点主要从有效性、广泛性以及安全性这三个方面得到体现，具体如下。

1. 有效性特点

长期、科学、正确地进行瑜伽训练，对于交感神经系统和副交感神经系统的平衡都是非常有利的。从某种意义上讲，瑜伽姿势的练习本来就是一种辅助治疗的运动，通过身体的扭转、挤压等姿势，不仅可以促进练习者的肠胃蠕动，还能使练习者消化液的分泌量增强，肾脏的供血能力得到有效的提高等。瑜伽的这些功能对于人体内脏的改善，消化系统的良好运转都会起到积极的促进作用。

从实践中可以看出，通过瑜伽的练习，能够使人的神经系统和内分泌系统区域平衡，同时，还能通过改善人体各种系统的功能来直接或间接影响人体的其他系统的功能，从而使整个机体系统达到一种平衡的理想状态。

2. 广泛性特点

瑜伽有一套从肉体到精神的极其完备的修持方法，能使人体的肌肉、骨骼、经脉以及内分泌等调节到最佳状态，长期的瑜伽习练更是能用于预防和治疗各种身心相关的疾病，对人体的生理、精神、情感等各个方面都起着良好的作用。不同性别、年龄、身体素质的人，都可以通过瑜伽练习来达到一个良好的身体状况。

3. 安全性特点

相较于其他运动项目来说，瑜伽健身更加方便易行，安全有效，这主要体现在以下两个方面。一方面，瑜伽练习与运动生理学的规律和特点是相符的，某些瑜伽练习动作，看上去似乎与人体的自然规律相违背，但实际上，瑜伽的练习动作要求缓慢均匀，步骤也比较清晰，所有的动作都是以自身的实际承受力为依据来进行控制的，因此，其安全性相对要高一些。另一方面，瑜伽练习不受专门的场地和器械的限制，只需要环境安静，空气清新就可以练习，因此，瑜伽练习是一种非常方便易行的健身练习。

（二）瑜伽的健心特点

瑜伽运动的健心特点主要表现在以下两个方面。

1. 有助于杂念的排除，使心境趋于平静

从某种意义上来说，瑜伽是一种促进练习者的心灵的升华的修持方法，其核心部分是让人调整自己身体的姿势、呼吸，专注于某一点，从而达到摒弃小我与杂念的目的。在练习过程中，瑜伽要求练习者进行瑜伽练习时把自己的意识专注于一处，从而实现净化自己意识的目的。即瑜伽者在练习瑜伽时需抑制住知觉器官随着外界刺激而产生的瞬息变化，在安静的环境和平静的心境下，促发自己内心深处的功能与能量，从而实现自我完善。

因此，这就要求在进行瑜伽的运动锻炼时，练习者只有将身体的姿势、呼吸、意念有机地结合起来，才能排除杂念，放松大脑，缓解和释放内心的压力及紧张的情绪，从而达到消除烦恼，达到平衡心境、净化心灵的目的。

2.融入自然，使身心保持愉悦

瑜伽讲求梵人合一，因此，这就要求练习者首先要融入大自然，用呼吸之法享受新鲜的空气。在这种自然环境状态下，练习者的各种体式也被有效施展，使人与自然充分地合二为一，使人心态平和，身心愉悦。对于瑜伽修行者来说，身体是达到瑜伽境界的主要工具，一些瑜伽姿势能够帮助练习者放松身体，愉悦精神。

（三）瑜伽的功能特点

瑜伽还具有较为显著的功能特点，具体来说，主要表现在以下几个方面。

1.能够有效保持并改善饮食的平衡性

长期有规律地练习瑜伽，不仅能通过净化血液，调节人的体重，使肥胖者有效地消除脂肪，同时也会对偏瘦者平衡饮食、增加体重产生一定的作用，因此，这能够为练习者达到自身的健康状态提供一定的帮助。

2.能够使一些疾病得到有效的预防

现代社会竞争激烈，生活节奏快，各种压力大，在这种生活背景下，人们的心态和承受力也发生了比较大的转变，身体和心理方面的疾病也随之而来。而瑜伽是一种放松身心，有益身心健康的最佳运动方式之一，进行瑜伽运动锻炼，能够使一些疾病得到有效的防治，该功能特点主要从以下两个方面得到体现。

第一，瑜伽的动作和姿势本身就比较舒缓和轻柔，这种良好的感觉可以使人从紧张、恐惧的情绪中解脱出来，从而使心理得到放松，消除郁闷情绪，增强自信心。

第二，瑜伽者通过一些有规律的瑜伽姿势练习，可提高自身的灵活性、坚韧性，达到消除疲劳和安定神经、辅助治疗胃病和脊椎疾病的效果。从而使人体得到良好的休息，进而就能在日常生活和工作中保持一种良好的状态。

因此，通过瑜伽运动锻炼，能够为练习者获得内心的平和提供一定的帮助，使其没有怒气，没有怨言，因而，这就充分体现了预防和减少由于紧张与忧虑引起的各种现代身心疾病的功能。

3. 有效改善和塑造良好的形体

作为一种科学的健身运动，瑜伽的体式练习与人的机体练习紧密，瑜伽的各种姿势可以使身体的各部位肌肉慢慢地伸展开来，有效地防止机体肌肉组织功能下降，并使练习者的肌肉富有弹性，有拉长、拉细肌纤维的作用，同时，对于关节僵硬和肌肉萎缩的消除，使得练习者身体的柔韧性得到改善也是有所助益的。

一般来说，经过一段时间系统的瑜伽练习，练习者的身体柔韧性会有所改善，同时其身体的坚硬部分也能得到有效舒缓，而比较虚弱的地方也变得慢慢强壮起来，从而使身体的每一个部位都得到良好的锻炼，因此，这就将瑜伽的健美形体的功能充分体现了出来，从而使练习者的身体更加完美。

4. 保持机体内环境的平衡性

人体是一个完整的生理系统，因此，人体的任何一个部分受到影响就会对整个生理系统产生一定的影响。生理学研究表明，人体的内分泌腺体的活动状态直接与人的行为、情绪以及心理健康状态紧密相连。如果内分泌腺体失调，那么就会影响到人的身心健康。

通过瑜伽运动锻炼，能够使人体的神经系统得到有效的调节，进而会间接地帮助调整人体的内分泌系统，从而使机体内分泌失调的现象得到有效避免。例如，瑜伽体式练习中的一些伸、扭、弯、推、挤等动作，可以舒缓、柔和体内神经。瑜伽练习对于人体腺体的轻柔按摩和刺激，可以直接促使它们保持健康的状态，从而防止人体的内分泌失调，使机体内环境的平衡性得到有效的保持。

5. 使身体平衡能力得到有效提高

通过瑜伽运动锻炼，能够使人体的生理功能得到有效的保持，不仅能够对人体的呼吸调整、心率、血压、流汗、体温、新陈代谢的频率以及其他一些重要的机制保持平衡大有益处，而且还能通过体式的练习使瑜伽者的身体平衡能力得到有效提升。

第三节 瑜伽的原理与要素

一、瑜伽的原理

从相关的实践中可以得知，瑜伽有着非常重要的作用和功能，比如，良好的健身、预防疾病、治疗疾病的作用。瑜伽能给人们带来这么多的益处，这与瑜伽本身的诸多原理有着密切的关系。

瑜伽的原理主要包括哲学性、主动性、机能性以及全方位性 4 个方面，下面就对此进行分析和阐述。

（一）哲学性原理

瑜伽是在瑜伽哲学的基础上建立和发展起来的，因此，特别是在早期瑜伽有着浓厚的哲学色彩。这一色彩伴随着瑜伽运动走到今天，只不过，现代瑜伽运动对于瑜伽的健身属性是更加重视的。尽管如此，现代瑜伽运动中的许多理念仍旧秉承原始的瑜伽哲学，此为瑜伽运动古往今来的一脉继承理论。

瑜伽本身的这些固有的哲学性就赋予了瑜伽运动极强的逻辑性和可控性。哲学思维的存在，不仅使瑜伽的内容更加丰富多彩，而且还能使瑜伽可以有一个相对美好的学练环境。

对于练习者来说，瑜伽的哲学性是一种很好的引导，可以让练习者对瑜伽运动的本质有更多的了解。瑜伽练习者经常处于良性的哲学思维环境中，就可以促使其思维方式向着积极的方向转化。而这与瑜伽练习的目的非常契合，即使练习者拥有一个积极健康、平和安静的身心状态。因此，这就要求练习者在瑜伽运动锻炼中，一定要严格遵循瑜伽的哲学原理。

（二）主动性原理

瑜伽学练与其他带有强烈竞技元素的体育运动很大不同的是，它是练习者对健康生活的追求和渴望，因此凡是加入到瑜伽运动练习中的人们都是一种处于自愿的主动性选择。在运动练习中，练习者也可以自主控制和掌握练习过程。

主动性是个体进行行为活动的根本动力，瑜伽的主动性有助于帮助练习者实现自身的安全性和舒适性，是符合人体所承受的限度，遵循人体发展的自然规律的。而人的主动性也是引导他们对瑜伽运动的兴趣和更积极参与练习的根本动力。因此，有规律的瑜伽练习，可以使人摆脱消极情绪，走出亚健康状态，实现身心的和谐统一发展。

（三）机能性原理

瑜伽的运动锻炼和人的身体部位是结合在一起的，针对性较强，例如，瑜伽的不同体位练习都有其具体针对的身体部位。因此，瑜伽的课程设计也必须体现机能的针对性。

人的生长发育具有一定的生理规律，人在不同的年龄阶段、不同性别的锻炼者的机能表现就会存在着一定的差异性。因此，这就要求瑜伽练习必须针对不同人群的性别、年龄、身体状况、接受能力和理解能力等情况来安排和设计不同的课程。只有通过有针对性的、科学的练习，才能增强机体已衰退的身体机制，使有缺陷的器官机能得到有效的补偿和恢复。

因此，瑜伽作为一种结合自然和人体规律的有效的物理治疗方法，其机能性的发挥效果是普通的药物治疗所无法代替的。正是这种机能性，促使越来越多的人对瑜伽运动锻炼的科学性越来越重视。

（四）全方位性原理

瑜伽健身的全方位性，是其受青睐的一个非常重要的原因。通过心理学和精神身体医学的深层研究表明，人体是一个身心双关的机制。根据这种原理进行推论，想要把身体疾病和精神疾病隔离开来预防和治疗的观念是错误的，人的身心健康是无法分开的，只想治疗身体上的疾病，或者只想治疗心理上的疾病或者只想治疗身体/心理疾病中的某一方面显然是不符合人体的生理和心理机制的。任何一种单纯的治疗身体疾病的疗法，无法达到使身体完全康复的目的；身体或心理的疾病必须从生理和心理两个方面入手，进行身心双修，才能对身心健康起到积极的促进作用。

需要强调的是，瑜伽学练的最终目的就是实现身心双修，具体来说，可以从以下 3 个方面得到体现。

(1)神经系统在人体中发挥着非常重要的作用，神经系统的健康和功能会对人体的身心健康产生直接的影响。瑜伽的体位法练习能充分锻炼人体的脊柱，从而促使人体中枢神经的健康。瑜伽练习可以帮助人体的神经系统保持健康，还可以修复不正常的神经系统。

(2)人类的心理和生理状态的变化也是相互影响、相互制约的，例如，一个人行为、情绪及心理状态都与内分泌腺体的活动有着直接关联。瑜伽的呼吸练习和体位对机体的内脏腺体会产生积极有利的影响。当内分泌腺体释放太多或太少某些激素时，就会对人的身心健康产生不良影响。而人们可以通过瑜伽学练来调整身体一些腺体的活动，使机体内环境保持平衡，进而使机体内分泌系统功能失调的现象得到有效避免。

（3）瑜伽学练重视对人体的调息修养，从相关的实践中可以得知，调息练习对机体的呼吸系统的作用和效果也是很明显的，能使人静心平气，同时，这对于瑜伽练习者减轻身心压力，更积极的生活也是有所帮助的。

因此，瑜伽学练不仅仅是对人体的某些系统起作用，而且对人体从皮肤到骨骼，从肌肉到内脏的整个身体系统都有显著的改善效果。通过瑜伽运动锻炼，练习者身体的各个系统都会受益，瑜伽学练过程中练习者的身心是全方位发展的。

二、瑜伽的要素

和其他运动项目一样，瑜伽运动也是由诸多要素组合而成的，它涉及人体的多种感官和系统。在这些元素的共同参与下，瑜伽这一集修身养性、陶冶情操于一身的时尚健康运动才能得以形成。

瑜伽的构成要素有很多方面，比如，姿势、呼吸、冥想、放松、饮食以及言行举止等，具体如下。

（一）姿势

任何一项运动都具有的以表现运动特性的身体姿态，就是所谓的姿势。不同的姿势，能够使得不同运动之间的差别也相对较大。姿势是所有动作的基础和起始点，这对于瑜伽运动来说也不例外。鉴于姿势对瑜伽运动的重要性可知，要想将瑜伽运动练好，首先保证所学姿势的正确性是至关重要的，在这一前提下，才能感受到瑜伽动作的稳定性、舒适性和健身性。如果没有掌握正确的瑜伽姿势，甚至是长期按照错误的姿势练习，这样不仅不能从中得到身心方面的锻炼，甚至还会有损身体健康。具体从生理学的角度分析，不正确的姿势有可能导致肌肉必须分担骨头的一部分支撑作用，使人的身体过度疲劳，而人的身体疲劳过度，就会直接对脊椎、膝盖、脚踝、肩膀或胯关节等部位造成损伤，如此一来也就失去了练习瑜伽的本意。其次，从心理学的角度分析，不正确的姿势还可以影响一个人的气质、情绪、形体等方面的状态。当然，也不利于树立自身练习瑜伽时自信心的提高。最后，瑜伽的姿势内敛而优美，这就要求习练者要秉承瑜伽的本质理念，不可做出过分夸张的姿势，当然也不要因尚未掌握熟练或害羞而使姿势过于拘谨。

一般来说，正确的瑜伽姿势应该肩膀放松，挺胸收腹，手臂轻松地垂在肩膀下；双脚稳固地支撑身体，膝盖放松，把身体的重量平均地分配到腿和脚上。这样的姿势能够使呼吸保持最为顺畅和平稳。除此之外，还应该保持身体的对称，究其原因，主要是由于身体的对称性能够对肌肉的平衡和骨架的生长起到积极的促进作用。它使腰以上的部位得到充分的伸展，头部和上半身轻松自如，这样有助于身体处于一种平稳的状态。在修炼瑜伽时，身体需要做出各种不同的姿势，而且其中的任何一种姿势都能帮助身体得到充分的伸展和调理。练习平衡姿势的好处非常多，它不仅能使人的身体变得更加精力充沛、灵活自如和泰然自若，而且还能使人体体内的机能能够在最理想的状况下发挥出更好的作用。

通过上述对瑜伽姿势的分析，可以将瑜伽姿势习练的一些关键之处加以总结和归纳，具体如下。

第一，站着或坐着时，在能力允许的范围内，试着拉长整个脊椎。

第二，坐着时，也可以从头部到胯部使用相同的技巧。

第三，站立时，两腿并拢或稍微张开，尽量使眼睛、耳朵、肩膀、胯部、膝盖和脚踝与地面保持平行。

第四，从侧面看时，头顶、耳根、肩膀中间、胯部中间、膝盖后面和踝骨后面应该保持在一条直线上。

第五，应该把脚承受的重量均匀地分配到每只脚的三个点：脚大拇指的跗骨上；小脚趾的跗骨上；脚后跟上。

（二）呼吸

呼气和吸气不停交替的运动，就是所谓的呼吸，可以说，呼吸是人类身体机能中最为重要的一项。人的生命取决于呼吸，没有呼吸，生命就不存在；人的精神活力也与呼吸习惯、呼吸规律有着直接的关系。一般人的呼吸是无规律的，常常是呼吸表浅、缺乏规律，达不到人身体呼吸系统的自然频率。因此，人体的神经系统会逐渐受损，内分泌系统无法正常起到自身的作用，从而开始导致身体丧失力量和活力，产生疲劳、沮丧，烦躁等负面感觉。

对于瑜伽运动来说，呼吸可以称得上是它的灵魂。因此使得呼吸成为瑜伽运动爱好者必须掌握的内容之一。从瑜伽观念的角度上来说，人类身心问题的出现，都与错误的呼吸方式、负面的情绪和饮食习惯等方面有着非常密切的关系。如果瑜伽学练者不从瑜伽理念的生活化方向努力，而只是希望通过瑜伽的几个动作求得自身的身心健康，就相当于缘木求鱼。其中，对于它内在的呼吸方式则更是如此。

瑜伽中的呼吸是指要学会尽量地有意识地控制呼吸。通过深呼吸，可以使治疗哮喘和支气管炎得到有效的治疗，使这些疾病带来的痛苦有所减轻；深呼吸在吸气时，肺部得到扩充，横膈膜就会按摩腹部器官，这对于人体的消化是有所帮助的；当深呼吸重在延长吸气时，可缓解低血压症状；而当深呼吸重在延长呼气时，又可缓解高血压症状。但是，呼吸并不是越深越好，学会适当地平和地控制呼吸，让深呼吸变得有规律才能使神经系统得到平静，同时，也会对练习者的身体健康起到积极的促进作用。

综观众多运动项目，瑜伽可能是唯一把呼吸作为练习中的一个基本组成部分的锻炼项目。通过正确的呼吸方式，能够使运动更为顺畅，而且顺畅呼吸还可以使大脑对于当前时刻的注意力更加集中，对于练习瑜伽冥想来说，这是非常关键的一个方面。因此，人的有意识、有规律的呼吸不仅是身体姿势中必不可少的部分，其本身也是一种练习。在瑜伽理论中，呼吸不仅仅是一种身体行为，也是一个人体从宇宙中吸取生命之气的过程，而人的健康活力就是由身体中的生命之气所决定的。所以，人体进行充分、有效的呼吸能增加体内的生命之气，滋养人体的组织、血脉和神经系统，提升人的整体精神活力。

瑜伽呼吸的方法主要有三种，即腹式呼吸、胸式呼吸和腹胸式完全呼吸。每一种呼吸方式都有其各自的特点，具体如下。

(1)腹式呼吸。具体来说，就是以肺的底部进行呼吸，感觉只是腹部在隆起，胸部相对不动的呼吸方法。

(2)胸式呼吸。具体来说，就是以肺的中上部进行呼吸，感觉是胸部在张缩鼓动，腹部相对不动的呼吸方法。

(3)腹胸式完全呼吸。具体来说，就是肺的上、中、下三部分都参与呼吸的运动，也就是腹部、胸部乃至全身都感觉在起伏张缩的一种呼吸方法。

除此之外，还有一种呼吸方法，叫作“喉式呼吸法”。不过这种呼吸方式在运动实践过程中有一定的局限性，采用喉式呼吸法如果出现急促、头晕等感觉不适的现象，就要及时停止这种呼吸法，同时回复到正常呼吸状态。因此，这种呼吸方式对于瑜伽初学者是不适用的。

在瑜伽练习过程中，如果学练者掌握不好呼吸的方法，不仅不会对身体健康产生有利的影响，还可能会对身体造成很大的伤害。因此，这就要求瑜伽学练者选择适合自己的呼吸方法，学会保持呼吸的顺畅和身体的舒展，从而使身体处于一个自然、放松、平和舒适的良好状态。

(三)放松

人体控制肌肉处于近乎放开程度的能力，就是所谓的放松。在许多运动中，都存在相对的放松。而在瑜伽运动中，放松能缓解身体的紧张状态。另外，一套瑜伽练习中的动作较多，适当地在一些动作中或动作转换中“偷”

出一些让肌肉获得放松的时间，给身体一个短暂补充能量的机会，这对后面动作的完成质量也是一种保障。如果身体一直处于紧张状态，那么这对于瑜伽动作练习的科学性与合理性，以及人的身体健康都是非常不利的。

由此可以看出，瑜伽练习中的放松对整个瑜伽运动来说所起到的作用是不可忽视的。瑜伽的放松练习能使身体吸收和整合不同姿势释放能量。尤其是对于一些对局部身体部位有过多负荷的动作的完成来说，当动作完成后进行放松可以让该负荷部位中的血液有时间在身体中循环，使该部位功能得到尽快恢复。如此看来，瑜伽的学练者就能从每个姿势或一系列姿势中受益。

在对放松在瑜伽运动中的作用有一定的了解之后，就需要在运动过程中或间歇中给予身体放松一些时间，还要学习和掌握多种放松技巧。对姿势、呼吸和注意力的修炼能让大脑和身体平静与安抚下来。

实际上，瑜伽运动中的放松涵盖了身体两个方面。一个是直观的身体上的放松，一个是人的大脑的放松，是瑜伽练习放松环节的重要部分，使大脑平静下来，消除大脑的紧张情绪是极其重要的。因此，这就使得许多瑜伽学练者产生了放松姿势是所有瑜伽姿势中最难掌握的观点和想法。

集中精神进行深呼吸是使大脑平静的最有效的方法之一。通过这种呼吸方法，能够使人的精力放在某一注意点上，而忘记不良情绪的干扰。

（四）冥想

冥想是一种心理上和意识层面上的练习，它不能被直观看到和描绘。冥想的起源较早，甚至可以说它的存在与人类的发展同步，只是当时的人类并没有适当的语言来描述它。后来，人们经过长时间的训练和感知，才最终领悟到这种隐秘的智慧。直到近代，随着世界范围内的交流越来越广泛，这种隐秘的智慧才被广泛传播开来。

冥想，是一种把注意力集中在一个特定对象上的深思方法。在冥想体验中，人往往会感到平静、精神集中、快乐并充满爱意。冥想能够使人将自我的重负卸下来，从而获得一个更为宽阔的意识状态。而在瑜伽练习中，将瑜伽动作与冥想相关联，能够最终达到最佳的修炼身心的目的。

瑜伽冥想的心态和觉醒可以转移到日常生活的各个方面，可以使人不受外界的影响。通过冥想锻炼，能够将自我与其他万物有意识地联系起来，在这种意识下，可以让人变得知足、平静、充满爱心，可以让生活的每时每刻都变得更加充实。通过有规律的冥想练习，除此之外，还能对人们从压力中解脱出来产生一定的帮助作用，从而找到属于自己的那份平和与宁静。

具备一种健康的意识状态是瑜伽学练者练习瑜伽的前提，它要求学练者将注意力集中在当下时刻，达到精神专注的状态，因此，冥想对于瑜伽练习来说是非常适合的，由此，其也成为瑜伽练习中的重要训练方法之一。

（五）饮食

瑜伽运动不是一项单纯的运动形式，它对于人的影响是多方面的，可以说是一种对人全面发展起到多种作用的运动。其中，瑜伽运动还对练习者的饮食提出了要求和建议。

从瑜伽哲学的角度上来说，食物同时具有生理和心理的作用。有些食物对身心有益，有些食物对身心有害。正是秉承瑜伽哲学的思想，才使得瑜伽运动对于练习者的饮食有了多种建议，如在一定层面上放弃不利于瑜伽练习的饮食，而选择有助于达成瑜伽练习目的的饮食。尽管这些对饮食方面的要求更多的是遵从古瑜伽运动对人的要求以及满足宗教信仰的需要，不过这些要求在21世纪的今天也有一定的实践性和科学性。

在瑜伽理论中，主要把食物分为三种，即变性食物、惰性食物和悦性食物，下面就对这三种食物进行分析。

1.变性食物

变性食物，往往也被称为“刺激性食物”。这类食物往往具有一定的刺激性，会令人精神亢奋，情绪容易波动，思想难以集中，身体也过分活跃，整个人无论坐着、站着总是摇摆不定，浪费体力。这类食物如甜、苦、酸、辣、咸的原料或作料，还有茶、咖啡等。消耗过多刺激性食品，会刺激内分泌和神经系统，从而与瑜伽的平静知足状态背道而驰，练习瑜伽的目的也就无法实现。

2.惰性食物

惰性食物，也被称为“压抑性食物”。此类食物的主要作用在于：令人头脑昏沉，扰乱身心安宁，性情偏向忧伤抑郁，身体变得懒惰萎靡等。由此可以看出，这种食物具有一定的抑制作用，能够让人体丧失能量，毒害身体系统。这类食品包括腐败的、不新鲜的、腌制的、过熟的食品，比较常见的有罐头、冷冻食品，经过加工或含防腐剂的肉类和酒精类饮品，还有洋葱、蒜头等。惰性食物也是不利于各种瑜伽练习的。

3.悦性食物

一般来说，悦性食物往往是对人体健康有利的食物。这类食物的主要作用在于：令人有足够体能，同时让人情绪平静，头脑冷静清晰，能有效进行思维与冥想，给身心带来纯净和愉悦，促进生长。这类食物较为常见的有新鲜水果和蔬菜、坚果、豆制品、粮食、适量的奶制品和蜂蜜等。具体来说，有如新鲜青菜、牛奶、苹果、糙米、核桃等。

需要注意的是，第一，主要食物的量，不能过饥也不能过饱；第二，进食的速度不能过快，食物不宜过热或过冷；第三，吃饭时注意坐姿与环境，还需要保持良好的心情；第四，每天喝足够量的水以用来排泄毒素等。

除此之外，斋戒也是瑜伽修炼中的一个内容。很多高级的瑜伽修行者，可以达到很长时间不摄入食物，但是普通的瑜伽学练者，可以选择进行适量的斋戒，但一定要在安全的前提下进行，从而使对身体造成不良影响得到有效避免。斋戒作为一种对意志力的锻炼，能够对瑜伽学练者克服自身的情绪化起到一定的帮助作用。

（六）言行举止

言行举止也在很大程度上影响着瑜伽的锻炼，一般来说，一个瑜伽学练者应该在生活的各方面表现出良好的行为，应该时刻对生活抱有感恩的心态，要懂得关爱他人，能够严格要求自己等。只有这样，才能更好地感悟到瑜伽运动的真谛，才能在瑜伽修炼中获得最大的益处。

善良正直的品德和言行得当的作风是练好瑜伽的前提。为此，《瑜伽经》中也对某些基本的道德规范进行了规定，从而将练习瑜伽的基本准则建立了起来，同时，也向瑜伽学练者们提出了社会道德行为的指导性原则。

不杀生和非暴力主义就是其中的规范之一，它是指不对自己、他人和各种形态的生命施加暴力。不杀生的道德规范会对瑜伽的饮食哲学产生直接的影响，它要求瑜伽学练者尽量少吃或不吃肉类。这也将瑜伽对其他动物生命的高度尊重行为充分体现了出来。

自我谴责和自我批判等人们专门针对自己的行为也属于暴力倾向的范畴。瑜伽的主要观点是，如果能这样对待自己，就很有可能这样对待他人。因此，非暴力主义的培养应该先从关心、体贴自己，先学会对自己友善开始。这些言语和行为习惯，会使自己朝着越来越好的方向发展和改变，从而能够用更好的心态对待他人。

除此之外，《瑜伽经》中对于练习者言行举止的要求还包括许多其他道德层面的规范，如还有不偷不抢、不过分追求色与欲等方面。这些道德规范对瑜伽学练者有很大的益处，可以帮助他们更好地理解瑜伽修炼的真正意义。

另外，瑜伽学练者个人的修炼或行为准则也很重要，其能够为学练者更好地遵循道德规范产生一定的帮助作用。这里对个人的行为准则主要提出以下几点意见。

第一，大脑和身体保持干净。具体指个人内外两面的干净卫生。

第二，学会知足常乐。

第三，懂得朴素节俭。

第四，学习经文。

第五，臣服于神性。

第四节　瑜伽的发展现状与趋势

一、瑜伽运动的发展现状

瑜伽运动在印度、西方国家以及中国起源并发展，因此，瑜伽的发展现状也可以从这 3 个方面得到体现。下面就对这 3 个方面瑜伽的发展现状进行分析和阐述。

（一）印度瑜伽发展现状

瑜伽是从印度发源的，并且流行至今。目前，全世界瑜伽练习者的数量仍以印度居多。印度始终被瑜伽爱好者们当作瑜伽练习的圣地，能去印度进行瑜伽的学练和深造是很多瑜伽爱好者的愿望。

当前，印度有至少 4 000 多家具有一定规模的瑜伽学校和瑜伽学院。虽然它们目前没有统一的瑜伽协会，但是有很多民间自发成立的各种协会与俱乐部。每年的 3 月份都会举行著名的印度瑜伽节，届时，会有来自世界各地的瑜伽爱好者到印度参加聚会。

印度的瑜伽学校有很多，瑜伽课程也非常丰富，瑜伽的理论知识、呼吸、冥想、瑜伽体位姿势以及人体结构、宗教信仰等各个方面都会涉及，瑜伽知识内容极为丰富。在瑜伽学练的时间选择上，也具有非常强的自主性，练习者可以选择时间较短的一周、一个月、三个月，也可以选择时间较长的半年、一年、三年等练习周期。目前，在孟买等地都有比较有名的专门培养瑜伽教师的瑜伽学院。

瑜伽的学练之风在印度十分盛行，究其原因，主要表现在以下几个方面。

第一，瑜伽起源于印度，是古代印度文化的重要组成部分，在印度经历了长时间的发展和传播，印度始终被瑜伽爱好者们当作瑜伽练习的圣地，这种渊源会给很多人一种神圣而又神秘的想法，因此会吸引世界各地的瑜伽爱好者来此学习瑜伽。

第二，印度瑜伽有着悠久的发展历史，这里的瑜伽者数量众多且具有丰富的瑜伽学练经验，基础较好，所拥有的种类和各种学练技巧是其他国家所无法比拟的。

第三，印度人们对瑜伽的喜爱是非常普遍的，对瑜伽的内涵认识更为深刻，与其他地区的人们相比，这里的瑜伽者修养更为高些。

（二）西方各国瑜伽发展现状

瑜伽传播到西方的时间比较长，在西方发展的历史进程中，许多瑜伽姿势已经针对西方人的身体特征进行了相应的改编和简化。相较于东方人来说，西方人受瑜伽文化熏陶相对较小一些。

以美国为例，瑜伽在美国的发展现状可以大致归纳为以下几个方面。

1. 参与瑜伽运动锻炼的人数较少

西方国家生活节奏快，而一个人需要花费许多年的时间致力于瑜伽修行才能掌握一些复杂的瑜伽姿势，因此，瑜伽课程对于西方人而言是长期的、循序渐进的。因此，这就使得西方国家人们的生活节奏与瑜伽的特点相违背，这也在一定程度上使得很多人不愿意去花费太长的时间学习和从事瑜伽运动。

2. 瑜伽教育机构的完善程度相对较高

相较于其他西方国家来说，瑜伽在美国的发展速度还是比较快的。随着学练瑜伽的人数的增多，美国建立了很多专门的瑜伽学校，这些学校也有培训老师的课程，而且规范程度也较高。具体来说，美国瑜伽的发展现状主要从以下两个方面得到体现。

一方面，是瑜伽内容方面，美国瑜伽在印度瑜伽的基础上，又有自己的延伸，美国瑜伽更加注重人体的安全性、规范性和科学性。

另一方面，是瑜伽课程设置方面，美国瑜伽学校的课程设置和印度瑜伽学校教学课程相似，美国瑜伽学校的瑜伽课程主要有瑜伽理论、冥想、呼吸、人体生理、体位姿势、人体解剖等内容，此外，还增加了一些理论性较强的近代科学课程，如将目前比较流行的营养学、妇女保健学等纳入了瑜伽教学。

3. 瑜伽的商业化程度相对较高

瑜伽在美国的商业化发展程度较高，当前，美国虽然没有统一的瑜伽协会，但关于瑜伽学练方面的商业机构的设立和操作非常规范。目前，瑜伽教学和学练已经作为一个产业在美国开始发展，美国的健身房中一般都设有瑜伽课程，并且有数目众多的瑜伽俱乐部。为了减轻员工压力，提高工作效率，很多的大企业在给员工做培训时经常聘请瑜伽老师对员工进行训练，这也在一定程度上促进了瑜伽的商业化发展。

除此之外，瑜伽在美国的商业化发展势态良好，除瑜伽培训行业之外，瑜伽训练工具、瑜伽服装、瑜伽饮食、瑜伽旅游、瑜伽专业杂志等方面也获得了较好的发展。瑜伽学练所引起的一系列商业价值，也进一步促使瑜伽运动在美国的发展空间更加广阔。

（三）中国瑜伽发展现状

由于瑜伽传入中国的时间相对较短，但是，这并不影响瑜伽在中国的发展速度。具体来说，瑜伽在中国的发展现状主要从以下几个方面得到体现。

1.瑜伽的规模方面

目前，瑜伽主要在北京、上海、深圳和广州等中国的大中城市较为流行。在这些经济比较发达的地区，瑜伽运动开展得较为普遍，专业的瑜伽俱乐部也比较多。

2.瑜伽在学校的发展方面

目前，瑜伽在我国青少年中逐渐得到推广，而基于瑜伽的美育功能，瑜伽在青少年教育中越来越受到重视。①

另外，由于体育教育在我国高等教育中的地位不断提高，大部分对大学生身心的健康发展是非常重视的，由此，瑜伽以其独特的运动价值和特点受到大学生，尤其是女大学生的喜爱，在这样的背景下，瑜伽课程被引入到体育教学中，成为重要的内容之一。

3.瑜伽的商业化发展方面

我国各地都有健身俱乐部，其中也将瑜伽课程作为重要的内容，专业瑜伽教学人员数量越来越多。

就瑜伽在中国的发展现状来看，健身俱乐部对瑜伽功能认识不清，是主要存在的问题。受市场经济的影响，当前的很多开设瑜伽健身教学课程的健身俱乐部开设瑜伽课程的初衷，仅仅是为了迎合市场的需要，千方百计地

① 庞丁.青少年瑜伽与美育[J].中国青年政治学院学报，2014(05).

打出很多所谓的有氧瑜伽、健美瑜伽、减肥瑜伽等各种旗号，目的是吸引消费者的眼球和好奇心。有故意夸大瑜伽运动健身功效的现象存在。从健身健心的角度来讲，这种错误认识和宣传与瑜伽本身崇尚自然，平和内心的理论是相违背的。因此，这就要求对这方面加以改善。

4.瑜伽的培训方面

目前，中国缺少专门的瑜伽培训机构，很大一部分瑜伽老师只是通过自学来了解和认识瑜伽，他们本身对瑜伽的专业知识就存在着了解不足或者掌握不熟练，对瑜伽的真正内涵没有深刻的领悟等问题。在教学过程中，更是有一些教师不懂得瑜伽教学方法，只是按葫芦画瓢，使学员无法达到学练瑜伽的目的和效果。从长远来看，这对于瑜伽在中国健康、有序的发展是非常不利的。

5.瑜伽的组织管理方面

我国瑜伽发展和推广得比较快，因为瑜伽对提高民众的身体素质和身心健康都大有益处。因此，瑜伽在中国有很大的市场，这就使很多人看到了瑜伽的商业契机，各种瑜伽训练班也随之快速发展起来。但是，在这样的发展背景下，由于没有专门的组织和管理机构，会导致瑜伽市场出现的许多问题得不到及时的解决和处理，因此，这就会对瑜伽在中国的健康发展产生不利的影响。

二、瑜伽运动的发展趋势

瑜伽运动锻炼能够对人们的身体、心智和精神的健康发展产生积极的促进作用。不同性别、年龄的人都可以参与到瑜伽运动中来，越来越多的社会民众、大学生、都市白领成为瑜伽的忠实受众。

随着瑜伽人群的逐渐增多，为了迎合大众的这种瑜伽运动锻炼需求，不少具有商业头脑的经营者也开始介入瑜伽的相关行业，一个新的行业领域——瑜伽馆应运而生。瑜伽馆的成立是瑜伽得以更快发展的重要途径之一，它的诞生，也在一定程度上使瑜伽行业向着更加专业、科学和系统等方面发展产生了积极的推动作用。

在市场经济下，瑜伽未来的发展会走上一条商业化发展的道路，并会根据瑜伽学练者的要求做出调整已经成为一种必然，这种属于健身服务类的第三产业的瑜伽馆类培训行业能够对健身行业朝着商业化、服务化、全民化发展，并对有效地促进相关产业的发展起到积极的推进作用，进而对社会经济的发展产生积极的促进作用。

在我国，作为一个新兴健身服务产业，瑜伽产业在北京、上海、深圳等一线城市中正处于发展的高峰时期，在一些二线城市，甚至经济发展相对落后的三线城市也都出现了学练瑜伽、经营瑜伽健身俱乐部和瑜伽馆的热潮。瑜伽运动的这种独特魅力，更是引发了各大报纸、时尚杂志、网站以及电视等媒体不断宣传。这种瑜伽热潮的不断掀起，会对越来越多的专业的瑜伽健身俱乐部和瑜伽馆建立，以及瑜伽在我国的广泛发展都产生积极的促进作用。

不可忽视的是，在瑜伽未来的发展中将要面临的一些问题，其中，较为典型的有：瑜伽教师和指导员的专业水平较低；瑜伽培训机构混乱，没有一个统一认证标准；收费标准和服务水平问题等，这些都将成为制约瑜伽发展的因素。因此，加强师资培训；成立瑜伽协会、统一培训机构并统一发放培训瑜伽资格证书；[①]改善设施条件、提高服务水平；完善瑜伽组织管理机构、规范瑜伽场馆收费标准等方面都需要进一步的加强。否则，瑜伽的科学化和可持续化发展的顺利实现是无法得到保证的。

① 于巴锁.西安市瑜伽健身运动现状研究[D].西安体育学院，2013.

第二章 瑜伽与人体塑形的关系解析

瑜伽运动能很好帮助练习者塑造良好形体，这也是瑜伽备受欢迎，尤其是受爱美女士欢迎的一个重要原因。本章主要就瑜伽与人体塑形的关系进行系统、全面解析，通过分析瑜伽与其他运动的区别和现代形体美的内涵与标准，就瑜伽的塑形原理与美体功效进行详细阐释，以引导瑜伽学练者更加全面地认识瑜伽，更好地利用瑜伽知识塑造完美形体。

第一节 瑜伽与其他运动的区别

体育运动具有良好的身体健康与健美效果，但是瑜伽之所以在众多体育运动项目中脱颖而出，成为人们健身健美运动的首选，源于其独特的运动魅力和运动效果。

体育运动项目与瑜伽运动二者都以身体活动为主要练习形式，在身体发展方面具有一定的相同功效，表现在以下几个方面。

(1)参与练习过程中，可使静脉血迅速返回，改善葡萄糖容限，降低胆固醇水平，有助于延长寿命。

(2)有助于控制肥胖。

(3)有助于增强抵抗疾病的能力。

(4)有助于调节和增强机体生理功能。

(5)可补充和辅助治疗身心疾病。

(6)可作为预防和康复治疗的方法。

但是，体育运动项目与瑜伽运动二者更多地表现出诸多不同。

对于刚刚接触瑜伽的学练者来说，瑜伽运动是神秘的，但是经过一段时间的练习就会发现，瑜伽运动与其他体育运动方式相比，其也需要遵循一定的体育运动原理，只是瑜伽运动的原理是建立在瑜伽运动哲学基础之上的，是一种更加温和的、关注自我的运动方式。

体育运动项目，尤其是大部分西方竞技体育运动项目，虽然也具有重要的健身锻炼价值，但是其根本的体育属性仍然是竞技性，在运动过程中，运动的根本目的还是为了提高技能战胜对方，因此，很多体育运动的学练者都进行超负荷的训练，这不仅对身体健康会造成一定的负面影响，也会间接影响心理的健康发展。相比之下，瑜伽运动更加关注练习者本身，在练习的过程中，学练者没有任何竞技对手，只需要面对和正视自己即可，练习过程中要尊重身体的发展需求，禁止强迫和勉强身体做动作。

瑜伽的整个练习过程，是练习者正视自我、战胜自我、净化自我的过程。瑜伽动作缓慢而优雅，呼吸慢而放松，心灵也随之变得放松。瑜伽练习与一般体育运动项目的锻炼有着很大的不同。

通过对比分析，瑜伽运动与一般体育运动项目锻炼的区别具体可参考表 2-1。

表 2-1 瑜伽练习和体育锻炼的区别①

类别	体育锻炼	瑜伽练习
练习目的	强健体魄	身心平衡
	改善体型	改善机体的健康状况和平衡系统
	更关注物质世界	更关注精神世界
	宣泄被抑制的活力	增强睿智
生理影响	逐渐使人体增加随意肌机能	增加随意肌和非随意肌机能，同时改善韧带、腱和体内肌的功能
	增加力量、增加耐力	增强耐力；增强机体承受压力的能力
	运动多处于快速、加速和重复状态，主要是白色/黄色肌纤维起作用，增强和发展运动者的各项体能素质水平	运动多静态姿势，红色肌纤维发挥主要生理作用，增强人体的稳健性、灵活性和适应性，运动后无疲劳感，甚至感觉到身心愉悦
	消耗能量，运动后有明显的疲劳感	消耗能量、释放能量，并促进身心补充能量，使身心重新充满活力。瑜伽运动后练习者的精神会非常好，可令身心平和
行为影响	增强进攻和防御精神	增加耐力，使之更沉着、镇定
	以自己为中心	采取自我反省的态度，以人为本

① 魏云花. 大学瑜伽教程[M]. 杭州：浙江大学出版社，2010.

续表

类别		体育锻炼	瑜伽练习
技术特点		重复活动，单调	活动内容不重复，丰富多样
		关注竞争	顺其自然
		主要使肌肉收缩	主要使肌肉伸展、放松
		动态	静态
适用范围	频率	不必每天锻炼。如果间断，会产生关节疼痛、超重、肌肉松弛等现象	最好每天练习，如果间断，不会造成严重的负面影响，但不会再持续获得瑜伽益处
	年龄	仅限于某一年龄段	没有要求
	性别	没有要求	没有要求
	环境	影响较大	影响不大
	辅助设备	要求较多	要求较少
	技能	技能受限制于某种体育锻炼/比赛	在每种活动中获得技能

第二节 形体美的内涵与标准

一、形体美的内涵

良好的形体不仅是指形体健康，还更进一步地指形体的健美，即形体应处于健康、美丽的状态。

对于形体美，自人类社会出现以来就有对其的研究，具体来说，有关于人体形体的美的研究是在充分遵循传统美和时代美的原则的基础上，根据人体健康美的一般规律和发展特征而逐渐形成的系统的、科学的、实用的人体理论和训练方法。

（一）形体美的构成

形体由体格、体型、姿态三个方面构成。因此，个体的形体美也主要体现在这三个方面。

1. 体格

体格指标是对人体的各项身体外形指标的概括，具体包括以下几个方面的内容。

(1)高度

高度指标主要包括两部分,即身高、坐高。

人体的高度是个体给人的一个非常直观的体格指标,个体的高度受遗传因素影响较大,也与运动锻炼具有非常密切的关系。

随着社会生活的不断进步和发展,现代人的营养更加丰富、全面,患病率降低,与过去相比,现代人在身高变化上发生的变化较为明显,尤其是在青少年方面更为显著,和20年前相比,现代青少年普遍要比以前的青少年的身高要高出3～5厘米。

(2)围度

形体围度主要有胸围、腰围、臀围、臂围、腿围、颈围等,具体分析如下。

臂围——反映个体肱三头肌和肱二头肌的发达程度。

胸围——反映人体厚度和宽度的值,扩展胸围与肺活量有关。

腰围——反映个体的腰背健壮程度和脂肪状况。

臀围——反映个体骨盆大小和髋、臀部肌肉的发达程度。

大腿围——反映个体股四头肌及股后肌群的发育状况。

身体各部分的围度是体格指标的重要内容,形体美的判断往往是通过一定的体围标准来进行的。

(3)宽度

在人体的体格标准方面,宽度是一个非常重要的指标,主要包括肩宽和骨盆宽两个重要内容。

(4)长度

一般认为,具有纤长的肢体(上、下肢长度)的人是美的,这是现代人对于人体的形体美的重要认识。

(5)体重

体重是一个非常重要的体格指标,在对于体重的认知上,女性往往比男性更为重视。调查显示,女性普遍对于自己的体重判断过轻,这种认知充分表明了女性对于身体体重的重视,更加重视体重对于个人形体美的影响。

2.体型

体型是指身体各部分的比例。如躯干上、下之间的比例,身高与肩宽的比例,围度之间的比例等。体型是否美,主要取决于身体各部分发展的均衡与整体的和谐统一。

3.姿态

姿态是指人坐、立、行、卧等各种基本活动的姿势。形体美不仅要具有良好的形体，同时还要有良好的姿态，正确、优美的姿势是人的形体美和气质美的重要外在表现。优美的姿态、加上健康的形体，能给人以艺术的享受，也更能使人充满自信。姿态美不仅可以弥补形体上的某些不足，而且其本身就是美的造型，可以反映一个人的内心世界，反映一个人的精神、气质和文化修养。

人体的各种姿态体现在动作姿态和神态中，主要通过脊柱、四肢、手足、头的部位等来体现。具有良好姿态美的人能使人感受到其中的美。从人的举止中就能看出其文化素养和修养。不同的身体姿态对身体各部位的摆放要求不同。具体分析如下。

(1)坐姿

正确坐姿：肩放松，挺胸，直背，收腹，脊椎与臀部成一条直线，略收下颌，目视前方。女子坐姿要求端庄、优美，两膝并拢；男子坐姿双膝可稍分开，略窄于肩宽。

错误坐姿：两腿摆得太开太大，跷“二郎腿”，东倒西歪。

(2)站姿

正确站姿：在立正状态下，从背面看，头、颈、躯干和两足跟间在一垂直线上；从侧面看，头顶、耳屏前、肩峰、股骨大转子、腓骨小头和外踝尖各点在同一直线上；脊柱呈正常生理弯曲(见图 2-1)。女子站姿应亭亭玉立，男子站姿要挺拔刚健。

(3)走姿

正确走姿：以标准站姿为基础，行走时头与躯干成直线，目视前方，两臂自然下垂，摆动协调，膝盖正对前方，脚尖微外侧；步位正确，步幅一致；躯干移动正直、平稳；行走落地时从脚跟过渡到前脚掌，两脚后跟几乎在一条直线上，两脚交替前移，步伐稳健均匀。

女子轻捷自如，优美大方。男子自然稳健，风度翩翩。

错误走姿：不符合上述标准的走姿都属于错误的走姿，如肩部歪向一侧，僵硬呆板，外八字、内八字走路。

(4)卧姿

正确卧姿：为避免心脏受压，一般为右侧卧；为避免局部受压发麻甚至出现痉挛的现象，仰卧也可。

错误卧姿：左侧卧(孕妇除外)；把手放在胸上，可导致心脏受压迫使睡眠不宁或做噩梦。

良好的姿态美能充分表现出个人的气质，能给人以美感，要具备良好的形体美，需要个体从各个方面来约束自己，如通过饮食、参与运动，同时，还要注意自己行为举止的规范和调整。

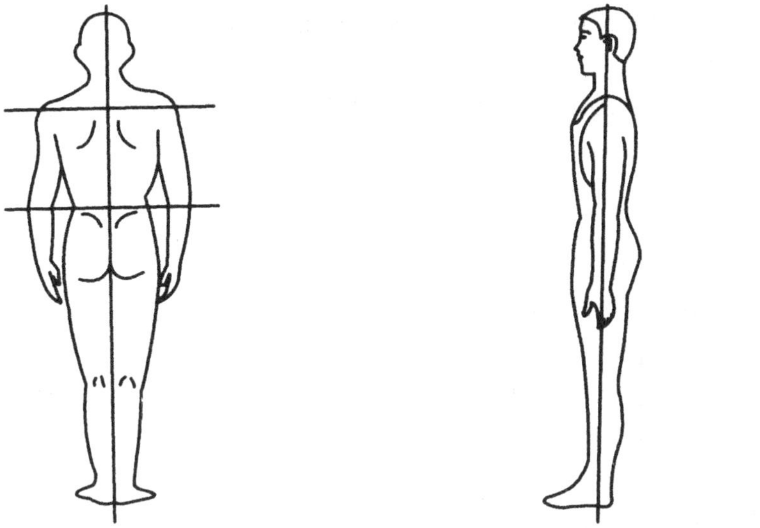

图 2-1

(二)形体美的要素

形体美是一个整体概念,每一个构成形体的局部都是美的并不一定会表现出整体的美,还需要各个部位的协调,具体来说,形体整体美包含的基本要素有对比、对称、曲线、均衡。

1. 对比

不同事物之间的对比对事物具有重要的影响,任何事物都具有两面性,而对比的存在可以促进事物的更加完善,就人的形体来说,不同性别的人应表现出具体的性别特征,不同身体形态的人在自身的各部位身体比例构成中也会表现出不同。

(1)性别的对比

人的形体要符合性别的特征。女子需符合女性的阴柔之美,男子需符合男性的阳刚之美。

以姿态美为例,男女不同,端庄优美的姿态能使女性显得更加有风度,充分展现出女性的内秀之美。而对于男性来说,由于生理特点的不同,男性的身体更加魁梧,有阳刚之气。

(2)自身形体的对比

①上肢、下肢的对比:功能不同,对比要求不同。一般来说,上肢应有细线条和多变的结构,下肢则要有粗线条和稳定的结构。

②躯干、四肢的对比：躯干应有稳定之感；四肢是人的运动器官，应给人有灵活之感。

③关节、肌肉的对比：人体的肌肉应发达、健美，无多余脂肪；关节外附着脂肪少，运动灵活。

2. 对称

(1)左右对称

从正面或背面观察，在正常的站姿和坐姿时，身体左右两侧要平衡发展。

(2)对称轴与地面垂直

保持脊柱正直，在不良的身体姿态下，例如脊柱的偏斜、扭曲，都会破坏人体的对称美。

(3)对称线与地面平行

两肩、两髋、两膝、两外踝之间的连线都要与地面保持平行。

总的来说，根据人体的运动轴，各个轴与身体所形成的平面之间应该保持相应的轴对称、面对称的关系(见图 2-2)。

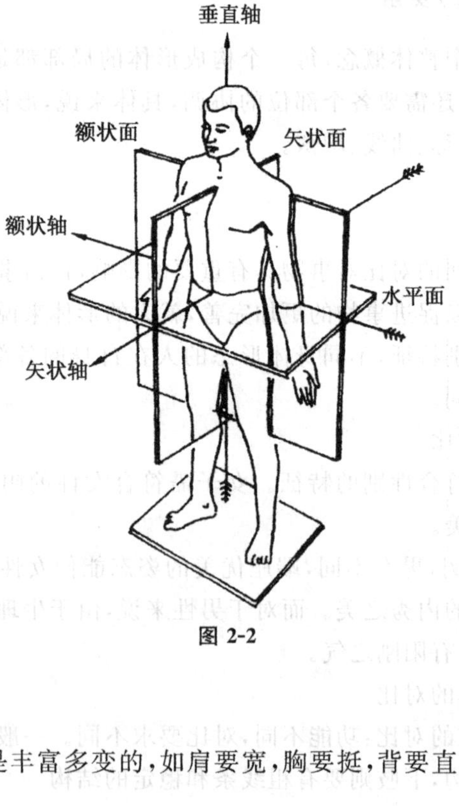

图 2-2

3. 曲线

人体的曲线是丰富多变的，如肩要宽，胸要挺，背要直，腹要收，腰要立，臀要圆等。总的来说，人体形态曲线美要流畅、鲜明、简洁；要起伏生动、对比恰到好处；男女表现不同。

女子曲线美：一般情况下，女性的曲线美主要是通过胸部、腰部、臀部和腿部的和谐曲线来体现的，也就是说女性的四肢必须要修长和协调。应显示出柔润之美，纤细连贯，整个身体起伏较大，局部平滑流畅，同时，女性要有适度的肌肉并显现出圆润的线条，丰满而不肥胖，看上去要健康，没有病态，展现出健康和青春活力之美。

男子曲线美：应显示出力量之美。曲线粗犷刚劲的，整体起伏较小，局部有肌肉块隆起。

4. 均衡

均衡是指身体各部分的发育要符合一定的比例。美的体型首先是身体各部分比例匀称协调。

(1)身体比例符合发育规律

如头与整个身高的比例，上、下肢与身高的比例，躯干与身高的比例等要符合人体正常的发育规律。

(2)身体各部分比例要协调

人体各比例的协调不仅包含人体各部分长度、围度和形体的协调，也包含色彩、光泽、姿态、动作的协调。

据相关研究，下面是一些人体美感的比例尺寸。

发际至鼻根∶鼻根至鼻底∶鼻底至颏下点＝1∶1∶1

身高∶脸长＝8∶1

乳头至脐连线∶脸长＝1∶1

腋中线与第一个腰椎体中央交点∶脸长＝1∶1

双额角连线∶脸长＝1∶2

二、形体美的标准

随着人类历史的不断发展变化，形体美的标准不断变化，但总有相对稳定的标准成为人们的共识。[①] 在不同的社会文化背景下，人们对于形体美的评价标准是不同的，充分展现出不同历史时期人们对健康美的科学认识程度。当前，在结合健康的基础上，人们对于形体美有了一个更加全面、科学的认识，并制定了一系列关于形体美的评判标准，具体分析如下。

---

① 王振超，薛月. 形体训练[M]. 北京：科学出版社，2009.

(一)形体美的基本标准

一般来说,人的形体美有以下几个标准。

(1)五官端正,皮肤红润、细腻、有光泽。

(2)双肩对称,肩部不沉积脂肪,略外展下沉。女圆浑,男宽阔。

(3)女子胸部丰满而不下垂,侧视有明显的曲线,微挺胸拔背。男子胸廓隆起厚实,从正面与侧面看略呈"V"型。

(4)女子腰细而结实,微成圆柱形,腹部扁平,腰部比胸部略细小 1/3;男子有腹肌垒块隐现,直立时,腹部要上立。

(5)脊柱正视垂直,侧看曲度正常。

(6)臀部圆满、上翘、有弹性。

(7)两腿修长,腿部线条柔和,小腿肌肉突起,跟腱长;正面、侧面观看有曲线感,体现敏捷活力,踝细,足弓较高。

(8)踝细,足弓较高。

(9)骨骼发育正常,关节灵活自然,不显粗大突出,体态丰满不显肥胖臃肿,骨骼均衡发达。

(二)形体美的健美标准

正常人形体健美标准是建立在科学的体格标准基础之上的,通过多种体格指标综合评定(见表 2-2)。

表 2-2 健美体型评分标准①

级别	胸围(厘米)	腰围(厘米)	身高(厘米)	体重(千克)
	男	女	男	女
优秀	30	26	95	100
良好	20	18	100	105
及格	15	14	105	110
不及格	5 以下	14 以下	90 以下 105 以上	95 以下 110 以上

如:某男子胸围为 88 厘米,腰围为 76 厘米,身高为 164 厘米,体重为 51 千克,他的体型计算为:

---

① 王碧怡,周茜,李月.高校形体类课程教学内容的解析[M].长春:吉林大学出版社,2010.

胸围－腰围＝12 厘米，不及格。

身高－体重＝113 厘米，不及格。

（三）形体美的体围标准

不同围度下，个体的形体表现出不同的状态。人体健美的主要内容是形体美，可以说，在很大程度上取决于身体各部位体围的尺寸和相互间的比例（见表 2-3）。

表 2-3 强壮、肥胖、消瘦三种形态对照表

强壮者	肥胖者	消瘦者
肌肉发达	肌肉松弛	肌肉干瘦
体型呈“V”型	体型呈桶状	体型呈杆状“I”型
脂肪适度	脂肪沉着	脂肪极薄
身高中等	普遍矮胖	普遍较高
体重较重	体重超常	体重很轻
面部轮廓分明	满脸横肉	面如刀削
富于曲线美	臃肿	线条平直
腹肌垒块分明	大腹便便	腹部扁平
腿部坚实有力	腿粗无力	腿细而长
颈肌雄健	颈部短粗	颈部细长
臀翘	臀部松弛	臀小
宽肩	溜肩	窄肩

正如前面所提到的，男女性别所造成的生理差异，使得男女在身体形态、体型、气质等方面均表现出不同。因此，男女的形体美的健美标准也表现出一定的性别差异。

就男子而言，男子一般健美体围标准要求较低，特别是身高和体重对应关系偏低，这是考虑我国目前的国情。当前营养状况一般，所以，上述体围标准是一般性的，随着国民经济情况的好转还应制定相应健美体围标准（见表 2-4）。

就女子而言，目前我国女子的体围标准，在胸围、臀围两个指标上大体相同，随着现代女性审美的变化，女性越来越重视胸部和臀部的线条塑造，胸围、臀围这两个指标指数会在未来不断上升（见表 2-5）。

表 2-4　男子一般健美体围标准[1]

身高（厘米）	体重（千克）	胸围（厘米）	扩展胸围（厘米）	上臂围（厘米）	大腿围（厘米）	腰围（厘米）
153～155	50	94	97	32	45	65
155～157	52	94	98	32	49	65
157～160	54	95	99	33	50	66
161～163	56	95	101	33	51	66
163～166	59	98	102	34	52	68
166～169	61	100	103	34	53	69
169～171	63	100	104	35	53	69
171～174	65	102	105	35	54	70
174～177	67	103	107	36	55	71
177～180	70	103	108	36	55	72
180～183	72	104	109	37	56	72

表 2-5　女子一般健美体围标准[2]

身高（厘米）	体重（千克）	扩展胸围（厘米）	臀围（厘米）	腰围（厘米）
152～154	47.5	88	88	58
154～158	48.5	88	88	58
158～161	50	89	89	59
161～163	51.5	89	89	60
163～166	53	90	90	60
166～169	54.5	90	90	61
169～171	56	92	92	61
171～174	58	92	92	62
174～176	60	94	94	64
176～178	62.5	96	96	66

① 郭新明．健身健美训练指导[M]．北京：人民军医出版社，2004．

② 相建华．健美训练教程[M]．北京：人民体育出版社，2003．

（四）形体美的体型标准

体型匀称是形体美的标志之一，过胖或过瘦都是有悖于人体美的标准的。具体来说，人体美的体型，主要是以脂肪所占的比例，肌肉的发达程度，参照肩宽和臀围的比例。

1. 合理的脂肪比例

体脂率是评判人体脂肪含量的一个非常重要的标准，脂肪含量一定要适当，体脂率应保持在正常范围。不能过多或过少。若体脂率过高，体重超过正常值的20%以上就可视为肥胖，过多的脂肪含量能给人体带来极大的负担，会诱发人体发生各种疾病。若体脂率过低，男性低于5%，女性在13%～15%，则可能引起功能失调。

正常成年人的体脂率是：男性15%～18%，女性25%～28%。根据人体的体脂率，可以将人分成不同的体型：瘦型、肌型（运动型）、胖型，对男女不同的体型具体分析如下。

（1）女性体型特点

女性有其自身的特点，整个体型呈曲线形，颈长腹平、胸部丰满、腰细臀圆、四肢匀称、肌肉圆滑。

瘦型的女性胸部扁平、四肢干瘦、不丰满、无线条。

胖型的女性胸厚、腰粗、臀部大而宽、腹壁脂肪厚，仰卧位时腹部隆起高度仍超过胸高，颈部短粗，四肢上粗下细。

（2）男性体型特点

瘦型：与胖型相反。上下都细、肩窄、平胸、腰细、四肢细长、脂肪极少、肌肉消瘦，胸腹部可见肋骨，背部可见肩胛骨。

肌型：肩宽、背阔、腰细、臀小且上翘，上体呈"V"型，腹壁肌肉垒块明显、四肢匀称、肌肉发达、无双下巴，颈部强壮有力。

胖型：肩宽、胸围和腰围、臀围粗，腰围大。腰两侧下垂，腹部松软且脂肪很厚、肚脐深，胸部脂肪多而下坠，颈部短粗。

2. 发达紧实的肌肉

肌肉是在神经系统支配下的运动器官，它们在循环系统和其他系统的密切配合下，起着保护、支持和运动作用。健美的形体、健壮的体魄与发达的肌肉密切相关。发达、健壮而有弹性的肌肉是构成人的形体美的重要因素，是人体美的重要象征。

（1）发达的颈肌及胸锁乳突肌，使人的颈部挺直，强壮有力。

(2)发达的胸肌使人的胸部变得坚实、健美。

(3)发达的腹肌有利于缩小人的腰围。

(4)发达的臀肌和有力的下肢肌能固定人的下肢,支持全身,构成健美的曲线。

3.合理的身体的比例

正如前面所说,人体的各部分比例应达到协调,如此才能形成整体的形体美,因此,对于个体来说,身体各部位的比例应该协调,否则就不能构成整体的形体美,就会影响整体美的表现。

身体各部分的比例具体标准如下。

(1)肩宽

肩宽应相当于身高的1/4。

(2)胸围

由胸围减去身高的1/2而获得的胸围指数。男女的胸围指数标准不同,一般来说,男、女的胸围指数大于1者,说明胸廓和胸部发育良好,反之,则说明发育较差。

(3)腿长

腿长指数应相当于身高的1/2。

(4)身高

由身高减去体重而获得的身高指数。目前,我国青年女子的身高指数应为104,男子的身高指数应为109。

(5)体重

由身高除以体重而获得的体重指数。一般情况下,我国正常成年男女的体重指数如下。

女子的体重指数应为335克/厘米,体重指数低于300克/厘米,则表示瘦弱;体重指数超过420克/厘米,则表示肥胖。

男子体重指数应为348克/厘米,体重指数低于300克/厘米,则表示瘦弱;体重指数超过450克/厘米,则表示偏于肥胖。

(五)形体美的容貌和气质标准

1.容貌

容貌美是指由面部骨架(脸形)、眼睛、眉毛、耳朵、鼻梁和口唇共同构成的一种美丽、丰富而生动的面部形象。

女子的容貌美普遍被认为是:眼大眸明,眼皮双褶,耳廓分明,鼻子竖直，颈脖颀长，口唇红润，牙齿洁白整齐。

男子的容貌美普遍被认为是：方圆脸形、前额宽广、浓眉大眼、鼻梁端正、嘴型大小适度。

2. 气质

气质是个体形态所表现出来的一种重要心理因素和外在感觉，不同气质的人会有不同的心理特征，不同气质类型会有不同的行为表现，不同气质类型的气质特征可参考表 2-6。

表 2-6　神经特征与气质

神经特征				气质	
强度	平衡性	灵活性	特殊现象的四种类型	气质类型	主要心理特征
强	不平衡（兴奋占优势）		不可抑制型（兴奋型）	胆汁质	精力充沛，情绪发生快而强，内心外露、率直、热情、易怒、急躁、勇敢
	平衡	灵活	活泼型	多血质	活泼爱动、富于生气，情绪快而多变，表情丰富、思维言语动作敏捷，乐观、亲切、浮躁、轻率
		不灵活	安静型	黏液质	沉着冷静、情绪发生慢而弱，思维、言语、动作迟缓，内心少外露，坚韧、执拗、淡漠
弱	不平衡（控制占优势）		弱型（抑制型）	抑郁质	柔弱易倦，情绪发生慢而强，易怒，动作小，无力、胆小，忸怩、内向、孤僻

形体美不仅仅表现在形体方面，同时对人的精神风貌和道德品质也有一定的要求。个体的思想修养和艺术修养对自身的气质也有重要的影响。瑜伽运动有助于个体的形体美和气质美的塑造，例如，在瑜伽冥想中，针对不同气质的人所采用的引导语是不同的，细腻的人更适合广袤的场景想象；性格粗犷的人更适合小桥流水、烟雨江南场景的想象。

此外，潇洒的风度是人体内在美的外在体现，说它是形体美的核心。潇洒的风度美也是建立在健康的身体基础之上的。

总之，人体的形体美受多种因素的影响，在进行形体训练的过程中，还要时刻注意气质、风度的培养，可以说内在美和外在美的结合才是真正的形体美。

三、男女形体美的标准评价

(一)女性形体美的标准评价

1. 健康美

生理健康是形体美的首要条件,只有具备了健康的身体,才能进一步培养气质与风度,才有利于更好地塑造形体。女性的生理特点决定了女性没有男性那样发达的肌肉。

适度的皮下脂肪可以使女子身体主要的肌肉群显现出圆润的线条,同时,也意味着此类女性拥有健康的体魄,骨瘦如柴、弱不禁风的身体形态是不健康的,也是不美的。

2. 曲线美

女子优美的体形是通过胸部、腰部、臀部和腿部的和谐曲线来体现的。女性的体型应该是丰满而不肥胖,苗条而不瘦弱。但是不管丰满还是苗条,都应该具有女性特有的曲线美。

女性的身体曲线美主要表现在以下几个方面。

(1)胸部

胸廓的丰满和挺拔是构成女性曲线美的重要标志。女子的乳房应丰满而富有弹性。

(2)腰部

纤细苗条的腰部是女性曲线美的又一标志,一般来说,女子美的腹部应是坚实而又平坦的。腰腹周围过多的皮下脂肪堆积会使人显得臃肿难看,影响美观。

(3)臀部

丰满而适中的臀部构成女子形体美的另一个重要曲线部位。臀部过分肥大或过于瘦小,都不能表现女子形体的曲线美。

(4)四肢

修长而有力的四肢是女子形体美不可缺少的一部分。腿部应略长于躯干,曲线优美的腿部既不能粗胖,也不能瘦长,适当而结实的肌肉才能使双腿显得修长而苗条。

3. 姿态美

端庄优美的姿态可增加女性的风度,使人显得风姿绰约、妩媚动人,但又不至于失之于轻浮。

4.气质美

气质的形成与人的生理特征（体质、神经类型、遗传等）有关，但最重要的是受后天因素（自然环境、社会环境、家庭条件、文化教育、自身修养等）的影响。气质反映了一个人对待现实生活的态度、个性、自我调整能力和言行特征等方面，看似无形，实则有形。个人的文化水平和思想修养在很大程度上影响着女性的气质之美。

具有良好气质的人在举手投足间都能将气质充分展现出来，活泼大方而又稳重善良的性格和气质可使人感受到女性的内秀之美。通过一个人的体态、姿态表现，既可以展示出人的端庄、典雅，也可以表现出人的猥琐和俗气。气质美是个体自然美的真实流露。

（二）男性形体美的标准评价

1.体态美

整体来看，男子健美的形态应是端直的脊柱、宽阔的肩膀、平坦的腹部、略细呈扁圆柱状的腰部；躯干和四肢的比例要适当，肩周、胸膛、四肢与臀部的肌肉要均衡发达。

男性体态美具体表现在以下几个方面。

（1）双肩：对称，稍宽，无耸肩或垂肩感。

（2）胸部：胸廓宽厚，肌肉圆隆，正视呈“倒三角形”。

（3）腰腹：细而有力，微呈圆柱形。腹部呈扁平，处于放松状态时也有腹肌块隐现。

（4）臀部：圆满，鼓实，上翘。

（5）四肢：修长，无头重脚轻之感，大腿线条柔和，小腿长而腓肠肌位置较高并稍突出。

（6）骨骼：发育正常，比例适度，匀称。

（7）肌肉：均衡发达，横纹清晰，富有弹性。

（8）脊柱：正视成直线，侧视具有正常的生理曲线。

（9）整体无粗笨、虚胖、纤细、形态异常等感觉，重心稳、比例协调。

2.体姿美

正确的体姿能给人一种气宇轩昂、风华正茂的气势。“站如松、坐如钟、行如风、卧如弓”是中国古代对男子正确体姿的要求，在现代社会，这一传统审美标准仍然具有较高的参考价值。

3. 姿态美

姿态是一种习惯定式，形成于人们长期的生活、学习和工作过程中。从一个人的基本动作中，可以反映出一个人的文化素养和知识水平。一般而言，优美、大方、有力的动作，给人以艺术的享受，为形体美增姿添色。人们能从优美正确的身体姿态中感受到美。

具体来说，男性姿态美表现为动作干净利索、肌肉运动刚健有力。

4. 风度美

潇洒的风度是人体内在美的外在体现，影响着人体的姿态，是形体美的核心。对于男性来说，具有良好的绅士风度，是对其的高水平赞誉。

男性的风度美建立在生理健康和具有良好道德行为修养两个方面的基础之上，具体分析如下。

首先，健康是形体美的物质基础和首要条件，这一点适用于女性，同样也适用于男性。对于男性而言，端正的五官、健康均匀的肢体、优美的曲线、健硕的肌肉、光泽的肤色以及发育良好的系统等，能充分表现出男性的生机勃勃、精力充沛、富有生命力。

其次，高尚的思想品德和良好的精神风貌是评价一个男性风度的重要标准。具体来说，为人宽容豁达，待人和善诚恳，行为举止大方，谈吐文雅彬彬有礼，机智而不失稳重，严谨而不失幽默等内在气质的流露，构成了男子潇洒的风度之美。

第三节　瑜伽运动的塑身原理与美体功效

一、形体可塑性与瑜伽运动的影响

受遗传、环境等各方面因素的影响，人的形体都存在着一定的差异，其中性别差异比较明显，并且随着年龄的逐步增长，人的形体也会发生一定的变化。需要注意的是，即使先天的形体条件不是很好，但也可以通过后天的锻炼拥有一副健康、完美的形体。人体骨骼、肌肉和皮下脂肪的含量是始终处于动态变化之中的，这就给形体改变提供了理论依据，通过瑜伽训练，促进人体各组织的优化，进而实现塑身效果。

(一)肌肉的可塑性与瑜伽运动

1.肌肉的可塑性

肌肉活动是实现人体活动的重要基础,肌肉收缩是人体运动的主要动力和形式。在神经系统的支配下,肌纤维实现收缩,人体运动过程中,通过肌肉的伸展和收缩,完成各种运动。

根据“用进废退”的原理,人体的肌肉通过力量训练,可以使肌肉的生理横断面增加,肌纤维增粗,肌肉块增大;如果肌肉长时间承受的拉力不够,肌肉的生理横断面就会减小,肌纤维变细,肌肉块缩小或变得结实。

人体的肌肉会随着年龄增长表现出不同的特点,和成人相比,青少年的肌肉具有更大的可塑性,究其原因,青少年的肌肉柔软,肌纤维较细,间质组织相对较多,肌腱宽而短,肌肉中所含水分较多,同时蛋白质、脂肪、糖和无机盐较成人少,能量储备少,更有可能通过训练改变肌肉结构,使某些部位向着需要的方向发展,使肢体的线条更加流畅,实现塑身的效果。

2.瑜伽运动对肌肉发展的影响

通过瑜伽健身练习,随着练习者的肌肉不断工作,机体血液循环的加快,新陈代谢旺盛,生长激素分泌量明显增多,可以为肌肉提供充分的营养,进而达到改善形体的目的。

(二)骨骼的可塑性与瑜伽运动

1.骨骼的可塑性

骨骼是人体运动系统的构成成分,骨骼可以支持机体的各种柔软组织,使人体得到一定的身体轮廓和外形,和人体的其他器官一样,骨骼也在经常不断地进行新陈代谢,而且会受到许多因素的影响,当体内环境或外界环境发生变化时,结构上也会发生改变。

通过一些健身练习,可以改变骨骼的生长和发育,进而改善体形特征。骨骼有两种生长方式。第一种方式为膜内成骨,即直接从胚性结缔组织膜内形成骨组织。通过骨化,成为骨质,膜下的成骨细胞不断产生新的骨质,使骨逐渐加厚,可以促进骨折后的愈合和再生。第二种方式为软骨内成骨,即在软骨逐渐被破坏的基础上缓慢形成骨组织。人在成年以前长骨的两端称为骨骺,有一层骺软骨,这层骺软骨不断生长,不断骨化使长骨逐渐变长,人就不断长高。直到20～25岁时,软骨完全骨化,人就停止长高。了解骨骼的这两种生长方式，通过瑜伽运动内在的身体健身练习，对骨骼生长进行干预和影响，可以促进骨骼向着理想化的方向发展，也就达到了塑造形体的目的。

骨骼也遵循“用进废退”原理，经常使用可以不断增强骨骼功能，若不经常使用，会使骨骼原有的功能衰退。如经常进行运动健身锻炼，可使骨骼受到纵向的压力和适当的冲击力，会使骨骼摄入的钙离子增加，骨密质增厚，促进骨骼的生长，使骨增长、增粗。同时，还有助于增强骨的坚固性，更加有利于肌肉和韧带更牢固地附着在骨骼上，并提高骨骼的抗压能力。此外，人在运动健身锻炼过程中，血液循环加快，新陈代谢旺盛，生长激素分泌量明显增多，骨骺、肌肉均能获得充分的营养，可以促进身体的发育。

2. 瑜伽运动对骨骼的影响

运动可影响骨骼生长发育。不良的运动方式和方法不利于骨骼的正常生长发育和发展。如果过早地从事大强度的力量性练习和负担过重的压力，往往可使骺软骨带过早地骨化而妨碍骨骼的增长，影响身高增长。长时间地站立和负重，也能影响下肢骨的发育，并且可能形成下肢骨弯曲和足弓塌陷等异常体型，导致“O 型腿”和“X 型腿”的产生。

因此，要重视骨骼的可塑性，通过正确、合理训练，让骨骼朝着有利的方向生长，使骨骼更加修长，使人体各部分的骨骼比例更加理想，使整个形体更加挺拔。

通过参与瑜伽运动练习，能有效增强人体肌肉的牵拉作用。一般来说，肌肉力量的增加与骨量的增加有着非常密切的关系。当肌肉力量增大，肌肉收缩对骨骼产生的应力刺激可有效提高成骨细胞的活性，降低骨折发生的概率。

此外，瑜伽运动还有助于促使练习者骨密度增加和骨质的提高。相关研究表明，经常参加瑜伽运动的青少年，骨骼能得到更好的生长，可使运动者的骨骼发育更健康、更结实、增长更快，有助于促进运动者身高发展，可比不运动的同龄人身高高出几厘米，使身体更挺拔、修长。

（三）脂肪的可塑性与瑜伽运动

1. 脂肪的可塑性

脂肪是人类身体结构的重要组成部分。人体的脂肪组织主要由脂肪细胞和少量细胞间胶原物质组成。体内的脂肪主要分布在皮下组织、内脏器官的周围、腹部网膜上。皮下组织是体内脂肪最大的储存场所。

不同部位的皮下脂肪的储存量不同，同一个肥胖者，机体不同部位皮下脂肪层的厚薄也是不一样的。一般来说，腹部、臀部和双侧大腿上段，腰背部皮下脂肪组织储存量要多于机体其他部位的存储量。皮下组织中的脂肪对人体形体美具有重要的影响。

人体脂肪组织的总量取决于体内脂肪细胞的数量和脂肪细胞内脂质含量的多少。脂肪的总量决定人体的胖瘦程度，具体可以通过体重指数 BMI 测量：

BMI＝实际体重（千克）/身高（平方厘米）

BMI 过高或过低，都会影响人的形体美（见表 2-7）。

表 2-7　体重指数 BMI 分级

单位：BMI（千克/平方米）

WHO 的 BMI 肥胖分级		
分级	**适用于西方国家**	**适用于亚太地区**
正常范围	18.5～24.9	18.5～22.9
超重	25.0～29.9	23.0～24.9
Ⅰ度肥胖	30.0～34.9	25.0～29.9
Ⅱ度肥胖	35.0～39.9	≥30.0
Ⅲ度肥胖	≥40.0	—
中国肥胖工作组的肥胖诊断		
分级	**BMI 范围**	**患病危险度**
正常范围	18.5～23.9	平均水平
重	24.0～27.9	增高
肥胖	≥28.0	严重增高

与肌肉、骨骼相比，皮下脂肪具有更大的可塑性。如果摄入的能量过多，多余的脂肪会在皮下大量储存，皮下脂肪增厚，导致肢体围度增加；如果摄入能量均衡并重视加强锻炼，则可以使身体的脂肪保持在一个正常范围之内，能有效减少皮下脂肪的储存量。

2. *瑜伽运动*

瑜伽运动对塑造人的体形都具有良好的效果。如通过参加瑜伽练习，能促使人体骨骼变得粗壮，增加肌肉围度，弥补人体体形的先天性缺陷，使人的身体匀称而健美。除此之外，经常参加瑜伽运动还能加快人体内的新陈代谢速度，消耗多余的脂肪，塑造完美的体形。

总之，瑜伽运动可以使肌肉线条更加流畅，骨骼更加挺拔，皮下脂肪储存减少。通过这3方面的变化，改变形体结构、塑造完美形体。

二、瑜伽运动的塑身原理

瑜伽运动是一项健康的运动方式，其是从多个方面实现对练习者的形体改善的，通过瑜伽练习，不仅能实现生理上的健康发展与形体改善，还能培养人乐观的精神。它通过教授修炼者如何挖掘出自身体内的能量储备，同时配合科学的饮食来保持形体，并在瑜伽哲学和健康生活理念的影响下养成健康和快乐的瑜伽气质。

（一）瑜伽的科学呼吸塑身

瑜伽可能是唯一把呼吸作为练习中的一个基本组成部分的锻炼项目。瑜伽哲学理念认为，人类身心的问题都来源于错误呼吸方式，负面的情绪和饮食习惯等方面。呼吸是瑜伽的灵魂，学会正确的呼吸方法，也是瑜伽学练者必须掌握的内容之一。

人的生命取决于呼吸，人的精神活力也与呼吸习惯、呼吸规律有着直接的关系。一般人的呼吸是无规律的，因此，人体的神经系统会逐渐受损，内分泌系统无法正常起到自身的作用。人的有意识、有规律的呼吸不仅是身体姿势中必不可少的部分，其本身也是一种练习。

瑜伽的呼吸法是瑜伽练习中特有的呼吸方法，在瑜伽理论中，呼吸不仅仅是一种身体行为，也是一个人体从宇宙中吸取生命之气的过程。瑜伽的呼吸比日常的呼吸更为深长，为人体提供了大量的氧气，促进了血液的供应和更新，使身体的各个系统都始终保持活力。

瑜伽运动所倡导的呼吸较为平静，这就使得大脑皮层的兴奋性较低，能够抑制人体器官对食物的渴望，起到有效的调节作用，避免过量饮食。相当于减肥药中的芬氟拉明等药物对人体的作用，这些药物作用于人体的摄食中枢，体内的饱食中枢能使神经的兴奋度大大地降低，在药物的长期刺激下，会使人对食物的兴奋性降低，可以避免暴食暴饮。但是任何药物都具有一定的副作用，会对人体造成损伤，增加肝脏中毒的可能性，而和药物相比，瑜伽呼吸法所带来的瘦身效果没有任何副作用。

从运动生理学的角度来讲，瑜伽的呼吸是为了更好地完成各项身体活动，随着瑜伽正确的呼吸方法的进行，可使瑜伽练习者的肠胃蠕动的功能增强，能有效防止便秘，起到了缓泻药物的作用。

此外，瑜伽的一些特殊的呼吸法还能帮助和促使腹部的肌肉运动，能消耗腹部的脂肪，起到减肥瘦身的效果。

（二）瑜伽的身体练习塑身

1. 瑜伽身体练习对内分泌腺的影响

人体不同器官的腺体分泌荷尔蒙到人体不同的器官，控制身体的消化作用、身体的活力、身体的水分等。当腺体的分泌作用正常时，人的身体健康。而当任一腺体功能失常时，也就是分泌作用不平衡时，便会导致身体异常。瑜伽动作（如蹲式扭转、眼镜蛇式扭转）能促进或抑制各腺体的分泌，使消化系统充满活力，促进体内食物热量的消耗——实现燃脂。

脊柱在瑜伽哲学中占据重要的地位，被认为是人体的中心轴，瑜伽修持者认为，人体内部有一个看不见的灵性身体（Subtle body），在人的灵体中有许多条能量通道——经脉。在这些经脉中，位于能量体的最核心，和人体脊柱相对应的是中脉，瑜伽练习中将注意力、精力和能量集中于中脉，有助于激活灵体的七个脉轮（见图 2-3），提高个体的身心活力。

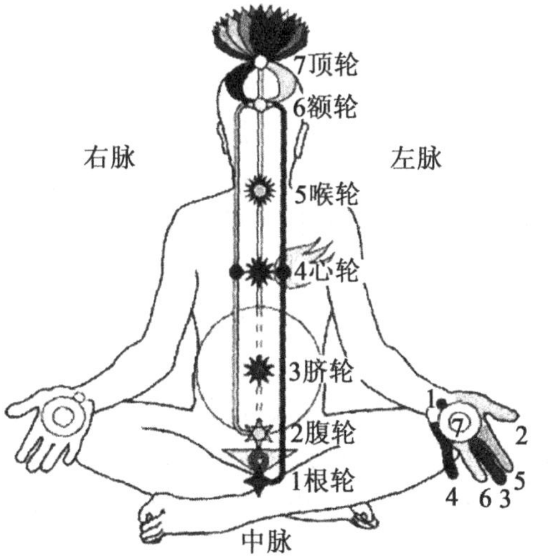

图 2-3

在瑜伽的身体练习过程中，非常重视对脊柱的锻炼，从而使中枢神经健康。大家知道，对于身心健康来说，再没有什么比一个健康而又正常地发挥功能的神经系统更为重要的了。瑜伽练习不仅能帮助人保持一个健康的神经系统，还能帮助不够正常神经系统功能的修复。

瑜伽的呼吸练习、体位练习还会对内脏腺体产生有利的影响。一个人行为、情绪，甚至心理状态都与内分泌腺体的活动有直接的关系。当内分泌腺体释放太多或太少某些激素到血液中去时，瑜伽练习可帮助调整这些腺体的活动，帮助我们的内分泌系统很好地工作。内分泌系统的正常有助于减少因内分泌失调而导致的肥胖症和相关疾病的产生。

2.瑜伽身体练习对热量的消耗

瑜伽动作内容丰富、形式多样，涉及身体各个部位的练习，并有简单和难度的层次之分。在瑜伽身体练习中，一些扭转或弯曲姿势，通常需停顿相当一段时间，在这段时间中，给身体施加压力的同时，会消耗大量的热量，长期练习瑜伽有助于矫正不良的体态和身姿。

正如前面所说，体脂率是影响个体身体健康和形体美的一个非常重要的生理指标，对于健康人体来说，脂肪含量一定要适当，不能过多或过少。过多的脂肪含量能给人体带来极大的负担，会诱发人体发生各种疾病。而参加各种形式的瑜伽体式锻炼则能有效降低人体的体脂率。

3.瑜伽身体练习对形体的改善

瑜伽的坐姿、体位练习是全身的运动，它能有效地活动到身体的各个肌肉群，包括大肌群和很多小的肌群，能够很好地避免日常生活中一般的运动项目中局部负担过重的弊病，使全身的脂肪都能得到消耗，很好地刺激了身体中某些容易堆积大量脂肪的部位，对改善形体具有重要作用。

具体来说，瑜伽丰富的坐姿和体位练习对身体形态的改变主要集中表现在以下两个方面。

一方面，瑜伽身体练习过程中有大量缓慢而持续的拉伸动作，通过这些体位动作的练习，能使健身者机体的主动肌与对抗肌间进行等长收缩，其收缩张力小，速度慢。长期、科学的瑜伽练习可引起肌肉适应身体总体的变化效应，从而使肌肉体积变小，有助于达到瘦身效果。

另一方面，瑜伽身体练习过程中，练习者的机体是以有氧代谢为主的。在运动过程中，练习者身体内部产生的疲劳物质（如乳酸）较少，练习者能在轻松的练习过程中消耗更多热量。

通过跟踪调查，长期坚持瑜伽练习的女性，在瑜伽练习前后，身体的各部位形体指标都发生了较大的变化，体脂也有所变化，与之前相比，表现出更加优美的形体（见表 2-8）。

表 2-8 瑜伽运动前后身体形态对比①

体态指标	瑜伽运动前	瑜伽运动后
体重/千克	72.32±5.14	60.15±5.01
胸围/厘米	87.02±2.56	84.31±3.18
腰围/厘米	150.33±2.40	93.63±2.60
臀围/厘米	145.32±3.42	105.21±4.13
体脂/克	47.56±3.86	31.47±0.41

（三）瑜伽饮食观热能控制

瑜伽养生观认为食物决定了身体的健康，饮食方式能影响人的生活。斋戒是瑜伽饮食的一个重要特点，也是瑜伽健身的一个重要内容。一些高级的瑜伽修行者可以实现很长时间不摄入食物。

瑜伽关于不杀生的道德规范表现了瑜伽哲学对其他动物生命的高度尊重，它直接影响瑜伽的饮食哲学，要求瑜伽学练者尽量少吃或者不吃肉类。此外，瑜伽所提倡的素食养生和“一日断食法”不仅有利于清理体内的毒素，修复受损的器官和组织，同时，也能达到瘦身减脂的效果。

（四）瑜伽冥想的生理调节

冥想是瑜伽练习中的重要训练方法，具体是指练习者把注意力集中在一个特定的对象上的深思方法。在瑜伽练习中，冥想体验能使人感到平静、精神集中、快乐。瑜伽的冥想能提高神经系统的作用。

通过瑜伽冥想对练习者大脑神经系统的影响，达到一定状态后可以改变身体机能。冥想过程中，瑜伽练习者的呼吸频率会下降，血压也会下降，血氧饱和度会升高，使大脑和内脏进入休息状态，引发体内基因消耗体内的脂肪和能量，对外在形体塑造具有一定的帮助作用。

（五）瑜伽修持对心境的影响

对于瑜伽修行者来说，身体是达到瑜伽境界的主要工具。瑜伽的哲学原理对个体的精神境界会产生重要的影响，可以令人的内心更加平衡，对于神经系统、内分泌系统具有重要的调节和平衡作用。

首先，通过瑜伽练习，可以锻炼身体的每一个部位，使肌肉、关节以及脊

① 李恩华. 瑜伽练习对女性的减肥效果分析[J]. 辽宁科技大学学报，2011，34(2).

柱和整个骨骼系统保持充满活力的状态。

其次，通过瑜伽练习，能够锻炼人体的内脏和神经系统，使全身各系统保持协调，使人心态平和、明心见性。

总之，瑜伽的练习对形体美的促进是十分有益的，瑜伽的体位练习能使身体各机能有效地运转，使心灵获得宁静，瑜伽呼吸法能有效地控制意念，能有效控制饮食，同时，还能修身养性。瑜伽练习对于练习者燃脂、瘦身、改变不良形体、塑造良好气质等均具有重要的作用。

三、瑜伽的美体塑身功效

瑜伽运动的美体塑身功效是全方面的，适用于各个年龄阶段和不同性别的人，具体来说，青少年经常参加瑜伽运动，能养成良好的身体姿态，促进身体的生长发育，同时还能矫正畸形的身体形态；青年人经常性地参加瑜伽运动有利于保持健康体质水平，并散发出旺盛的青春活力；中年人坚持参加适当的瑜伽运动有利于延缓衰老，调节身心，使身体保持一个良好的状态。男性参加瑜伽运动可令身体柔韧和肌肉耐力增强，女性参加瑜伽运动可有效降低体脂率，塑造优美的曲线和完美的体型。

（一）瑜伽调息的美体功效

瑜伽的调息不仅能调整呼吸，还能有节奏、有意识地扩展呼吸器官，是瑜伽修身和修心的桥梁。

这里仅从生理学角度，对瑜伽调息引起人体的变化与最终实现美体的效果进行简要分析如下。

通过瑜伽呼吸，可以实现横膈膜对人体内脏的按摩作用，能够消除腰腹多余的脂肪；同时，瑜伽特有的呼吸法还能排出体内的废气、毒气，促进人体的新陈代谢，达到美体的功效。例如，在瑜伽练习过程中，经常会用到腹式呼吸，这种呼吸方法与技巧能很好地锻炼和滋养内脏器官，使身体内的气血畅通，这样肌肉、器官就能得到良好的血液、养分的供应，为全身肌肉、器官、关节、骨骼等的锻炼奠定良好的生理基础。

（二）瑜伽体位的美体功效

瑜伽的体位练习针对性强。通过特定姿势的练习，充分利用呼吸和冥想来感受这一部位，让身体的肌肉拉长，促进血液循环，加速脂肪的燃烧，起到对身体不同部位的塑形作用，进而达到美体功效。

具体来说，瑜伽体位的美体功效表现在以下三个方面。

(1)瑜伽的体位练习中的许多动作都具有肌肉拉伸的作用,身体自然的伸展就会得到很好的记忆和维持,长期坚持瑜伽练习,可以起到良好的美体效果,使身体线条更加优美、流畅。例如:手臂上举的山式动作,能让身体两侧的肌肉拉长,并加速血液循环,燃烧脂肪,改善身体组织结构。①

(2)正确的瑜伽体位和姿势应该保持身体对称,因为身体的对称性可以促进练习者肌肉的平衡和骨架的生长。

(3)瑜伽中的体位练习可以打开身体,使脊柱伸展、纠正驼背,使身体挺拔有型,美体效果明显。

(三)瑜伽饮食的美体功效

饮食对减脂至关重要,瑜伽健身的健康饮食观就是在一定层面上放弃不利于瑜伽练习的饮食,选择有助于达成瑜伽练习目的的饮食。瑜伽练习应配合科学饮食才能更好地促进对身体的改善。

瑜伽的健康饮食观包括多方面的内容,提倡素食、禁食,对于个体控制热量摄入、排出体内垃圾,塑造完美形体具有重要作用。

1.瑜伽素食养生法

瑜伽素食养生能减少食物热量的吸收,素食中的纤维比例小、体积大,很容易使人产生饱腹感;同时,素食提倡的水果和蔬菜的摄入,是普遍被认可的塑身美体的饮食选择。瑜伽练习过程中,通过对每日饮食配比,五谷杂粮摄取,可以有效促进练习者各项指标的变化(见表2-9)。②

表2-9 瑜伽运动中饮食控制前后减肥效果对比

体态指标	瑜伽运动+科学饮食(运动前一运动后)	瑜伽运动+自由饮食(运动前一运动后)
体重/千克	24.22	19.17
胸围/厘米	4.15	2.78
腰围/厘米	54.54	50.17
臀围/厘米	43.29	38.27
体脂/克	19.21	13.34

---

① 柏忠言,张惠兰.瑜伽气功与冥想[M].北京:人民体育出版社,1999.

② 李恩华.瑜伽练习对女性的减肥效果分析[J].辽宁科技大学学报,2011,34(2).

2. 瑜伽一日断食法

瑜伽禁食法(一日断食法)通过改变饮食结构来改变人的生活方式,这种做法能够有效清理体内垃圾,虽然不能直接实现美体,但是却能使人们长期的饮食结构得到良性的改变,同时养成良好的生活习惯,这对美体有着积极的引导作用。

需要特别指出的是,瑜伽的禁食是建立在科学身体练习和食物摄入基础之上的,斋戒必须要在安全的前提下进行,以免对身体造成不良影响,这与传统的"过度减食"" 停食减肥"有着本质的区别,能有效改变一旦恢复饮食,就会迅速反弹的不良效果。

(四)瑜伽冥想的美体功效

冥想是瑜伽健身中的重要手段和方法。瑜伽通过冥想的方式,使人的身心愉悦、放松。而研究表明,愉快的心情有减肥美体的功效。

瑜伽的冥想更多的是从精神的角度来改变人的生活方式和生活状态,从而实现美体效果。冥想具备的健康意识状态是瑜伽健身者进行练习瑜伽的前提,有规律的冥想练习能够有效帮助人们从压力中解脱出来,从而真正得到一份属于自己的平和与宁静。人们进入这种意识时,可以感到知足、平静、充满爱心,令生活更加充实。

第三章　瑜伽运动科学塑形理论指导

瑜伽运动具有多种功能，它除了能够促使人体更加健康之外，还能够达到健美塑形的目的。这些都需要有一定的理论来进行科学指导。本章就瑜伽运动科学塑形理论指导进行研究，内容包括瑜伽学练准备、瑜伽健康饮食、瑜伽塑形的安全防护。

第一节　瑜伽学练准备

瑜伽学练准备主要体现在时间、场地、身体测试、基础准备、心理准备和热身准备等方面，本节主要就这几个方面展开论述。

一、瑜伽学练时间方面的准备

（一）一天中需要注意的时间点

一天之中，清晨是进行瑜伽学练最佳的时间点，在早饭之前进行瑜伽学练最为适宜。

当然练习者可根据自身情况选择练习时间（如晚饭后或是其他时间），尽量争取每天都在同一时间内练习。

（二）练习前需要注意的时间点

(1)在开始瑜伽学练之前的 2～3 小时，要保持空腹或胃里的食物得到完全消化之后再开始进行瑜伽练习，特别是要排空膀胱、清空肠，可以适当地应用一些少量的流质食物。时间大体上控制在饭后 3 小时，或喝入流质食物及饮料 30 分钟以后。

这是从我们身体健康的角度考虑的，也是由瑜伽动作的特点所决定的。瑜伽的动作多是弯、伸、扭、推、挤。如果我们的胃里盛满了食物，再被扭挤，那只能对消化系统造成不应有的负担。如果我们碰巧把米饭粒挤到阑尾里去，后果可想而知。

此外，如果一顿饭只是食用了一个苹果，那么只需要等到这个苹果消化差不多，感觉空腹时便可以开始进行瑜伽练习。只要肚子是空的，不是马上蹦蹦跳跳，就不会胃下垂或者引起食物进入非消化道等不良问题。

(2)如果是处在生病期间，不建议进行瑜伽练习。练习瑜伽时，身体要保持正常和安静状态，如果身体不适或有病状，尽量不要采用过于强烈的练习动作和方法，也可以完全不进行练习。

(三)练习后需要注意的时间点

在瑜伽学练结束后的30分钟内，不要进食、洗澡或进行剧烈的运动，以便使体内的能量平衡遭到破坏。

二、瑜伽学练的场地准备

瑜伽练习对场地环境的要求不算严格，但有些要求还是一定要满足的，具体表现在以下几点。

(一)室内场地准备

在室内进行瑜伽练习时，要做好以下几个方面的准备工作。

(1)要将门窗打开，保持良好的通风条件。

(2)最好在窗台上摆放一些植物盆景或可以净化空气的鲜花。

(3)播放一些柔和的乐曲。

(4)为了使身体自由伸展不受阻碍，尽量不放家具或其他障碍物。

(二)室外场地准备

在室外进行瑜伽学练要做好以下几个方面的准备工作。

(1)周边环境一定要安静。

(2)基础设施不要过多，否则会分散瑜伽学练者的注意力。

(3)气候直接影响练习者的心情，因此室外气候要温暖，不要选择寒冷、酷晒、大风或雾霾天气。

瑜伽学练不管是在室内还是在室外开展，都要保持干净、清洁的环境，地形要平坦，地面不能过于冷硬，要准备好瑜伽垫、瑜伽砖、毛巾或软垫等工具，这样才会取得良好的练习效果。

三、瑜伽学练的身体测试准备

在开始瑜伽学练之前，对自身的身体状况进行了解是非常有必要的，这样能够很好地判断自己的体质是否适合参与瑜伽学练，身体是否达到练习瑜伽所需要的各项指标，所以要进行健康检查。

瑜伽练习者的健康检查主要从身体形态检查、身体成分检查、生理机能检查3个方面进行。

（一）身体形态检查

对身体形态进行检查，常用的指标主要包括身高、体重、“三围”（胸围、腰围、臂围）与“三宽”（肩宽、腰宽、臀宽）。

通过对身体形态进行检查，瑜伽学练者能够对自身的生长发育现状进行清楚地认识，知道哪些方面还存在不足，并针对这些不足进行相应的专门性锻炼，便于进一步地改进。锻炼一段时间后重新检查，并与前一次的检查结果做对比。

（二）身体成分检查

身体成分检查是具有针对性的检查，主要检查对象是体重超标的人，检查体重超标者体内的脂肪含量及分布状况。通过检查结果制订减肥运动计划。

（三）生理机能检查

在制订瑜伽学练计划方面，生理机能检查时其中的一个重要依据，通过对生理机能进行检查，对自身的各系统机能水平进行了解。检查生理机能也可放在瑜伽运动之后，主要检查运动后疲劳与恢复程度等运动效果。

四、瑜伽学练的基础准备

瑜伽学练者需要做的基础准备主要包括服装、瑜伽垫、瑜伽砖、精油与香料、音乐及其他工具等几个方面。

（一）服装

在对瑜伽服进行选择时，瑜伽学练者应从以下几个方面进行考虑。

首先，所选择的瑜伽服要宽松，但不能太过宽松，以避免在倒立时，衣服下滑。瑜伽服一定不能选择紧身服，这主要是由幅度大、柔软的瑜伽动作特点决定的。瑜伽裤要比上衣相对宽松，这样练习时比较舒服。

其次，由合成纤维制作而成的瑜伽服最为适宜，因为合成纤维不仅弹性好，而且可以吸收身体热量，排出汗液，防止瑜伽服与皮肤紧贴，影响练习时的舒适感。棉麻而制的瑜伽服不可选，因为棉麻只有较小的弹性，不方便做幅度大的瑜伽动作。

最后，瑜伽裤最好选择有拉绳的，因为练习者可以通过调节拉绳长度来选择裤子的松紧度。

选择专业瑜伽服是最为理想的，如果受条件所限，也可以选择运动服，休闲服，但一定要将透气、宽松作为主要的选择标准。

（二）瑜伽垫

瑜伽学练者需要具备的基本工具就是瑜伽垫。瑜伽垫的主要作用就是预防练习者的身体受伤。选择瑜伽垫的总体要求是柔软、有弹性、可止汗。具体有以下几点要求。

首先，观察瑜伽垫的轻重、大小及厚度。瑜伽垫不可过重，否则不方便携带。瑜伽垫大小要合适，高于身高，宽于肩宽。瑜伽垫不要过厚，否则站立时难以保持身体平衡稳定。

其次，瑜伽垫弹性要适中，过软过硬都不合适。可以通过如下方法来判定瑜伽垫的弹性：两手置于瑜伽垫上紧压，如果瑜伽垫过软，两手手指就很容易捏在一起，这种瑜伽垫不可选。

最后，瑜伽垫要有很好的防滑性。判定方法如下：平铺瑜伽垫，两手置于垫面用力前推，如果两手容易移动或瑜伽垫容易滑动，都是瑜伽垫防滑性较差的表现，这种瑜伽垫不可选。

瑜伽学练者最好选择专业的瑜伽垫，如果条件有限，可用拴有毛巾的软垫或毯子等替代。

（三）瑜伽砖

瑜伽砖的主要作用在于帮助瑜伽学练者完成伸展手臂等对柔软度要求较高的动作，同时具有维持身体平衡的功能。如果练习者的肢体柔韧度较差，又没有专业瑜伽砖的辅助作用，很容易造成关节拉伤或肌肉损伤。

瑜伽学练者最好选择专业的瑜伽砖，如果条件不允许，可用书本（较厚）替代瑜伽砖，效果等同。

（四）精油及香料

香料和精油能够有效帮助瑜伽学练者消除浮躁的情绪，对呼吸加以调整，净化心灵，使练习者身心处于宁静安详的状态。适用于瑜伽学练者的精油及香料有：薰衣草、檀香、乳雪与松岩兰等，瑜伽学练者可以根据自身的需要与喜好选择，但用量要适当。

（五）音乐

在瑜伽学练方面，音乐是非常必要的，因为音乐可以使瑜伽学练者净化思绪，放松心情，缓解压力。瑜伽音乐的选择也是有讲究的，最好选择一些柔和的轻音乐或来自大自然的音乐，而劲爆的流行音乐与摇滚乐曲是不适合练习瑜伽时播放的，这些音乐会使练习者的心灵躁动不安，思绪起伏不定。

（六）其他工具

除上述几方面的基础准备之外，还有一些有利于瑜伽练习的工具也是需要具备的。

（1）瑜伽绳：瑜伽绳可以扣住练习者的身体，这样练习者就可以空出两手做伸展双臂的动作，瑜伽绳同时起到规范瑜伽动作的作用。

（2）束发带：瑜伽的很多动作都需要女孩用束发带把头发绑起来，这样做动作时不会被长发干扰。但是还有一些动作需要披发，比如躺着的动作，因此束发带不要绑得太紧，否则不方便解绑。

（3）蜡烛与线香：瑜伽学练者在学练瑜伽之前，可以先在室内放一些带有香气的蜡烛与线香，让练习室弥漫香气，可以缓解压力与疲劳。

（4）水壶：水壶是为瑜伽学练者补充水分准备的，防止因缺水而造成的身体不适，但饮水要适量。

（5）毛巾：毛巾的主要作用是擦拭汗液，清洁身体，有时也是完成瑜伽动作的辅助工具。

五、瑜伽学练的心理准备

了解自己的身体，并具有良好的心理和意识是瑜伽学练中最为重要的心理准备。

（一）了解身体

1. 手

手指对应着身体的各个系统（见图 3-1），了解我们的手就能针对不同的身体系统做相应的练习，更好地促进身体健康。

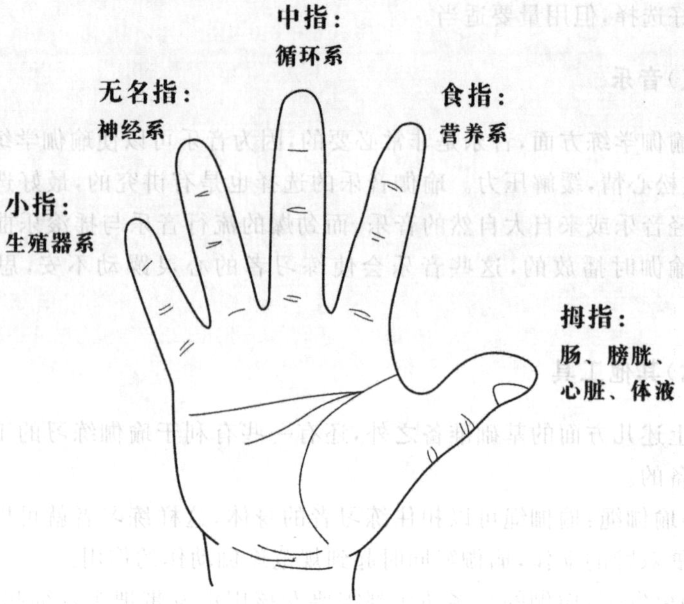

图 3-1

2.脚

两脚在瑜伽的练习中有着很特殊的地位，是我们身体的根基，是我们与大地的连接。

3.骨盆

(1)坐骨。坐骨是正确坐姿时，臀部下方的承重位置。

(2)尾骨。脊柱最末端深入骨盆的位置就是尾骨。

(3)骶骨。骶骨是脊柱最坚硬的位置，和腰椎、髂骨连接。

(二)心理和意识

瑜伽学练并不需要具有超人的天赋，只需要有一种对健康生活的渴望和追求。在开始瑜伽学练之前，要将所有的杂念排除，以愉悦、平和的心情进行练习，在自然、温馨的氛围中感受大自然和宇宙深处的自我。

六、瑜伽学练的热身准备

(一)热身活动的作用

在开始瑜伽学练之前，做一些热身活动是非常必要的，这主要是因为：

首先，通过进行热身运动，能够促使体力增强，使身体得到唤醒，或在忙碌一天的结束时使身体恢复平静；其次，通过热身活动，能够使我们更好地完成瑜伽动作，并对自己的身体具有强烈的意识；第三，在一些难度比较大的瑜伽动作之间，先做一些瑜伽热身练习，循序渐进，能够有效避免身体受到伤害。

（二）热身活动的方法

1.头部转动

头部转动可以放松颈部肌肉。

练习方法：

（1）呼气，低头，感觉颈部肌肉受到拉伸，尽可能让下巴向前胸靠近。

（2）吸气，将头从右侧开始顺时针转动一圈，回到低头的位置。

（3）抬头，调整呼吸。

（4）吸气，仰头向后，感觉下颚肌肉受到拉伸。

（5）呼气，将头从左侧开始逆时针转动一圈。

（6）头部回到正中，调整呼吸。

要注意使头部的转动有控制，尤其到前、后、左、右4个方位点时要有意识的拉伸，做短暂停留。

2.肘部练习

肘部练习可以放松肘部关节，强壮臂部肌肉。

练习方法：

（1）挺直身躯站立，两脚并拢。

（2）两臂向前伸出，与地面平行。

（3）两手掌心向上。

（4）两肘弯曲，用手指尖轻拍肩头。

（5）把两臂向前伸出。

重复做这个练习8～10次。然后，将两臂向两侧伸出，重复做同样的练习。

3.肩旋转式

肩旋转式练习可以扩展胸部，放松两肩关节，有利于补养和加强上背部，特别是两肩胛骨周围的区域。

练习方法：

（1）挺身直立，两脚并拢。

(2)两臂向两侧平举,和地面平行。

(3)将两手掌心转向上。

(4)弯曲两肘,把手指放在肩头上。

(5)一边把手指放在肩头上,一边将肘部做圆圈旋转运动。开始时做小圆圈旋转运动,逐渐增大直到两肘在胸前范围互相碰触为止。

(6)顺时针方向至少旋转 12 圈,然后逆时针方向旋转 12 圈。

4.蹬自行车式

蹬自行车式练习可放松两大腿和两膝盖,增加血液循环。

练习方法:

(1)仰卧,两腿伸直。

(2)将两脚抬高并做用脚蹬自行车的动作。想象自己正在蹬自行车。头部和身体其余部分都要平放在地面上。

(3)至少再做 12 次旋转动作后停止。

(4)向后蹬。至少再做 12 次旋转动作。

(5)两腿并拢,两脚同时向同一方向做蹬车动作。向前蹬 12 次,然后反过来再蹬 12 次。

(6)以躺着的姿势休息,直到自己已经彻底放松,呼吸恢复正常为止。

5.滑雪式运动

滑雪式运动有利于伸展脊椎处肌肉,缓解体内紧张和压力,同时还有助于扩展前胸。

练习方法:

(1)两脚分开,平行站立,膝盖弯曲,向下深蹲,手臂向前伸以保持身体平衡。然后手臂上举,扩展胸部,吸气,扩胸。头脑中想象着自己正手握滑雪杖准备滑雪的情形。

(2)呼气,将手臂往后、往下摇摆,并尽可能地在身后举高,就如同用力滑动滑雪杖前行一样。将这个动作重复几次。

(3)当感觉已经达到足够的运动量时,可以深蹲下来,将手臂和上半身夹在两膝之间。休息一下,自然的呼吸,感受身体重量向下拉伸背部和两腿。

6.膝弯曲和旋转练习

膝弯曲和旋转练习有利于放松膝关节,补养和加强腹部与大腿的肌肉。

练习方法:

第一部分:

(1)坐下,两腿向前伸直。

(2)十指在右大腿之后相交,右膝向上弯曲。

(3)保持两手放在右大腿下边的同时,伸直两臂,将右腿伸出去。不要让右脚任何部分接触地面。

(4)弯曲右膝,再次把右脚跟向右臀方向收拢。

(5)重复做 12 次。改用左脚做同样的练习。

第二部分:

(1)两手手指相交在右腿之后,把右大腿抱近自己的身躯。

(2)以右膝做支点,将右小腿做顺时针方向圆圈旋转运动。至少做 12 圈。

(3)反方向,至少做 12 圈逆时针方向的旋转运动。

(4)用左脚做同样的练习。

注意:在做这个运动时,要放松全身,特别要放松小腿的各个肌肉。

7. 半莲花膝部练习

半莲花膝部练习是在做莲花坐和其他冥想姿势之前的极好热身练习,它不仅有助于放松两膝、两踝和两腿肌肉,还有助于补养和增强腹部器官与脊柱。

练习方法:

第一部分:

(1)坐下,两腿向前伸直。

(2)右腿弯膝,把右脚放在左大腿上。

(3)左手放在左膝上,右手放在右膝上。

(4)用右手扶着右膝上下运动来伸展右腿的肌肉。

(5)继续伸展右腿肌肉,直到右膝触及地面,但不要太勉强费力。

(6)换左腿做同样的练习。

第二部分:

(1)把右脚放回左大腿上面,用左手抓住右脚的脚趾。

(2)按顺时针方向旋转右膝。

(3)做 12 次旋转之后停下来,再逆时针方向做旋转右膝的动作。

(4)换左腿来做同样的练习。

8. 腿旋转式

腿旋转式有助于活动两膝、两大腿和骨盆区域。

练习方法:

(1)仰卧,两腿伸直。两臂放在体侧。

(2)将右腿伸离地面,膝部仍伸直,用右腿按顺时针方向做圆圈旋转运动。此时,头部和身体其余部分都应该继续保持平贴地面。

(3)做 8～10 次旋转运动之后停止,再做 8～10 次逆时针方向旋转运动。

(4)用左腿做同样的练习。

(5)休息几秒钟,然后将两腿一起伸起,顺时针方向和逆时针方向各转 8～10 次。

(6)休息,直到自己的呼吸恢复正常为止。注意:这是一个费力的练习,要注意不要让身体过分用力而疲累。

9.脚踝练习

脚踝练习有助于放松两踝,补养和加强小腿腿肚子肌肉。

练习方法:

(1)坐下,两腿向前伸直。两手掌心向下放在臀部两侧,上身向后倾。

(2)两脚向前,向后扭动。试图最大限度地弯曲踝关节。

(3)重复做 12 次。然后微微分开两腿,不要弯曲双膝。

(4)保持两脚脚跟贴着地面,用右脚做顺时针方向的旋转运动。然后转换方向,逆时针方向旋转右脚。

(5)每一种方向各做 12 次完整的圆圈旋转运动。左脚也做同样的练习。

(6)同时旋转两脚,可以按以下每一种方式各做 12 次:两脚顺时针方向;两脚逆时针方向;左脚顺时针方向,右脚逆时针方向;右脚顺时针方向,左脚逆时针方向。

10.脚趾练习

脚趾练习不仅放松脚趾,还补养、增强和放松两腿。

练习方法:

(1)坐下,两腿向前伸直。把两手放在臀部两侧附近的地面上。

(2)伸直两臂,上身向后倾。

(3)一边保持两脚伸直不动,一边把十个脚趾向前和向后扭动。

(4)至少重复 10 次。

11.动物放松功

这种放松姿势补养、强壮神经系统,增强腹部肌肉群,放松肩、髋和膝等各关节。

练习方法:

(1)坐下,两腿向前伸直。

(2)把右脚抵住左大腿的内侧。

(3)把左脚向后方伸展。左脚跟挨着臀部。

(4)吸气,慢慢把两手伸高到头的上方。

(5)呼气,把上身弯下来,弯到右膝的上方。

(6)把头放在地面上,在缓慢而平稳的呼吸的同时,保持这个姿势 1～2 分钟。

(7)吸气,慢慢抬起上身,恢复到两臂高举过头的姿势。

(8)交换两腿位置,重复做这个练习。

12.放松脊椎和颈部的练习

此练习有利于伸展颈部,放松脊椎。

练习方法:

(1)在胸前抱膝(或抱住大腿后部),呼气,向上屈起脊椎让鼻子或前额接触到膝盖。吸气,将头重新枕在软枕上,并保持下巴内收。然后呼气,将上述动作重复几次即可。

(2)平躺在地上,放松下背部和臀部,将两腿抬起并分开,屈膝,两手各放在膝盖上,两肘支在地上,这个开放而放松的姿势有利于减轻神经疼痛。自然的深呼吸,两手移动膝盖做相向的圆圈运动,然后做相反方向的圆圈运动,这样能真正放松背部和大腿肌肉。

(3)保持脊椎放松,用两手支撑住膝盖,两肘支在地上,将注意力集中在颈部。慢慢呼气,将头转向一边,目视地面。

(4)吸气,将头转向中间,接着呼气转向另一边。重复几次这样的动作,将意识集中在颈部肌肉的放松上,同时始终保持脊椎、两腿、两臂和下巴的完全放松。

(5)将两臂举过头顶,或者只是尽可能高地抬升手臂,十指交叉,将双肘支在地上,这种姿势有利于伸展上半身。然后,两脚合拢,靠近臀部,保持下巴、颈部和上半身放松,只能运动腰部以下的身体。吸气,当呼气时,将膝盖往右倾斜。吸气,抬起膝盖,然后呼气往左倾斜。

(6)两膝夹住一张纸,当膝盖往左右倾斜时牢牢地夹住纸,这样有利于伸展大腿内侧肌肉。

13.坐广角式伸展运动

坐广角式伸展运动练习的目的是放松臀部、下背部和脊椎处的肌肉,否则这些受束缚的肌肉会导致疼痛和疾病。

练习方法:

坐在地上,两腿分开,尽可能分得大些,但要保持舒适,然后进行伸展运动。

(1)增强腹轮能量的侧屈运动:吸气,向上伸展脊椎。然后将两手分别放在同侧的大腿上。呼气,将右手慢慢顺着右腿向下滑动,目视左上方,并且将左肩往后移动,以扩展左胸部。再吸气,在右侧重复上述动作。

(2)增强脐轮能量的转体运动:坐在垫子上,后背挺直,两腿分开,膝盖放松,脚趾朝上。吸气,向上伸展脊椎,将右手放在左大腿上。呼气,将身体转向左边,左肩转至体后。然后再吸气,将身体转回,向上伸展脊椎。随后呼气,将身体转向右边,右肩转至体后。重复几次。

(3)增强腹轮和根轮能量的前屈运动:将两手放在体前的地板上,指尖朝前移动,保持脊椎处于伸展状态,背部不要拱起,下巴不要过于前突,超出人体的舒适程度,否则会导致肌肉紧张。吸气,再次伸展脊椎。当呼气时,再往前倾一点。当感觉很放松时,可将两肘支在地板上,十指交叉撑住头部。最后慢慢的起身。

第二节 瑜伽健康饮食

一、瑜伽食物的分类

人们的生活水平随着社会的不断发展得到更好的提高,人们所能够选择的食物也是多种多样的。人们生活中的食物种类繁多,营养价值也各不相同,根据不同的标准,对食物的分类也是五花八门的。而瑜伽学练有着特殊的饮食标准和原则。

从瑜伽科学的角度来看,人的状态主要包括善良状态、激情状态和愚昧状态。根据瑜伽饮食观和食物自身所具有的特点,瑜伽食物可以分为惰性食物、变形食物和悦性食物三大类,具体如下。

(一)惰性食物

所谓惰性食物就是能够使人变得懒惰,给人带来疾病,使人头脑迟缓的一类食物。常见的惰性食物一般有海鲜、蛋类、肉类、酒精与药物。除这些常见的惰性食物以外,阳光没有照射到的、在阴暗潮湿的环境中生长出来的菌类食品如木耳、平菇等也属于惰性食物。此外,烹煮过度的食物,带有真空包装的食物,反复加热的食物,添加防腐剂的食物、经油煎炸的食物同样属于能够带来惰性物质的惰性食物。有关专家认为,即使有些食物不是惰性食物，但经过暴饮暴食后就会变成惰性食物，因为人在暴饮暴食时本身就处于一种惰性的状态。

对于人体来说，惰性食物是非常有害的，它能够通过身体和心灵两个方面来对人体形成打击，这种打击主要从以下3个方面得以表现出来。

首先，惰性食物会引起发胖，笨重的身躯很难完成一些瑜伽动作。

其次，食用惰性食物后，人会变得行动迟缓、身体慵懒、没有斗志。更严重的还会得抑郁症，同时引发一些身体疾病，这些不良后果不利于瑜伽学练者进行瑜伽运动。

最后，惰性食物的消极性还表现在食用惰性食物的人情绪容易激动，甚至暴躁。鉴于食用惰性食物后的种种不良影响，瑜伽学练者在学练过程中应该尽量少吃惰性食物，如果可能，应坚决抵制这种对人体身心有害的食物。

（二）变性食物

所谓变性食物是指对人的身体健康有利，但会对人的心灵造成损害的能够提供身体能量的食物，常见的变性食物主要有膨化食品、快餐，还有添加过多糖、咸盐、香料、调味剂和辣椒的食物。此外，变性食物还包括香烟、巧克力、饮品（咖啡、汽水、浓茶）等。

变性食物能够给身体提供热量，这是值得肯定的，从某种程度上来说，这也是对身体健康有益的。但是对于瑜伽学练者来说，变性食物并不是可取的，因为它不利于心灵的健康。这种不利影响主要体现在两个方面。

一方面，变性食物会造成对人体神经系统的刺激，导致内分泌紊乱，这时，人的大脑就容易变得兴奋甚至是激动，然而瑜伽运动要求练习者要保持心平气和的状态，而非兴奋激动。

另一方面，食用变性食物会造成人体的循环系统失调，从而使人思绪不定，性格暴躁，好胜心强，顽固不化。因此，瑜伽学练者不仅应该尽量少食用变性食物，还要多做一些能够消耗变性食物的运动。

（三）悦性食物

所谓悦性食物是指既有利于身体健康，同时也能够促进人的心理健康的一类食物。常见的悦性食物主要有：香蕉、苹果、橘子等新鲜水果，用水果加工而成的果汁、果干、沙拉，生菜、菠菜、西红柿等新鲜蔬菜，奶油、牛奶等奶制品。此外，常见的坚果、谷豆类、蜂蜜也属于悦性食物的范畴。

对于瑜伽学练者来说，悦性食物无疑是最为理想的选择。究其原因，主要有以下三点。

第一，悦性食物中含有的营养非常丰富，并有益于身心健康，其制作过程非常简单，在制作的过程中很少使用辣椒、香料等调味料，因此吃起来清淡爽口，口味极佳。

第二，悦性食物比较清淡，在食用之后，很容易消化，并且能够很好地促使人体耐力得以增加，使人保持头脑清晰、精神饱满，同时能够很好地消除工作和生活中所带来的压力和疲劳。

第三，蔬菜水果等悦性食物几乎都是纯天然的绿色食物，使人心无旁骛，悠然恬静，起到净化心灵的作用。

在对以上3类食物进行了解之后，还要对这3类食物的烹饪方式予以注意。不同的烹饪方式，瑜伽饮食的分类也是不同的。就拿土豆来说，土豆属于蔬菜类的悦性食物，如果经过煎、炸等烹饪方式，就有可能会使土豆变成惰性食物，如薯条。因此，瑜伽学练者在食用瑜伽食物时，要选择正确的烹饪方式。总之，瑜伽学练者应根据瑜伽健身运动的特点和要求来选择食物，并做到不吃惰性食物、少吃变性食物，多吃悦性食物，从而更好地维持身心健康。

二、瑜伽食物

（一）瑜伽食品

营养且低热量的食品是瑜伽健身所推崇的食品。以下是为瑜伽学练者进行的食品归纳。

所有谷物：大米、小米、玉米、小麦、大麦等。

各种豆类、果仁：大豆、豆浆、豆腐、花生、芝麻、核桃、葵花籽、杏仁等。

各种蔬菜：大白菜、豆角、土豆、茄子、黄瓜、西红柿、卷心菜、木耳、豆芽、蘑菇、胡萝卜、苦瓜、海带等。

奶制品：牛奶、酸奶、乳酪、奶油等。

油类：菜油、花生油、黄油、麻油等植物油。

作料：糖、盐、酱油、柠檬、辣椒粉、蜂蜜、姜等。

（二）瑜伽认可的四种食物

饮食均衡是瑜伽饮食的一个重要的原则。如果在每天食用的食物中均包含以下四种食物，就说明保持了食物的饮食均衡。这四种食物分别是新鲜蔬菜、沙拉、新鲜水果、生坚果（栗子、榛子、核桃等）。无论你是喜欢吃肉还是喜欢吃素，在每天的饮食中都应该包括这四种食物。

1.新鲜水果

对于任何人来说，水果都有着非常丰富的营养。瑜伽学练者为了获得更加良好的效果，食用新鲜水果是非常重要的，但并不是必须吃昂贵的水果，一般的水果同样有着丰富的营养。既要吃季节时令的水果，也要吃常年上市的水果。如春天吃一个苹果、一个桔子或者是一个香蕉就可以了，最重要的是经常吃水果，这样才能有益于健康。

2.蔬果汁

蔬果汁是将清洗干净的蔬菜或水果放到榨汁机中进行鲜榨，并在榨好的蔬果汁中放入适量的盐或糖进行饮用。瑜伽学练者经常通过饮用蔬果汁来清理体内的毒素和不洁净的积物。另外，蔬果汁还可以在瑜伽断食中给人带来一天中身体所需要的能量，同时又不会给肠胃带来过多的负担。倘若不想在这一顿中进餐，那么喝一些蔬果汁是一个非常好的选择。

3.沙拉

一般来说，所有可以生吃的蔬菜都可以做成沙拉，如西红柿、莴苣、卷心菜、胡萝卜、黄瓜等，将这些蔬菜切成碎块再拌，加一些调味油，每天可以生吃一碗。午餐和晚餐的第一道菜是吃沙拉最为理想的时间。任何没有晾干或者没有变形的蔬菜，都属于新鲜蔬菜。蔬菜越新鲜越好，无论是枝叶蔬菜还是根茎蔬菜，每天都应调配食用，并按照悦性食物的方法来进行烹饪。

4.生坚果

从硬壳剥出来的生坚果要多吃一些，如开心果、杏仁、榛子、核桃仁、山核桃等，将这些坚果混合起来，每天只需要吃4～5颗。生坚果具有使体内产生热量的功能，所以在冬天应多食用一些，在夏天应少吃一些。生坚果富含蛋白质、矿物质和维生素，因此适量的食用一些坚果，不仅有利于瑜伽学练，而且对于那些不经常从事瑜伽学练的人来说，同样可以使他们保持身体健康和旺盛的精力。

（三）瑜伽素食

素食对于人们想要获得灵性来说是非常有裨益的。素食的人很少会产生便秘、高血压、痔疮，同时还能拥有更长的寿命，就算人到中年也可以进行正常、正确的思维活动，清晰地讨论问题。瑜伽素食主要是由水果、蔬菜、豆、奶和坚果类组成的。瑜伽理论认为，只要食物搭配合理，瑜伽学练者就可以获得最高的生命力量和充足的营养物质。瑜伽饮食需要均衡但不能太过复杂，每餐4～5种食物就可以了。每天至少要吃一次蔬菜沙拉，每餐不要吃得过饱。在享受美味的食物时，还要保持轻松愉快的心情，这样更有利于身体吸收营养，并提高机体免疫能力。

下面主要介绍几种与瑜伽素食相关的食物供选择。

1. 大豆

大豆中含有非常高的植物雌激素，对女性的身体健康有着非常重要的作用。大豆中所含有的植物蛋白可以降低血清胆固醇的含量。

2. 西兰花

与其他含酶食物相比，西兰花中的抗癌酶含量非常高。另外，西兰花还含有预防骨质疏松的钙质、女性常常缺乏的铁元素，以及对孕妇有益的叶酸。因此，在医学专家看来，西兰花是延年益寿的首选食物。此外，瑜伽修行者认为，如花椰菜、西兰花、西洋生菜等绿色植物在蔬菜中含有很高的生命力量。

3. 草莓

草莓可以巩固齿龈、清新口气、润泽喉部，其叶片和根部可以用来泡茶，草莓具有减轻腹泻、抵制肝脏及尿道疾病，改善肤质的作用。

4. 酸奶

酸奶中含有较低的脂肪，富含钙质，并富含维生素 B_2、磷、钾及维生素 B_{12}。酸奶有助于消化，还能防止肠道感染，提高机体的免疫能力。

5. 木瓜

与橘子相比，木瓜含有更多的维生素C，并且有助于人体消化，能够有效地预防肠道疾病。

6. 红薯

红薯含有丰富的膳食纤维、铁、钾和维生素 B_6，能防止衰老，同时也能预防肿瘤和动脉硬化。

7. 洋葱

洋葱能够降低高血压、胆固醇，能够降低心脏病的发病率。有实验证明，每天食用半个洋葱的人，其胃癌的发病率比普通人降低50%。

8.麦芽

麦芽容易被人体吸收，能够降低结肠癌和直肠癌的发病率。

9.蜂蜜

作为一种天然食品，蜂蜜中所含有的单糖不需要经过人体的消化，可以直接被人体吸收利用，尤其是对妇女、儿童、老人更具有良好的保健作用。蜂乳，即蜂王浆是由工蜂分泌出来的用来饲喂幼虫和蜂王的食物，比蜂蜜更具营养价值。

三、瑜伽饮食习惯

饮食是人体维持生命的基本途径之一，健康的饮食习惯可以促进人体的身心健康，延年益寿，否则就会病从口入。下面就对瑜伽学练者所提倡的饮食习惯来进行分析。

（一）多吃悦性食物

对于瑜伽练习者来说，悦性食物是最为有利的食物，所以瑜伽学练者要多吃悦性食物，这一饮食习惯主要包含以下几个方面。

1.多吃素食

在瑜伽食物中，肉类食物是最为忌讳的食物，这主要是因为肉类食物具有毒素，它对于肠胃的消化和吸收都是非常不利的，人体的消化系统往往会因为肉类食物不易消化而出现工作疲劳，很难将营养向人体内的组织细胞进行输送。这就造成了人体的免疫能力下降。故要抵制肉类食物，提倡素食。素食大都来自大自然的养分，如阳光、空气、水分等，自然健康，这不仅可以为瑜伽学练者提供瑜伽运动所需要的能量，而且有利于消化吸收，能够为瑜伽学练者提供多种营养功效，促进其身心健康发展。

2.多吃纯天然食物

为了使一时的口腹之欲得到满足，现在大多数人都会喜欢使用调味剂或者经过腌制、速冻和煎炸的食物，这些食物常常会危害到人体的感觉器官和消化系统。这些食物会引起肥胖，影响心智，让人心神不宁，不利于瑜伽动作的练习。瑜伽饮食提倡食用纯天然的食物，充分汲取天然食物中的营养。在将食物制作出来之后，没有经过长途运输或没有经过腌制、冷冻、过度使用调味剂等工业加工的便是无污染、最天然的食物。

纯天然的食物大都是清淡的，但有时需要添加一些调味剂或除煮、焖外的烹饪方式又不能避免，这就需要选择其他悦性食物或烹饪方式来替代，如醋可以用柠檬来代替；白糖可以用蜂蜜来代替；白面包可以用全麦面包来代替；沙拉酱可以用酸奶来代替；煎、炸可以用蒸、煮、拌等烹调方式来代替。

3. 多吃蔬菜和水果

对于瑜伽学练者来说，可以每天都吃一些多样的新鲜蔬菜和水果。新鲜的蔬菜和水果中含有大量的营养物质，能够满足人体发展的基本需求。在对新鲜蔬菜和水果进行选择时，需要注意以下几点。

首先，从形态来看，瑜伽学练者最好食用完整形态的新鲜蔬菜和水果。以芹菜为例，烹煮食用芹菜时将芹菜的根、茎、叶一起食用最为有益。

其次，从颜色来看，蔬菜和水果的颜色一般以红色、黄色、绿色为佳。因为红黄绿颜色的蔬菜和水果包含了人体需要的大量维生素 B_2、维生素 C 和胡萝卜素。

最后，从加工方式来看，除洗净生吃外，应选择较为简便的调拌，因为调拌的速度快，耗时少，减少了蔬菜中营养成分的流失。

（二）全面均衡地补充营养

在进行瑜伽学练时，学练者要具有一定的营养基础，如果只是食用一类食物是难以将身体所需的全部营养补充充分的，这是因为不同的食物类型，所含有的影响成分也是有所差别的。例如，主食是碳水化合物和热量的主要来源；奶类和豆类可以提供大量的蛋白质；蔬菜和水果可以提供多种维生素。瑜伽学练者要想获得良好的营养，就需要补充不同食物中所含有的各类营养成分。瑜伽学练者应根据自身的年龄、生理需求和活动量来选择所需的营养素，这样的选择才能更为科学、合理。全面、均衡地补充营养是瑜伽学练者必须养成的良好的饮食习惯。只有全面均衡地食用不同的食物，才能为身体的全面健康发展提供保证。

这里所说的全面均衡饮食就是指每天的食物中要包含新鲜水果、蔬果汁、蔬菜沙拉和生坚果 4 种食物。

（三）注意适量饮食

为了使身体平衡得到更好的保持和维持，瑜伽学练者需要使身体达到一种出少补少、出多补多的平衡状态，换句话说，就是要根据人体的具体消耗量来进行相应的补充。平衡进出就是要反对过分节食、反对暴饮暴食，要自觉保证饮食质量的前提下控制饮食的数量，最可取的方式就是少吃多样。这种饮食方式能够满足人体对营养的需求，有利于人体的消化与排泄。

在少吃多样中，“少吃”主要是指饮食的数量要有一定的控制，瑜伽学练者不要做过多的食物，而是要根据自身的食量来对食物进行选择。如果食物太多，那么下一次使用时需要进行加热，食物经过加热便会产生一些有害的物质，此时经过加热的食物就会成为惰性食物，会对人体产生一定的危害。“多样”就是要在瑜伽饮食中增加食物的种类，如蔬菜、水果、坚果、谷类、豆类等多种食物，这样才能全面吸收营养。

（四）补充水分

在人体组织和体液中，水是其中重要的物质，在身体营养物质的输送过程中，它发挥着中介作用，排除毒素，促进新陈代谢，更好地维持人体的水分平衡，能够很好地延缓机体的衰老，保持更为旺盛的精力和愉快的心情。如果缺少，人体就不能维持正常的生理功能，瑜伽学练者也就不能获得良好的健身效果。总之，水是人体重要的生命之源，对人的身体健康有着重要的意义。

瑜伽学练者每日的饮水量应控制在 8～10 杯，并且必须是清水。虽然牛奶、汽水、果汁等饮品，既有很好的口感，又能起到解渴的作用，但过多地应用这类饮品会导致机体产生疾病。

（五）饮食速度要慢

饮食过快就很容易造成身体发胖，体重超标。吃得过快过多就很容易造成人体的腹部感到紧张，时间长了就容易造成大腹病和胃部下垂。健康、科学的饮食习惯倡导慢速饮食，细嚼慢咽。慢速饮食可以使人体口腔分泌出足够的唾液，促进肠胃的消化吸收，防止产生胃下垂和大腹病等疾病。

（六）保持愉悦的饮食心情

瑜伽饮食对饮食环境也是比较讲究的，并且对饮食者的心情具有一定的要求。通常来说，瑜伽饮食往往会选择在祥和、安静的环境中进行，瑜伽学练者要保持心情愉快，这样才能对美味的食物进行用心品尝，有利于消化系统的正常运作，并提高机体对食物营养的吸收效果。

四、瑜伽饮食规则

(一)瑜伽练习者饮食的一般规则

将谷物、新鲜蔬菜和水果进行合理地组合来进行食用是瑜伽学练者饮食的一般规则。这样做可以获得所有重要的碳水化合物、蛋白质、维生素和矿物质。在具体实施的过程中,还应注意以下几条规则。

(1)摄取食物的比例为谷物占40%、豆类占20%、蔬菜占20%、水果类和生菜沙拉占15%、奶及其他制品占5%。

(2)除了一些不能生吃的食物外,尽量摄取处于自然状态的食物。这是因为食物加热后,其有形的维生素和无形的生命之气会遭到破坏。

(3)不食用经过精加工的食品和罐装、瓶装的饮料。

(4)尽量多吃一些绿色食品。

(5)在食用食物的过程中,要慢慢仔细地咀嚼,每一口食物要至少咀嚼20次才能下咽。这样胃口过大、吃得过快的毛病就会得到改善,身体过重的部分也就会消失。

(6)若生病时,应进行几次断食,以减少胃肠的负担,使其得到充分休息。这样能够更加快速地恢复体力,将异常根源的毒物排出。生病时,可以饮用新鲜的蔬果汁,以促进体力的快速恢复。

此外,在进食前,最好营造一个愉快的气氛。若在不愉快、紧张、愤怒和苦恼的气氛中进食,会使腺体系统的分泌受到影响,容易患上便秘、消化不良和下痢等疾病。每天最好定时进餐,少食多餐,多吃含有叶绿素的蔬菜和水果,多进食一些水果、汁液和坚果类食物,这些对健康是非常有益的。

(二)健康饮食习惯的一般性指导原则

健康的饮食习惯是指坚持食用乳品、蔬菜类食品,如水果、蔬菜、坚果、种子、豆类、谷类和乳制品,而不吃刺激性食品和变性食品。健康的饮食习惯要遵循以下几条原则。

(1)食用的食品尽量处于最自然状态,因为这时的食品是最新鲜、最有营养的,并且充满活力。这样的食品容易被消化,同时也能加快缓慢的消化过程,促进肠胃的健康。

(2)摄取大量水果、蔬菜和豆制品。

(3)选择的食品要新鲜,不要摄入经过冷冻、加工或处理过的农产品和罐头。

(4)要适当地摄取坚果和种子类食品,以补充身体所需的脂肪酸和蛋白质。

(5)尽可能地选择全麦面包或面粉。

(6)选择原汁原味的酸乳酪。

(7)用蜂蜜取代白糖,用枣和干果制品取代甜品,食用黑巧克力。

(8)摄入各种不同的食品。

(9)避免经过防腐处理、加入色素和添加剂的食品。

(10)避免油腻或油炸过的食品。

(11)多食用白肉,少吃红肉。白肉主要摄取鱼肉,这是因为鱼肉更容易消化。如果你要吃鸡肉和鸡蛋,选择在农场自由放养的那种。

(12)仔细地咀嚼食物。无论你吃什么,都要细嚼慢咽。消化过程从食物进入嘴的那一刻开始,各种各样的食物与唾液混杂在一起,只要你嚼得足够烂,胃就可以消化任何东西。

(13)适量进食。换句话说,吃到七八分饱就可以了。我们应该认真地看待这件事,填满胃 2/3 的容量,流出 1/3 的容量,这样胃就可以完全地吸收食物的养分。

(14)在进餐前要留出足够的空腹时间,使胃处于空心状态,这样能够增加食欲。

(15)戒掉不良的习惯,如吸烟、喝酒、摄取咖啡因和其他刺激性食品。这些物质都会对瑜伽学练产生不良影响,并会妨碍人的身体健康。

在改变饮食习惯之前,首先要向保健医生进行必要的咨询,由于个体之间存在着较大的差异,身体可能会经历一个适应的过程,并会出现一些暂时的症状,这些症状可以通过适应草药或采取其他医疗措施来进行缓和。

五、一日断食法

"一日断食法"是指每隔一段时间后,一整天(24 小时)不进食。开始实行"一日断食法"时,可能会引起身体的不适应,所以初期一个月断食一次即可,待后期慢慢适应后,可以减少断食周期,一个月断食 3~4 次。

(一)"一日断食法"的作用

1.净化心灵

在采用"一日断食法"的过程中,人们只摄取一些简单的素食、蔬菜水果或饮品,这些简单的饮食的消化并不会消耗太多的能量,积存的能量可以用来进行分析思考,使瑜伽学练者的大脑变得更加灵活,从而激发出更多的潜力和智慧。

2. 有利于身体健康

人们常常喜爱吃一些煎炸肉类等惰性食物，时间长了容易在人体内堆积一些有害的物质，采用“一日断食法”，通过坚持一天不进食，机体可以自动排毒，排泄霉素。断食后一天摄取一些清淡食物有利于瑜伽学练者身体健康。

3. 丰富精神世界

人的生命能量一部分流向消化系统，一部分流向精神世界，采用“一日断食法”后，由于人体没有摄取食物，生命能量不会流向消化系统，而是流向精神层面，从而在精神上积聚更多的生命能量，丰富瑜伽学练者的精神世界。此外，“一日断食法”也可以使瑜伽学练者在一天之中不受进食的困扰，使身体和精神达到双重净化。

（二）“一日断食法”的准备工作

瑜伽学练者在实行“一日断食法”时应该做好以下几个方面的准备工作，以确保断食法取得良好的效果。

1. 基础知识准备

瑜伽学练者要做好有关断食基础知识的准备工作，因为在刚开始实施“一日断食法”时，练习者心中难免会有恐惧与不安，担心会伤害身体，所以要提前掌握一些有关断食的基本常识，还要明白断食过程中，断食者的生理和心理上可能出现的变化，提前做好心理准备。

2. 思想准备

瑜伽学练者要做好思想方面的准备工作，坚决实行断食法，保证一日不进食，“一日断食法”要求瑜伽学练者断食的环境要安静，在安静环境下实行断食法效果更佳。

3. 节食准备

在正式实施断食法前要开始减少食量。一般情况下，在实现断食法的前几天就要开始减少食量，饮食应以简单的素食为主。这样做可以使人在断食的过程中不会有很强的饥饿感，也不会突然感到身体不适应。

（三）“一日断食法”的具体做法

“一日断食法”的具体做法包括 3 个步骤，即断食前一天要减少食量、断食当天不进食、断食后一天开始进食。下面以周六断食为例进行介绍“一日断食法”的具体实施步骤。

(1)瑜伽学练者在周六前一天(周五)减少食量，以吃素食为主，晚餐食量要更少，不可吃主食。可以在午餐后适当补充新鲜水果与蔬菜。

(2)瑜伽学练者在周六断食一天，从早上开始，主要做一些休养生息的事，比如看书、听轻音乐，切忌做消耗体力的活动，但也不能彻底放松休息，例如，冥想、调息。在午餐和晚餐时间可以做一些水果汁、蔬菜汁等饮品食用，或者只喝水，晚餐过后要早早进入休息状态，不可睡得过晚甚至熬夜。

(3)瑜伽学练者在断食后一天(周日)开始进食。周日的复食工作十分关键，直接影响到“一日断食法”的实行效果，因此要慎重。周日清晨先吃香蕉，隔一会再吃早餐。这一天的三餐以清淡为主，晚餐后适量喝点柠檬水，可以排毒，睡前喝一些有利于胃健康的饮品，比如蜂蜜或糖水。

(四)“一日断食法”的注意事项

(1)为了不打扰正常的生活及工作，瑜伽学练者最好选择在周末实行“一日断食法”。

(2)“一日断食法”实行期间，瑜伽学练者要注意休养生息，但这并不意味着可以什么事都不用做，适当的运动是必需的。适当的运动具体是指可以锻炼人体腹肌、臂肌或促进消化的运动，也可以做瑜伽练习运动。

(3)“一日断食法”实行过程中，瑜伽学练者要注意讲卫生。多洗温水澡，洗澡时尽量不用热水，不擦香皂，洗完后换洗干净的内衣。

(4)瑜伽学练者在实行“一日断食法”中，如果自己不能单独练习，可以请教专业教师，在专业教师的指导下练习，或者报名参加辅导班，集体实行“一日断食法”。

(5)瑜伽学练者在“一日断食法”期间禁止抽烟，禁止喝酒。

第三节　瑜伽塑形安全养护

一、瑜伽学练的基本原则

(一)目的性原则

这一原则要求瑜伽学练者在对瑜伽学练的目的、意义进行充分理解的基础上,自愿、积极、主动参与学练。

从心理学的角度来看,个人的所有行为都是从一定的动机开始的,动机就是促使行为得以产生的内在力量。动机产生的目的就是使人们的各种需要得到满足,其结构也有对某种行为有着一定的目的,同时使自己的一切行为向着自己的目标前进。与体育领域其他活动相比较,瑜伽学练尽管不像竞技体育那样把夺取优异成绩作为根本目标,不像体育教学那样有着较为恒久的教学目标,然而,学练瑜伽能使练习者获得身体上和精神上的整体提高,带有十分明确的目的进行瑜伽学练,能使练习者事半功倍。

瑜伽学练的基本目的就是促使全身肌肉变得更加具有弹性,身体发展匀称、丰满,促使内脏器官机能良好。瑜伽学练者参与瑜伽练习的根本目的是通过瑜伽练习促进身体健康和良好心理状态的形成,因此对于瑜伽学练者来说,参与并坚持瑜伽学练的首要条件就是具有明确的目的、主动积极。

具体来说,这一原则要求瑜伽学练者要做到以下几点。

(1)在刚刚接触瑜伽运动时,初学者应对引起学练动机的各种需要进行认真分析,如强身需要、保健需要、娱乐需要、健美需要等,并因势利导,将学练瑜伽变成一种自愿行为。

(2)参与瑜伽学练时,对于瑜伽学练的价值和意义要进行充分地认识,对瑜伽锻炼能够对身心健康所产生的促进作用进行理解,从而使瑜伽学练目标明确,有目的、有针对性地进行瑜伽学练。

(二)多样性原则

瑜伽运动的动作多种多样,并且这些动作能够通过各个不同的组合来实现不同的练习效果。对于瑜伽学练者来说,由于自身能力和自身条件方面存在差异,所以在选择相应动作方面要量力而行。例如,瑜伽运动中有些动作比较困难,练习者在练习过程中的主要感觉是吃苦和流汗,此时对于健身的目的明确、美体观念强的练习者来讲,他会使自己坚持下去,在练习训练的苦中找到欢乐,而自控能力较差、对瑜伽练习意义理解不深的人就很难坚持下去。因此,可以通过采用多样性的瑜伽练习,充分调动和激发练习者的兴趣,使具有不同练习目的的练习者都能从瑜伽运动中获得满意的效果。瑜伽学练的这种多样性就起到了培养瑜伽健身练习者积极主动地参与心理以及克服学练内容的单调、枯燥的作用。

(三)全面性原则

全面性原则是指瑜伽学练者通过瑜伽学练促进其自身德智体美的全面发展,具体来说,就是使自身的身体形态、机能、素质和心理品质等都得到全面的发展。

在对瑜伽学练的内容进行选择时，如体位练习、冥想练习等，只有坚持全面的身体锻炼，然后再对不足的部分进行有针对性的联系，这样才能实现身心得以共同发展的目的。进行瑜伽健身训练时，如果忽视整体的全面性，就会影响瑜伽练习的深入，也易发生伤害事故，甚至会导致身体形态和机能的畸形发展。

遵循瑜伽学练的全面性原则应注意以下几方面。

(1)在瑜伽的基础性身体练习中，各种素质和身体部位的练习相结合，促进身体素质的全面发展。

(2)瑜伽的支持性体位练习和伸展练习中，要动力性和静力性练习相结合；大肌肉群与小肌肉群相结合，促进全身匀称发展。

(3)主动性部位运动与被动性部位运动相结合。

(4)全身与局部的练习相结合，在全身练习时，要针对身体某部位进行强化训练；在进行局部练习时(如瘦腰)，要兼顾身体的全面发展。只有这样才能促进良好身体形态的发展。

(四)渐进性原则

在大多数的体育运动学练过程中，渐进性原则是需要秉承的原则之一，这在瑜伽学练方面也是如此。对于练习者来说，参与瑜伽学练能够起到塑造形体、强身健体和陶冶情操的作用。然而要想达到这个效果并不是参与一次或两次瑜伽健身活动就能实现的，它需要有一个从量变到质变的积累过程，且这个过程需要较长的时间。

由此表明，瑜伽学练者想获得健身效果，是通过不间断、系统的长期瑜伽练习作为基础来实现的。瑜伽学练者的动作技术也只有通过不断反复、重复的联系才能进行掌握、熟练和巩固，练习者的机体神经系统通过对运动系统及其他内脏、循环系统反复多次调节而形成适应性反应。身体素质也只有通过多次重复练习才能逐步发展，健身目标也是在这种不间断性的瑜伽练习中得以实现的。如果为了急于求成而采取不科学的练习方法，则不仅不能达到锻炼效果，还有可能会对自身健康产生损害。所以说，在瑜伽学练中，对循序渐进的原则予以秉承，根据与自身的生理和心理相符合的负荷量进行练习，从少到多，从慢到快，循序渐进，逐步提高，只有如此对人体发展和适应环境的基本规律予以遵循，才能获得良好的瑜伽学练效果。

具体来看，遵循渐进性原则应具体做好以下 3 个方面。

(1)在瑜伽学练的开始阶段和结束阶段中重视准备活动与放松活动。

(2)瑜伽学练需要新异刺激，但内容和方法的更新和完善要根据自身条件和实际情况，循序渐进地进行。

(3)养成瑜伽健身锻炼的习惯。习惯的养成需要时间的积累和主观意识上的重视，这是渐进性原则的基础。良好的生物节奏，可保证每一次健身的良好效果，并为下一次锻炼提供基础。

（五）针对性原则

需要注意的是，瑜伽学练者相互之间的差异性是客观存在的，在各个方面都存在不同之处，并且每个瑜伽学练者所处的起点是不一样的。随着健身锻炼的持续进行，其发展程度也不尽相同，因此，这些区别性的因素必须得到重视，如有的瑜伽学练者在健身初期进展不大，但到了某一阶段可能突飞猛进；有的开始进展很快，但后来反而慢下来；有的某些运动素质好；有的能适应大负荷量的瑜伽学练。

所以，瑜伽学练者参与瑜伽运动，要对个体之间的这种客观差异有所认识，能够在对自身特点和条件进行认真分析的基础上进行瑜伽学练。

首先，不同瑜伽学练者存在性别差异，男性上身突出胸、肩、背的训练，使胸背肌健硕，肩膀宽阔，体现阳刚美。女性强调胸、腰、腹、腿的柔韧性和力度的训练，展现曲线美。

其次，不同瑜伽学练者存在年龄差异，各个年龄阶段的心理和生理发展的规律、身体素质、形态控制能力发展的现状和要求不同，练习者进行瑜伽学练内容也不同，特别是在人一生中身心发展的关键时刻：青春期和青年期，更应该重视瑜伽学练内容与练习者年龄阶段特点相符。

最后，不同瑜伽学练者存在身体状况的差异，练习者的身体状况是确定瑜伽学练内容、方法与运动负荷的主要依据。练习瑜伽前，应针对自身的身体状况进行体质检测和医学诊断，患有高血压、冠心病等心血管系统疾病的人应在医生指导和严格监督下学练瑜伽。对于身体有其他疾病或禁忌症的人应结合自身情况采取专门性练习或暂时中止练习。

总之，要想使瑜伽学练持续进行，收到事半功倍的效果，必须区别对待，针对自身特点合理安排健身内容、方法和负荷。

（六）实践性原则

瑜伽学练就是将对良好形态进行培养的身体练习作为主要特征，但要对形体健身训练的基础理论应用给予充分的重视。只有对良好形态的原理和方法加以确立和掌握的基础上，练习者通过对相关理论的运用来对瑜伽学练实践进行指导，才能达到健身、塑身、美体效果。所以说，瑜伽运动效果的获得更倾向于依赖实践的过程。

在这一原则指导下，在学练初期，练习者可以通过书本、音像制品等的讲解对直观的练习动作表象进行获得，然后通过进行模仿来完成相应的动作。这一实践过程可以使自身对瑜伽学练内容由生疏到熟练，从感知到领会，并逐渐提高瑜伽学练的实践能力。

（七）科学性原则

瑜伽学练的科学性原则主要通过对瑜伽运动负荷的科学合理把控体现出来。运动实践表明，通过合理地安排，严密地组织，并在良好的医务监督下，在瑜伽学练过程中逐渐加大运动负荷是可行的。

在瑜伽学练多年训练计划中，从事大运动量训练要注意大、中、小运动量的相互结合，应根据"加大→适应→再加大→再适应"的方式进行发展。

瑜伽学练的科学负荷要求学练者要将练习时间延长，提高瑜伽动作的难度，加大运动训练量，并在此过程中要对年龄、性别、体质、健康状况、训练水平、思想状态、意志品质等因素加以综合考虑，不要盲目求快、求多，否则有碍于瑜伽运动水平的进步。

（八）安全性原则

在众多体育运动项目中，都或多或少存在一些潜在的风险性，这主要是由体育运动基本性质所共同决定的。但风险并不是体育运动所追求的目的之一，所以在开展体育运动方面要确保秉承安全性原则来进行。瑜伽运动相对其他运动项目更加安全，但也并不是说在参与瑜伽运动的过程中就不会出现运动性伤病。瑜伽运动中的一些难度动作也会给初学者的健康带来一定的风险。因此，对于瑜伽学练者要对自身的主观和客观条件有正确的认识，保证在瑜伽学练过程中减少运动损伤的发生。此外，在学练指导的过程中，瑜伽指导者要对学练者的学习情况予以随时关注，遇到错误动作要进行及时纠正。

具体来说，在秉承安全性原则方面，瑜伽的学练应注意正确学练和有效预防两个方面。

1. 正确学练

（1）正确练习。通过各种各样的瑜伽体位练习，自然调节神经系统、肌肉、关节，促进全身血脉的流通。

（2）正确放松。在瑜伽健身练习过程中，习练者应学会将身心积聚的压力彻底释放出来，让自身体会瑜伽练习的清新、自然和无欲，没有任何约束或限制，使身心凝聚、保存能量。

(3)正确呼吸。结合体位练习、冥想、休息术等,利用不同的呼吸方式全力呼吸,增加氧气吸取量,体会呼吸、理解身体。

(4)正确饮食。瑜伽习练期间,建议练习者以素食为主,患有疾病的习练者的饮食选择应咨询医生和教练的建议。

(5)乐观的思想和冥想练习。在瑜伽练习中,冥想是通往自由的有效方式,能帮助练习者排除负面或悲观的想法,与心灵、思想、宇宙产生共鸣。

2.有效预防

(1)瑜伽练习前,做好充分的准备活动,克服内脏器官的生理惰性,预防运动损伤的发生。

(2)瑜伽练习后,要注意做好整理、放松活动。

(3)饭后、饥饿或疲劳时应暂缓练习;生病初愈可考虑暂时停止练习。

(4)不要盲目练习超越自己能力的瑜伽动作,应该通过力所能及的体式来锻炼身体。

(5)瑜伽学练应注意安全,讲究锻炼卫生。定期进行体质测试和身体检查。

(6)瑜伽学练过程中,可以咨询医生,特别是患有某种疾病或有家族遗传病史,应在有医务监督的情况下按照指导员和医生的建议进行学练。

(7)有条件的瑜伽练习者可以请一些瑜伽教练指导员,根据自身体质健康状况制订一些运动方案,以有计划地安全、科学锻炼。

二、瑜伽学练的基本要点

(一)动作要缓慢

动作缓慢的伸展和收缩是瑜伽习练的根本。舒缓的动作练习能让身体“安心”地进入放松状态,从而解除身体的紧张感,同时放松呼吸和意识。

(二)呼吸要轻缓

在瑜伽学练过程中,呼吸要轻缓是其中的关键所在,这主要从瑜伽的体位练习和呼吸技巧的有效结合方面得以体现出来。

就拿瑜伽的体位练习来说,在瑜伽体位练习中,要求练习者将瑜伽动作与呼吸技巧一同进行,这样做的目的就是促使瑜伽学练者的身体柔软度得以不断增强,具体事实证明,这一阶段瑜伽学练者的身体柔软度要远远好于只进行体位练习时。在进行动作时,要对呼气有意识的注意,将呼吸与动作同时进行。能帮助练习者循序渐进地进入到下一个阶段的瑜伽练习中。

（三）意识要集中

意识的集中能为练习者的瑜伽练习带来运动和心理能量，将意识转向身体的练习能使练习者心情舒畅的范围、极限通过身体传递过来。而且，在动作处于静止时，如果将意识集中于受刺激的地方，那么受刺激的地方就会集中很多的刺激及能量，会进一步提高瑜伽练习效果。

（四）节奏要适宜

瑜伽学练切忌进行攀比，学练者要对节奏进行科学掌握，保持自己的练习速度便可。瑜伽练习是自己和身体的对话，在练习中不要刻意地去做自己做不好的动作或者是难做的动作，要结合自己的实际情况，心情愉悦地、以自己的节奏进行练习，使自己的身体在练习中一点一点地获得平衡，经过一段时间的练习，就会自然而然地掌握难度较大的瑜伽动作。

（五）动作、呼吸、意识一体化

瑜伽运动既是锻炼人体运动系统的一种良好方式，同时也涉及人体其他系统机能的调理和锻炼，除了动作之外，也包含意识和呼吸。瑜伽学练是一个渐进的过程，在刚开始参与瑜伽学练时，练习者要将呼吸、动作和意识三者同时进行，这往往是比较难的。而如果过分将这三项分隔开来练习，则可能由于过于专注于某项而对其他两项有所忽视。正确的方式是应该忘却时间，将自己完全沉浸于某个动作、呼吸或冥想中，如此才能很自然地将缓慢的动作、轻盈的呼吸与集中的意识融为一体，从而使身心得到升华。

三、瑜伽学练的注意事项

（一）瑜伽呼吸

1.呼吸方法

瑜伽学练提倡用鼻子呼吸，另有说明时例外。练习者坚持用鼻子呼吸有以下几个方面原因。

（1）冬天很冷，夏天很热，用鼻子呼吸，可以让空气变得更适合自己的温度，不会让过冷或者过热的空气刺激娇嫩的肺。

（2）在瑜伽学练过程中，用鼻子呼吸时，鼻子里面的鼻毛可以过滤空气里的脏东西,使进入肺部的空气干净。一般地,如果没有特别说明,在整个瑜伽练习过程中要用鼻子去呼吸,而不要通过嘴呼吸,也不要抑制呼吸。

(3)瑜伽修持者普遍认为,当人体产生不适或处于生病状态时,通常是因为人身体内的气息在经脉中的流动发生了紊乱,左脉月亮经、右脉太阳经,它们的起点都在鼻孔上,左经的起点在左鼻孔,右经的起点在右鼻孔,用鼻子呼吸有助于气息在气脉里顺畅地运行。

2.呼吸技巧

(1)注意呼吸节奏。在瑜伽练习中,通常起是吸、落是呼,呼气时间比吸气时间稍长些,这样才有利于放松。

(2)呼吸与动作相配合。瑜伽的科学健身学练要求练习者的呼吸应与动作配合,做到深、长、细、柔、匀、轻。

(二)瑜伽动作

1.舒展动作

通过瑜伽健身,健身者在练习每一个瑜伽动作都应舒缓伸展,极限停留,还原放松,左右对称,深长呼吸,静心专注,音乐意念,身心合一,步骤明晰,舒适为限。

在瑜伽的动作练习过程中,如果听到或感到骨节发出"喀喀"声,不要担心,这是身体正在变得松动、灵活的信号,放松身心继续伸展动作即可。

2.享受动作

瑜伽是一种自我修持,不是比赛,初学者不必担心自己的动作不够规范,应把瑜伽健身当作一种享受,而非一项不得不做的苦事。不要过度用力或勉强。做动作时要量力而行,不要超出个体的极限,要慢慢地达到身体所能承受的程度。

此外,在练习瑜伽时,应该创造性地探索身体的奥妙以及内在的能量和智慧。倾听身体里的声音,尊重自己的身体,不要勉强自己,只要尽其所能,坚持下去,就可以做得越来越好。

(三)瑜伽休息

1.休息方法

现代瑜伽健身练习中,常使用的瑜伽休息法有以下两种。

(1)暂时的休息,主要是体位法中常采取的10～30秒的休息,一般占用练习时间的1/5左右。

(2)专门的休息,这种休息的时间可长可短,可能为数秒钟,也可能达数小时之久,例如,瑜伽者常练习的"尸体"放松术等。

2.休息技巧

瑜伽的休息是冥想的一种,它能够放松身体,感受获得的能量,也可以有意识地控制体内能量和精神,锻炼身心意志,感受自我的存在。瑜伽的休息实际上也是一种练习,是瑜伽练习者与自己心灵的对话,应该与冥想练习结合起来,不要有懈怠,更不要在休息过程中睡着。

(四)瑜伽音乐

在瑜伽学练过程中播放音乐的目的在于让练习者放松和集中注意力。是为了更好地帮助练习者进入状态。

选择瑜伽音乐时应选择节奏舒缓、旋律优美的轻音乐或专业的瑜伽音乐。如蕙兰瑜伽音乐就是很好的瑜伽音乐。

(五)练习注意力及心态

1.练习注意力

"专注"能使瑜伽练习者在练习瑜伽过程中感受身体的存在,同时还有助于避免运动损伤。在练习瑜伽时,让身体引导注意力,将注意力放在身体上,能有效地感知动作,使身体快速被这个动作向积极的方向引导。也就是说,在做瑜伽练习时,注意力要专注到被伸展和被刺激的部位上,并在每个姿势定型时停留不少于4秒,排除杂念,用心去体会每个瑜伽动作的身体感觉。当瑜伽练习者把注意力放在身体、肌肉的感觉上时,就能够倾听身体同你的对话,会觉得很舒适,而且身体的动作感觉也会非常快地达成。

从本质上讲,把注意力放在动作使自己的体内产生的感觉上,这应该属于移动的冥想。当眼、耳、鼻、舌、身、意在练习者的主流意识控制下,持续向各方向流淌,冥想就已经形成了。

2.练习心态

瑜伽练习重视修身,也重视修心,瑜伽练习者保持良好的心态是非常重要的,具有应做到以下几点。

(1)不要担心动作不规范、不要攀比动作难度,要学会和昨天的自身比,体会自己的进步。

(2)不要急于求成,在开始瑜伽练习之前,请仔细阅读各项练习指南和练习提示,切勿匆忙做各种练习。

(3)排除一切杂念,以愉悦、平和的心情进行瑜伽练习,必要时可以通过唱诵和冥想来调节自己的心情。

(六)日常生活

瑜伽学练者要严格遵守瑜伽生活的行为准则,具体要求如下。

(1)以素食为主,少吃或不吃肉类。

(2)生活要有规律,不熬夜。

(3)不诽谤,不辱骂,不妄语,不酗酒,不赌博,不滥情。

(4)保持积极的心态,生活朴素、节俭、知足。

第四章　瑜伽运动科学塑形的基本技巧

随着瑜伽运动持续发展，其已经成为越来越多人坚持参与的一项运动项目，要想进一步推动瑜伽运动发展进程，有效充实瑜伽运动的理论基础，向瑜伽运动练习者提供更加科学规范的实践指导，必须对瑜伽运动科学塑形的基本技巧展开深入研究。为此，本章逐一对瑜伽呼吸法、瑜伽休息术、瑜伽洁净功、瑜伽的收束与契合进行深入研究，旨在促使其更好地服务于广大瑜伽爱好者。

第一节　瑜伽呼吸法

生命不外乎是连续的呼吸。虽然呼吸是人体最为关键的机能，但绝大多数人只知道与呼吸相关的一小部分内容。在没有食物的情况下，人类能够生存十几天；在没有水的情况下，人类能够生存几天；在没有呼吸的情况下，则情况十分堪忧。人们之所以能够存活，就是因为拥有呼吸，呼吸质量是决定人们生命质量的一项关键因素。在日常生活中，人们的呼吸往往是无意识的，在绝大部分时间中的呼吸均会被人们忽视。在年龄不断增长的情况下，人们的身心压力会不断增大，呼吸同样会越来越短浅，随之时间推移会慢慢使用肺的一小部分来呼吸，逐步丧失规律。这种过浅的呼吸使心肺受到压迫，造成精力的无端浪费，身体无法接受更多的能量，容易造成疲劳和压力。人的身体状况和我们的呼吸息息相关，呼吸的方式也可以反映出我们的情绪状况。

当我们情绪抑郁、沮丧时，呼吸紊乱没有规律，而在情绪紧张、愤怒、焦躁时，呼吸则变快变浅变混乱。经常无规律的呼吸，不仅损害我们的呼吸系统、神经系统，还会造成内分泌的紊乱，给身体带来巨大的伤害。深长的呼吸则对人的健康帮助很大。普通人每分钟呼吸 15～16 次，在练习瑜伽调息时，每分钟呼吸 5～6 次，印度的瑜伽大师可达到每分钟呼吸 1～2 次，甚至可以像海龟一样，微吸微呼，不消耗能量。对于瑜伽运动来说，通常认为呼吸数量是有限度的，呼吸缓慢深长的人能够长寿。

对于瑜伽练习来说，呼吸并非单纯的生理活动，而是吸收生命之气的过程。科学的呼吸方式能够向头部提供充足的血液与营养供给，当人们吸收充足的营养后，即可保证摄入的生命之气相对充足，由此能够及时控制意识。通过正确练习瑜伽的呼吸方法，可以净化呼吸系统、净化血液、排除身体毒素。如果呼吸方法不正确，会造成胸部、肩膀的肌肉紧张，脊椎僵硬，大脑供氧不足，出现头晕、头痛等现象，令身体机能受到损害。

一、呼吸运动的形成

在中枢神经系统发挥支配作用的基础上，大量与呼吸相关的部位协调活动，使胸腔大小发生变化而产生呼吸。当人体处于平静吸气状态时，在肋间外肌收缩和上提肋骨的共同作用下，会使得胸廓的前后径与横径有所增大。与此同时，膈肌会收缩、窟窿顶会下降、胸腔上下径会增大。因为胸腔各径和胸腔容积增大，同时胸内压降低，所以空气就会被顺利吸入肺中，从而完成吸气过程。在深吸气过程中，除肋间外肌外，斜方肌和胸小肌等与呼吸相关的肌肉同样会参与活动，由此促使胸廓进一步增大，从而顺利完成深吸气过程。呼气的动作是由吸气肌的舒张和胸廓本身的弹性而恢复到原来的位置。呼出肺内气体，深呼气时，肋间内肌和腹肌也收缩，使胸腔更为缩小。

二、瑜伽呼吸的作用

呼吸是为了运动的顺畅而存在，它还可以使大脑专注于当前的时刻，所以人的有意识、有规律的呼吸是身体姿势中必不可少的部分。在瑜伽练习的过程中，倘若学练者未能真正掌握呼吸方法，必然会对身体产生极大危害。建议瑜伽学练者选取和自身实际情况相适宜的呼吸方法，保证呼吸顺畅、身体舒展，促使身体维持自然、放松、舒适的状态。只立足于人体呼吸系统的角度来分析，瑜伽运动对练习者呼吸系统的作用反映在以下几个方面。

（一）改善呼吸方式

在瑜伽健身练习中，呼吸不是简单的生理活动，经常练习瑜伽可以大大增加人体呼吸的深度。一般情况下，由于人体呼吸肌力量较弱，呼吸常呈现出浅而快的形式，呼吸频率为 12～18 次/分钟，而瑜伽健身者通过锻炼，可以使呼吸的力量明显加强，并有效地增加肺的通气效率。所以说，瑜伽健身，使运动时的肺通气量大大增加，从而提高呼吸效率。

（二）增强呼吸肌的力量

采取正确的瑜伽呼吸的作用是能够大幅度增加呼吸肌力量。通常情况下，人体在呼吸时，呼吸深度和胸廓之间密切联系。由于呼吸肌发达，就会使胸围显著增加，呼吸有力，从而提高了呼吸功能。呼吸肌发达了，呼吸运动的幅度得到扩展，可以使胸围和呼吸差增大。据调查表明，正常成年人的呼吸差 5～8 厘米，而经常参加瑜伽锻炼的人，呼吸慢而深，呼吸差可达到 9～16 厘米。这样可使肺内容纳更多的空气，使活动时气体交换进行得更顺利而充分。长时间坚持进行瑜伽健身练习的人，可以预防或消除某些呼吸疾病。

（三）扩大肺活量

包括伸展体式和扩胸体式在内的很多瑜伽体式练习，不但能增加呼吸肌力量，而且能扩大练习者的胸廓。练习者认真完成这些瑜伽体式后，不仅有助于机体肺组织发育与肺部扩张，同时还能让人体肺活量得到大幅度增加。除此之外，瑜伽运动练习者可以定期完成一些深呼吸运动，如此有助于增加肺活量。众多实践表明，坚持参与体育锻炼的人，会比正常人的肺活量更高。瑜伽健身尤为重视呼吸方式，所以瑜伽运动对人体呼吸系统的积极作用十分明显。

（四）预防呼吸系统疾病

面对呼吸方面的疾病，药品所起到的只是暂时减轻症状的效果，却很难根治。而且长时间的药物治疗会使人产生严重的抵触情绪，更加不利于身体的恢复和健康。由此可知，长期参与瑜伽运动对部分呼吸道疾病具有治疗作用，特别是瑜伽疗法始终高度关注饮食的健康性，向瑜伽练习者提出摄入均衡营养、舍弃不良饮食习惯的要求，这能够有效防止食用不需要食物或不健康食物对呼吸系统产生消极作用。瑜伽运动的这些方式与习惯，能够有效预防与消除常见的呼吸疾病。

当然，瑜伽呼吸的作用并非仅限于对呼吸机能的提高和改善，良好的瑜伽练习能使人的整个生理系统都得到净化。在瑜伽理论中，呼吸不仅仅是一种身体行为，也是一个人体从宇宙中吸取生命之气的过程，而人的健康活力就是由身体中的生命之气所决定的。因此，人体进行充分呼吸可以使身体内生命之气增加，可以使身体内的组织、血脉、神经系统形成滋养，使人的精神活力得到大幅度提升。

有意识地延长吸气时间、屏气时间以及呼气时间就是瑜伽呼吸法。吸气是指接受宇宙能量的动作，屏气可以让宇宙能量活化，呼气可以让身体内部的废气和浊气排出体外，舍弃所有的思考和情感。对于瑜伽学练者来说，呼吸和调息之间存在许多差异。呼吸充当着重要基础，能够向顺畅调息做好充足准备，可以理解为是调息的一个组成部分。呼吸的主要作用是更加有效地利用和控制身体吸入的气体。因此，优秀的瑜伽修持者在练习过程中常常会有机结合瑜伽呼吸与调息，从而对吸收与释放生命之气发挥积极作用。

三、瑜伽呼吸技巧学练

呼吸的练习非常重要，它与瑜伽姿势一样是一个循序渐进的过程，开始练习的时间不宜太长，慢慢再增加时间，特别要量力而行，不要做得过头，这是所有呼吸法的重要法则，特别是不能光看书练，应该从经验丰富的瑜伽教师那里接受实际的指导。

在日常生活中会发现，精神烦恼状态下呼吸会表现出不规则特征，精神平静状态下呼吸会变得缓慢而流畅。与此同时，当呼吸混乱并出现不规则趋势时，精神同样难以安定；当呼吸逐渐平稳后，精神同样会慢慢平静。

（一）口呼吸

通过口部进行呼吸的方法，就是所谓的口呼吸。通过口呼吸，能够起到增强个体的肺活量，集中能量，刺激精神系统的作用。

1. 呼吸方法

(1)吸一口气，口充满气。

(2)仰头，屏气，低头，停住。

(3)抬头，松开拇指，用鼻孔呼气。

2. 呼吸要点

在刚开始练习时，练习者可以在吸气过程中用两手拇指按住鼻子两侧，从而对正确完成呼吸动作发挥积极作用。

（二）喉呼吸

在瑜伽呼吸观中，指出瑜伽练习者第二天需用喉呼吸。通常情况下，把喉呼吸每个周期划分成吸气、悬息、呼气、屏气四个阶段。练习者在吸气时，必须保证空气一直达到身体下半部分，随后逐步溢及锁骨；当练习者完成吸气阶段后，呼气还没有开始，呼吸呈现出暂停状态；呼气阶段是指气流由身体上半部分呼出，逐步排空身体下半部分；屏气阶段是指完成本次呼吸之后，下次吸气还没有开始。

就喉呼吸来说，往往是练习者在疲惫状态下采取的呼吸练习，不仅能使练习者的心灵与神经系统处于更加安静的状态，还能提高练习者的睡眠质量，也能有效预防高血压。

1. 呼吸方法

(1)采用坐姿，背部挺直，脊柱拉伸。放松身体，但不能过于懒散，目光焦点朝下或闭上眼睛。

(2)嘴巴闭合，注意力放在呼吸上来，用双鼻孔慢慢吸气，收缩喉头，关闭部分声门。做正确时，会听到像“萨”的声音，这是一种轻柔而响亮的体内共鸣，从喉部响至心脏处。

(3)嘴巴闭合，把注意力转移到喉部，用双鼻孔慢慢呼气，收缩喉头，关闭部分声门。做正确时，会听到像“哈”的声音，从心脏响至喉部。

2. 呼吸要点

呼气和吸气过程中，感觉气流轻轻地擦过喉管后部。

(三)锁骨呼吸

锁骨呼吸就是瑜伽修持者把所有注意力都投入到自己的锁骨部位，其不但能对肺部进行彻底净化与强化，而且对实现全肺呼吸具有积极作用。

1. 呼吸方法

(1)将两手放于锁骨两侧，放松，不要给身体施加任何压力。

(2)吸气，保持腹部和胸廓始终处于收缩状态，感觉两手被锁骨推起。

(3)呼气，让腹部和胸廓继续保持收缩，感觉两手和锁骨慢慢回落。

(4)吸气 4 拍，呼气 4 拍。

2. 呼吸要点

在呼吸过程中，感受锁骨的起落和胸腹的收缩。

(四)胸式呼吸

胸式呼吸又叫作“肋间肌呼吸”，是人体自然呼吸的常见方式之一。在参与瑜伽运动的过程中，所有瑜伽坐姿或仰卧放松功均能够完成胸式呼吸练习。胸式呼吸的作用是:第一,增加腹肌肌力;第二,镇静心脏;第三,对血液发挥净化作用。

1. 呼吸方法

(1)在体前躯干第十二肋两侧的位置放置两手,处于放松状态,保证身体不承受任何形式的压力。骨盆始终处于中立位。

(2)用较慢速度来收缩腹部和吸气,在腹腔壁内收的情况下,充分体会胸廓下部升高并朝两侧推出的过程。

(3)腹腔壁持续内收,呼气。

(4)在呼吸的全过程中,必须一直使腹部处于收缩状态,体会肋骨如同手风琴一样朝两侧扩展并收缩。

(5)吸气 4 拍,呼气 4 拍。

2. 呼吸要点

需要重点牢记的是,呼吸过程中一定要保证腹部没有发生扩张,要促使空气能够直接吸入胸部、喉咙、支气管。

(五)腹式呼吸

腹式呼吸也被称之为"横隔呼吸"。对于全部瑜伽呼吸技巧而言,腹式呼吸是安全性和实效性最高的呼吸练习。众多实践证明,腹式呼吸不仅能对练习者的呼吸系统、循环系统、压力系统起到调节作用,还能对腹部器官进行合理按摩,推动内脏腺体分泌激素的过程处于正常。由于腹式呼吸包含很多优点,所以逐步发展成为最适宜刚刚参与瑜伽运动的练习者来使用。

1. 呼吸方法

(1)两手放在脐部,不要给身体施加任何压力。吸气时,感觉气沉肺底,横膈下沉,这个下沉连带腹内脏器下沉。把空气直接吸向腹部,肋骨向外和向上扩张。

(2)呼气,横膈渐渐复位,小腹回落。要慢慢地、深深地呼吸,肋骨向下并向内收。体内空气将呼尽时,两手微向下施压。

(3)吸气四 4 拍,呼气 4 拍。

2. 呼吸要点

呼吸要彻底,呼气时要彻底、完全,将肺底残留的气体全部呼尽。

(六)风箱呼吸

空气进入鼻孔并排出肺部的呼吸方法就是风箱呼吸，这一呼吸方法可以应用在所有瑜伽坐姿的练习过程中。坚持不懈地采用风箱呼吸，不仅能对肝、脾、胰等机体内脏进行保养，还能使腹肌力量得以增加，对练习者的肺部和鼻窦进行全面清洁，使练习者消化系统与神经系统的功能得到强化。除此之外，增加内热、引燃内火、燃烧毒素、减轻体重同样是风箱呼吸对练习者的主要作用。

1. 呼吸方法

(1)先用拇指按住右鼻孔，左鼻孔用最急速的腹式呼吸呼吸 20 次。

(2)当进行到第 21 次呼吸时，左鼻孔用完全式瑜伽呼吸吸气，然后闭住双鼻孔。内悬息，做收颌收束和会阴收束。屏息 3～5 秒。

(3)缓缓解开所有收束，然后用喉呼吸的方式，用双鼻孔同时有控制地呼气。

(4)交换体位，用右鼻孔重复以上整个过程。

(5)双手以任何契合手势或采用轻安自在心式放在两膝上。

(6)用双鼻孔一起做 20 次节奏清晰、急速有力的腹式呼吸。

(7)再次进行到第 21 次呼吸时，双鼻孔以完全瑜伽呼吸吸气，然后闭住双鼻孔。内悬息，做收颌收束和会阴收束。屏息 3～5 秒。

(8)呼气，排出肺部气体。

2. 呼吸要点

练习者开始吸气时，双鼻孔需要选用喉呼吸方式，对呼气形成有效控制；完成呼吸过程后，需要循序渐进地揭开全部收束。风箱呼吸的全过程如同通过借助力来吸入空气与排出空气。

(七)黑蜂呼吸

瑜伽练习者在呼吸过程中，体会到上颚与头部正中存在一根空心管子，当鼻腔和这根管子出现共鸣之后，往往会发出相对平稳的黑蜂"嗡嗡"声音的呼吸方式，这就是黑蜂呼吸。一般来说，在冥想或入睡之前可以做黑蜂呼吸练习。黑蜂呼吸的作用是：可以向练习者大脑提供声波按摩，有效地解决练习者的失眠问题、焦虑问题以及精神层面的压力。

1. 呼吸方法

(1)把完全式瑜伽呼吸和喉呼吸以及吸气三者进行有机结合，从而发出打鼾声。

(2)首先进行呼气,然后在共鸣状态下发出相对平稳的嗡嗡声。

2. 呼吸要点

在呼吸的整个过程中,运动者必须保证鼻腔、上颚与头部"管子"处在共鸣的状态。

(八)净化呼吸

对瑜伽练习者体内废弃物实施净化,把练习者体内废弃物带走的最佳呼吸,就是净化呼吸。净化呼吸的作用是保证血液中含氧量充足,对呼吸系统形成净化作用与强化作用。

1. 呼吸方法

(1)采用站姿,双脚分开,与髋同宽。以完全瑜伽呼吸,用鼻子慢慢吸气。

(2)完全闭口,屏息 4 秒左右。

(3)用嘴呼气,将嘴唇压在牙齿上,留下一条小缝隙,使气体尽力通过狭窄的缝隙中呼出,直到彻底呼尽。

2. 呼吸要点

瑜伽练习者要想采取净化呼吸,一项基础性条件是没有造成肺部肌肉疲劳,瑜伽练习者需要充分结合自身能力来多次完成相关练习。

(九)清凉调息

就清凉调息而言,不仅能够推动生命之气在整个身体的各个角落都畅通无阻,也有助于肝脏活动、脾脏活动以及胆囊活动,还能强化练习者的消化水平和肌体能力,实现练习者解渴的目标,尽可能推动所有肌肉群处于放松状态,从而发挥全身清凉的积极作用,最终使练习者精神振奋、心态安定。

1. 呼吸方法

(1)采用坐姿,双手自然于两膝上。

(2)张嘴,舌头沿下唇向外伸出 1 寸左右,两侧向中间卷起,形成一管状。

(3)通过舌头管道缓慢而深长的吸气,发出"嗞嗞"声。感觉清凉的空气经过舌头沿气管往下送。

(4)收回舌头。闭上嘴巴，屏气4秒左右。

(5)鼻子用喉呼吸的方式慢慢呼气，发出拉风箱的声音。

2.呼吸要点

卷舌是清凉调息练习的一项基本要求。对于难以做到卷舌的练习者，应当把舌尖与嘴唇贴放在牙齿上，留下窄缝，从而便于瑜伽练习者能够全神贯注地投入其中。

(十)圣光调息

换句话说，圣光调息就是调息术，还是六种清洁系统中卡帕尔·巴悌的一种。圣光调息法的积极作用是：使练习者身体内部的毒素排除干净，进一步增强练习者的呼吸系统与神经系统，促使瑜伽练习者的血液更加干净，调和及刺激练习者的消化系统和淋巴系统，推动练习者思维的逻辑性更强，表现出奋发向上的精神状态，充分挖掘和展现瑜伽练习者的内在美。

1.呼吸方法

(1)采用坐姿，两手做任何契合手势或采用轻安自在心式放在两膝上。

(2)鼻子做腹式呼吸，慢慢、自然、自发地吸气。

(3)腹肌轻轻用力，然后突然向脊柱收缩，横膈向胸腔收缩，小腹内收上提，用鼻子被动呼气。连续呼吸20次左右。

(4)在进行最后一次呼气时，彻底呼出肺部的空气，外悬息做大收束法。

(5)解除大收束，慢慢吸气。

2.呼吸要点

在圣光调息的呼吸过程中，瑜伽练习者应当自始至终都处于放松状态，严禁做出过度用力的行为，千万不能因为呼吸造成身体震颤或面部扭曲。当瑜伽练习者感觉到轻度疲劳或眩晕时，必须马上停止练习。严禁采用圣光调息的人群分别是高血压者、低血压者、存在心脏疾患或肺部疾患的人。

(十一)晕眩调息

1.呼吸方法

晕眩调息的积极作用是：促使睡眠质量差的瑜伽练习者逐步进入安宁与放松的状态，入睡前完成晕眩调息对练习者身体健康具有重要的积极作用。在晕眩调息练习过程中，要选择相对舒适的坐姿，将两眼闭上；缓慢而深长吸气;悬息1～3秒,同时做收颔收束法,缓慢而彻底地呼气;吸气,抬头;重复做2～3次。

2.呼吸要点

(1)该练习比较极端,练习时要格外小心,不宜多做。

(2)不适合患有高血压、昏眩病的人练习。

(十二)经络调息

通常情况下,练习经络调息需要划分成三个阶段:第一个阶段往往不存在屏息,第二个阶段逐步添加内悬息,第三个阶段添加内悬息与外悬息。瑜伽练习者使用右手对鼻孔气流形成有效控制,最有效的手段是在前额正中间位置放置食指与中指,大拇指和无名指分别承担控制右鼻孔开合和左鼻孔开合的职能,呼吸就是交替地通过左右鼻孔。

1.呼吸方法

(1)用大拇指闭住右鼻孔,左鼻孔吸气,之后闭合左鼻孔,右鼻孔呼气,然后右鼻孔继续吸气,闭合右鼻孔,左鼻孔呼气,这便完成了一个回合。继续重复左鼻孔吸气,右鼻孔呼气,右鼻孔吸气,左鼻孔呼气。呼吸等长,尽量完成10～20个回合。

(2)与第一个阶段存在很多相似之处,区别是每次吸气后均需要增加悬息(屏息),同时悬息时间需要和吸气时间或呼气时间相同。左鼻孔吸气,悬息;右鼻孔呼气,右鼻孔吸气,悬息;左鼻孔呼气。尽量完成10～20个回合,但是不要勉强,如果感觉到憋气,便可以不再悬息,交替呼吸即可。

(3)与第二个阶段基本相同,只是在吸气和呼气后都要加入悬息,即左鼻孔吸气,悬息;右鼻孔呼气,悬息;右鼻孔吸气,悬息;左鼻孔呼气,悬息。吸气,内悬息,呼气,外悬息的时间都应相同,尝试完成10～20个回合。

2.呼吸要点

(1)患有心脏病或高血压的练习者严禁做悬息。

(2)正处在怀孕阶段的女性练习者严禁做悬息。

(3)患有低血压的练习者在呼气结束后严禁做悬息。

(十三)生命力呼吸

从瑜伽理论的立场来分析,右鼻孔和左鼻孔分别是太阳和月亮的鼻孔,右鼻孔吸气能够产生热能与激情,左鼻孔吸气能够产生寒冷和镇定。对于生命力呼吸而言，恰好是利用该理论来呼吸。就生命力呼吸来说，不仅能有效刺激人体交感神经，还能使身体产生热量，充分发挥平衡体温的功能，也能对瑜伽练习者的消化功能和新陈代谢产生改善作用与控制作用。

1. 呼吸方法

(1)闭住左鼻孔，用右鼻孔慢慢吸气。

(2)屏息，直至体表感到有压力。

(3)闭住右鼻孔，用左鼻孔慢慢呼气。注意呼气的时间要比吸气时间长。

2. 呼吸要点

除患有高血压、心脏病、肺病的练习者不可以屏息外，对于其他瑜伽练习者来说，对呼吸的掌握程度是练习者呼吸过程中有无必要实施屏息的重要根据。对于刚刚参与瑜伽运动的练习者来说，只能够重复5次，然后能够逐渐增加到7次。

(十四)瑜伽呼吸法

对于瑜伽呼吸法的训练者来说，第一步是逐步吸到腹部，腹部必须像吹气球那样鼓高，随后气体进入胸的下半部和上半部，接下来由胸部尽可能呼出全部气体，在腹部进行收缩，尽全力排出腹部全体气体就是有机结合腹式呼吸与胸式呼吸，如此能够有效调动所有的呼吸器官，新鲜空气会随之充满肺部，这才是科学的瑜伽呼吸法。坚持不懈地练习瑜伽呼吸法，不但对感冒和哮喘等疾病有预防作用与治疗作用，还能有效刺激呼吸系统。

(十五)交替呼吸法

按简易坐或莲花坐的坐姿坐好，右手轻轻握拳，伸出拇指、食指和中指。

(1)将并拢的食指和中指放于两眉之间的眉心，先用无名指按住左鼻孔，使空气从右鼻孔进入。

(2)用大拇指按住右鼻孔，屏息数十秒。

(3)松开无名指，使空气完全从左鼻孔呼出。

(4)从左鼻孔吸气、右鼻孔呼气重做这个练习。

(5)此姿势一般做30～50次。

交替呼吸法能够使心、肺、神经系统都得到有效锻炼，降低出现呼吸道疾病的概率，加快血液循环的速度，使皮肤血液供给得到大幅度改善，促使人感觉安静而自然，同时时刻保持清醒的头脑。

（十六）自然呼吸

当我们刚刚出生时，呼吸是流畅且不受抑制的。人们不需要有意识地呼吸，原因在于人们的身体可以无意识地自然呼吸。约翰·弗兰德作为阿努萨拉瑜伽的创立者，其将此类呼吸法称为“自然呼吸法”，同时将自然呼吸法的特征总结为以下3点。

(1)吸气时，骨盆底扩张、下降；呼气时，骨盆底收缩、上升。

(2)吸气时，锁骨上升；呼气时，锁骨下降。

(3)吸气时，上臂向外旋转；呼气时，上臂向内旋转。

认真观察婴儿就能够清晰了解整个呼吸过程，婴儿每次呼吸腹部都会出现起伏。婴儿似乎是在用整个身体完成呼吸过程，身体所有部分均会伴随着呼吸做扩张和收缩。当我们保持仰卧姿势时，不仅能看到自身的横膈膜式呼吸，同时也能看到自己的腹部会随着呼吸出现自然起伏。

自然呼吸法是能量在体内流动的最好表达。然而，如果精神或情绪受到创伤了，我们就会不由自主地抑制自然呼吸从而限制了能量的自然流动。例如，当人们出现沮丧情绪时，我们的生存本能往往会随之减少，胃部会转变成绷紧状态，受限制的横膈膜式呼吸法与集快和浅于一身的胸式呼吸法会随之出现，这对走向公交车前面的行人来说是有好处的，但如果长时间处在这种会引发“战或逃”反应的环境中，往往会逐步形成长期受限呼吸习惯。随着生活节奏不断加快，人们的情感压力持续增加，这使得人们逐渐丧失完全呼吸的习惯，往往习惯仅用呼吸量的一小部分，因而自然呼吸对恢复人们健康的呼吸习惯具有积极作用。

不受限呼吸能引起腹部的自然起伏，这是因为横膈膜（负责呼吸活动的主要肌肉）的移动造成的。我们的躯干中包括胸腔和腹腔，在胸腔的底部有一块肌肉膜叫横膈膜，它将胸腔和腹腔完全分隔。就像沿着胸腔的底部伸展的一块鼓面一样，横膈膜的轮廓与胸腔底部的轮廓基本一致，它连接着胸骨的底部，沿着肋骨的最底线回到腰椎，经由腱组织相连。横膈膜的“鼓面”上有3个开口，以便血液流动、养分输送。心脏位于横膈膜的上方，消化器官位于它的下方，肺的下缘接触着横膈膜的上表面。

在横膈膜大幅度移动的情况下，往往会引发胸腔容量的巨大改变。此外，胸廓与上胸腔的肌肉同样会对胸腔容量产生重要影响，但比横膈膜的改变幅度小。

当人们处在自然吸气状态时，横膈膜会逐渐下降，胸腔容积会逐渐增加，进而成功把空气吸进肺中。因为横膈膜成功挤占了腹部器官原有的位置，所以腹部必然会随之扩大，当身体处于呼气状态时又会随之复原。要想清晰认识横膈膜的工作原理，可以在腹部的肋骨与肚脐之间放置一小袋大米或豆子。当处于吸气状态时，认真观察横膈膜承载袋子额外重量后的工作状态；当处于呼气状态时，促使腹部在承载袋子重量的情况下慢慢收回，进一步增加对自然呼吸的意识，严禁想办法对呼吸进行操作或控制，尽可能让自己处于放松状态。

（十七）横膈膜呼吸法

在练习瑜伽的过程中，专门使用横膈膜的呼吸方法就叫横膈膜呼吸法。以下练习就是横膈膜呼吸的形式，从而在根本上解决扰乱自然呼吸的部分问题。

开始练习时仰卧在毯子上。将 3 块毯子折成宽度比肩稍窄、长度略长于肚脐到头顶的距离的长方形。将 2 块毯子堆叠在一起，第 3 条毯子横着放在它们的一头。坐在毯子前面的地板上，躺下，将头枕在第 3 块毯子上，这样头部就略微抬高了。采用这种姿势，就能够比较容易地完成下腹部/腹式呼吸、腹部/胸式呼吸、上胸部/肩式呼吸，具体如下。

(1)下腹部/腹式呼吸。将双手放在下腹部肚脐正上方的位置，双手中指尖互相触碰，这样当你的腹部升起时，你的指尖就稍微分离。让吸进来的空气充盈整个下腹部和两侧，这样腹部会得到全方位的扩展。当你呼气时，下腹部收缩，指尖复位了。多做几次练习。

(2)腹部/胸式呼吸。将手放在胸廓的侧面，轻压肋骨。吸气时，除了下腹部升高了，胸廓也要向两侧扩展，这样就为呼吸创造出了更大的空间。注意观察你的胸廓扩展是如何使你的双手慢慢相互分离开的。多做几次练习。

(3)上胸部/肩式呼吸。将手放在上胸部，食指放在锁骨上。吸气时，上胸部充气并抬升。你会注意到即使你非常努力的呼吸，这个部位的活动也是很细微的。

（十八）完全式呼吸

对于完全式呼吸，建议练习者采用坐姿或仰卧的姿势完成练习。把腹式呼吸与胸式呼吸进行有机结合就是完全式呼吸。衔接腹式呼吸和胸式呼吸一定要顺畅而自然，如同一个渐进的波浪从身体中滑过。用较慢的速度吸气，首先鼓起小腹部，当气体充满小腹部之后，继续吸气促使整个胸廓都膨胀起来，略微提起肩部，如同潮水缓慢的上涨。在此之后，逐步呼气，先使双肩往下沉，用较慢速度把胸廓气体呼出，然后促使小腹逐渐收缩，把腹部气体挤压出去，如同潮水渐渐回落。练习者练习完全式呼吸的基本条件是：

真正掌握腹式呼吸和胸式呼吸。如果瑜伽练习者刚刚练习完全式呼吸，难免会出现头晕等现象，调整成自然呼吸就可以恢复正常。

完全式呼吸的优点是气量属于腹式呼吸与胸式呼吸的叠加，因为采用完全式呼吸的血氧含量会有所增加，所以人体的血液能够获得有效净化，呼吸系统会更加强壮，注意力集中时间会有所增长，神经系统能保持镇静状态，心跳会逐步减缓，练习者的身体和心理会处于瓶颈状态，内心会变得更加警醒。

在瑜伽练习过程中，最难掌握的就是瑜伽的呼吸了，通常很难在一开始就把呼吸做得很好。其实呼吸本身就是人的本能，如果你试图去改变它，总会无功而返，不如去寻找呼吸的规律，在规律的基础上再来为我所用，这样就达到了呼吸随心所欲的地步。

当开始练习呼吸时，要做好准备工作，选择安静的场所，关掉电话，以免被突然打扰；选择宽松的服装，女性最好没有内衣的束缚；选择通风的环境，但是不要被空调或风扇直吹，呼吸练习时身体最敏感，小心着凉；练习时最好空腹，没有胃肠的压力，身体的感觉最明显，永远不要强迫自已来呼吸，在练习中如果感觉到头晕不适，都要停下来放松就行。当这一切都准备好，就可安心地来做呼吸了。

建议初级瑜伽练习者尽可能采用仰卧姿势，这样身体压力会处在最小的状态，呼吸带给人的感受最为显著；对于具备一定瑜伽基础的练习者，可以采用盘坐姿势，这样对练习者身体提出的要求更高。平静的坐好或躺好，将全身逐步放松下来，感受全身的肌肉、关节以及骨骼都逐步调整到放松状态，随后把注意力投入在呼吸上，仅仅观察呼吸、感受呼吸的存在，不要想方设法改变呼吸；体会呼吸经过身体哪些部位，有哪些身体部位会随之改变或移动，感受这些身体部位的存在。在吸气和呼气的时候，感觉呼吸在身体的哪些部位进行得更充分，在胸部还是腹部，在肚脐的上部还是肚脐的下部，在身体的前侧还是身体的后侧，偏向身体的左侧还是身体的右侧，呼吸是急促的还是缓慢的，呼吸得深还是浅，比较每一个呼吸是否相同，是否连贯，体会呼吸的流动，直到逐渐熟悉呼吸为止。

在呼气过程与吸气过程中，把呼气时间与吸气时间做比较，分析吸气时间和呼气时间的具体长度，尝试对呼气进行略微控制，努力将呼气时间延长到吸气时间的两倍。如果吸气时练习者可以从 1 数到 3，那么呼气时试着从 1 数到 5 或者 6，体会呼吸的管道慢慢变细，试着把气息拉长，让它一点一点地从管道中流出，而不是一泻而下。

当顺利完成这一步后，就算完成了呼吸控制法的第一步，尝试在这种呼吸频率中保持一段时间，尽可能对这种呼吸进行适应，逐步感受吸气与呼气的尽头有没有存在微小停顿，充分体会这个停顿的存在。具体来说，就是当吸气腹部鼓起时，不要着急马上呼气，而当是先放松腹部的肌肉，然后再呼气，而呼气腹部凹陷时，也不要着急马上吸气，先松开腹部的肌肉，然后再吸气。这样，随着腹部肌肉的放松，在吸气和呼气的尽头都会有一个小小的停顿，这个停顿，就是呼吸控制法的第二步。

在身体彻底适应呼吸中间的停顿时，用较慢速度呼吸同样能够发生变化。当停顿变成瑜伽练习者的习惯后，同时停顿时间能够略微延长，吸气结束后不需要马上呼气，而是略微停顿一会再呼气，同样完成呼气后不要马上吸气，而是略微停顿一会再吸气，练习者感觉身体需要吸气时再吸气，身体需要呼气时再呼气，当不要吸气或呼气时，允许练习者身体处于停顿状态，这种停顿状态就是屏息。这种停顿仅仅是身体的自然表现，瑜伽练习者不会感觉到不舒服，这时就完成了呼吸控制法的第三步。

掌握了呼吸控制法，即可体会每一次呼吸是否相同，每一次呼吸的感觉是顺畅的还是憋气的，是轻缓的还是沉重的，是温暖的还是清凉的，是潮湿的还是干燥的；感受呼吸给身体带来的变化，呼吸给情绪带来的变化，内心是否感到愉快、舒适、充满活力，身体是否变得轻盈，呼吸是否更加轻松；在呼吸的时候，感受一下是否有一种特殊的色彩、形象或者情绪进入我们的脑海中，感受一下它们的存在，不要试图去改变呼吸，只是逐步地观察呼吸、了解呼吸。

呼吸作为人体的通道，紧密联系了我们每个人的外在与内在。如果瑜伽练习者能够把体式练习与呼吸联系在一起，练习者全身均能具备一种沉着力量，同样会由此获得平和的态度与内心的释放。

四、瑜伽呼吸学练的注意事项

瑜伽呼吸与正常呼吸存在很大差异，瑜伽呼吸属于一种修持行为，所以存在很多注意事项，初学者在瑜伽呼吸技巧学练过程中应当重点关注以下几项内容。

(1)进食后和饥饿时不建议进行瑜伽呼吸练习。

(2)尽量穿着宽松的衣服练习，如果周边的练习环境允许，最好不要穿着内衣。

(3)尽量选择安静的场所，关掉电话，以免被突然打扰。

(4)最好在空气流通的自然环境中进行呼吸练习，练习过程中不要吹空调。

五、瑜伽呼吸与一般呼吸的区别

一般情况下，人们的呼吸方式都是比较浅而短的呼吸方式，同时往往采用胸式呼吸。然而，瑜伽的呼吸方式往往是比较深沉的呼吸方式，具体来说就是腹式呼吸。瑜伽呼吸和一般呼吸的区别如下。

胸式呼吸吸气时，气体会进入胸腔，使横膈膜不得不朝上推挤肺部，由于肺容量比较有限，所以均会通过肺的上半部来呼吸，所以无法吸入更多氧气，进而对带氧量产生一定作用。腹式呼吸是吸气时肋骨朝外侧扩张，横膈膜向下降，肺容量有所增加，可以吸入的氧气更多。由于气深且长，同时气体朝下腹比较集中，背部和上半身能够延展的时间与空间更多，所以腹式呼吸具备的弹性更加明显。当练习者呼气时，腹部应当努力收缩，进而拉近和脊柱的距离，这样能够有效按摩练习者的腹内脏，进一步强化内脏与身体器官的功能，促使身体维持健康状态。

第二节　瑜伽休息术

一、瑜伽休息术的作用

瑜伽休息术即“瑜伽睡眠”或“心灵的睡眠”，但它与我们的日常睡眠不同，是瑜伽冥想方式的特殊形式。有助于练习者恢复肌体和精神，缓解失眠、心脏病、高(低)血压和呼吸系统疾病的功效。

瑜伽学练实践表明，对于过于疲惫和缺乏睡眠的人，10 分钟左右的瑜伽休息术的练习就可以恢复精力。

二、瑜伽休息术的训练方式和阶段

(一)两种方式

(1)由练习者本人在心中自我诱导。

(2)在教练的带领下进行。

通常只有系统练习过一段时间瑜伽的学员才可能进行自我练习，大多数学员还需要教练的帮助。

（二）三个阶段

（1）深睡状态。

（2）睡眠状态，思想是清醒的。

（3）身体和思维处于休息状态，身体与感觉彻底被思想控制。

三、瑜伽休息术的体式

（一）仰卧式

仰卧式属于最行之有效的瑜伽休息体式，能够改善练习者的睡眠状态；推动呼吸处于缓慢而顺畅的状态，能够使练习者的失眠、神经衰弱、身体机能紊乱等问题得到有效治疗；对高血压、心脏病以及癌症的发生时间和恶化时间产生延缓作用；能够让练习者的神经和心灵逐步过渡到安静状态。

准备：采取仰卧姿势，将头饰都解开；下巴略微收起，颈项后侧拉伸并拉近与地面的距离；紧闭双目，使整个身体处于放松状态，使呼吸维持平静而自然的状态。

手位：手臂放在身体两侧斜向下，掌心朝上。

体位：腰骶展开，臀部稍向外移动；大腿、膝盖和双脚都微微地外翻，自然地让全身下沉。

（二）俯卧式

俯卧式作为一种瑜伽休息术体式，不仅能向人传递全面休息的感受，还能治疗落枕、消除颈部僵硬耿直具有积极作用，也能有效治疗腰椎疾患并预防各种不良体态，同时还可以增加人们的安全感。

准备：俯卧地面，头部轻轻偏向侧面，轻轻地依靠手臂的侧面；呼吸的时候腹部和地面有轻轻挤压的感觉。

手位：手臂向上伸出去。

体位：整个躯干放松，双脚并拢，脚尖不动，脚跟外翻，小腿外侧下沉或双脚分开，脚跟朝内，脚尖朝外，大腿内膝盖内侧和小腿内侧下沉。

（三）婴儿式

简单来说，婴儿式就是模仿胎儿在子宫中姿势的一种瑜伽休息术体式，该体式不仅能有效放松练习者的整个脊柱和腰部，同时能使其神经系统处于安静状态。

准备：跪在地面，身体前倾，把额头放在地面上。

手位：双臂放在身体两侧臀部向后坐在脚跟，手臂体侧下沉，手背触底。

体位：倘若臀部接触脚跟的难度很大，或者身体前倾感比较严重，建议练习者手臂朝前方伸出去下沉；倘若练习者头部难以和地面接触或患有眼部疾病，则建议其双手握拳，一个拳头置于另一个拳头上，额头置于两个拳头上。

四、瑜伽休息术的方法

（一）休息程序

对于瑜伽运动来说，其休息术属于一种有觉知的睡眠状态，是介于睡眠与醒觉之间的中间状态。从本质来说，瑜伽休息术和常见睡眠存在巨大差异，练习过程中练习者应当对其实施有意识的控制，同时从意识中清醒。

通常情况下，完整瑜伽休息术练习的组成部分如下。

（1）感觉身体的位置并放松。

（2）感觉呼吸。

（3）感觉身体的每个部分都在放松，从脚向头移动。

（4）感觉脉搏、血液循环和能量的流动。

（5）通过积极的精神暗示来控制思维的波动，增加积极的潜能。

（6）感觉身体中宇宙的本质和宇宙的意识。

如果练习者练习休息术的时间较短，则睡着的可能性极大，即会进入常见睡眠的状态。如果当练习者练习休息术的时间较长后，会逐步进入瑜伽睡眠状态，整个状态中练习者身体会彻底放松，但思想是十分清醒的。

（二）三线放松法

三线放松法是比较常见的休息术练习，练习过程中所有线均需要由慢向稍快引导，放松次数应当达到3次，允许有两个多小时的持续时间。瑜伽休息术的三线具体如下。

（1）第一线：两手指—两手—两前臂—两上臂—两肩—颈部两侧—头部两侧。

（2）第二线：两脚趾—两足背—两小腿前—两大腿前—腹部—胸部—颈部—面部—头顶。

（3）第三线：足底—足跟—两小腿后部—两大腿后部—双臀部—腰部—背部—颈项—头后部。

五、瑜伽休息术学练的注意事项

练习者刚开始练习瑜伽休息术时，想要放松的想法基本很难实现，同时会因为放松过度随之进入睡眠状态，这对于初学者都是十分常见的。就瑜伽休息术的学练过程来说，练习者需要注意以下 4 方面的内容。

(1)光线要柔和，严禁光线过强。

(2)环境要安静，以免被突然的声响打扰。

(3)避免直接吹风，夏季练习时关闭空调及风扇。

(4)避免室温偏低，必要时应盖好毯子。

第三节 瑜伽洁净功

一、瑜伽洁净功法构成

对于瑜伽运动的学练过程来说，对体内毒素和潜意识负能量进行清除有助于练习者尽快达到瑜伽学练效果。此类有益练习往往合称为“六业”(Shatkarma)，功法包括涅悌法(Neti)、道悌法(Dhauti)、瑙力法(Nauli)、巴斯悌法(Basti)、卡帕尔・巴悌法(Kapal Bhati)、特拉他卡法(Trataka)。

二、瑜伽洁净功法学练

(一)涅悌法

涅悌法不仅对鼻腔有清洁作用，也对流行感冒有预防作用，还对鼻炎与鼻窦炎有十分明显的治疗作用。

1.洁净方法

(1)在一瓶已经准备好的生理盐水或矿泉水中添加一茶匙食用盐并充分搅拌，以备接下来使用。

(2)对两手进行彻底清洁，保证两个鼻孔中的鼻涕完全排出，同时对鼻孔做彻底清洁。

(3)左手手心凹起，倒入适量盐水。

(4)右手指闭住右鼻孔,左鼻孔放入手心内的盐水中,轻吸入盐水至鼻窦。

(5)停止吸水,屏气,抬头,水会从鼻孔流入嘴里。

(6)吐出嘴里的盐水,交换至另一侧练习。

2.学练要点

吸水切勿过急,完成吸水过程后的屏气动作和抬头动作应当缓慢。

(二)商卡肠道清洁法

对于道悌法来说,商卡肠道清洁法是其中的一种方法。商卡肠道清洁法对肥胖、便秘、胃胀气的人有明显效果。

1.洁净方法

(1)准备1 000毫升的纯净水、1 000毫升的生理盐水、一粒成人量复合维生素、3茶匙蜂蜜。

(2)早晨不摄入任何食物,完成较短时间的热身运动后,用最快速度喝下纯净水。

(3)快速做如下瑜伽体位练习:摩天式(绕场2分钟,做6次)、风吹树式(做6次)、腰旋转式(做6次)、眼镜蛇扭动式(做6次)、腹部按摩功(做6次)、鸭行式(绕场2分钟)。

(4)用最快速度将生理盐水喝下,然后重复练习1次以上的瑜伽体位。

(5)在纯净水中添加蜂蜜,和复合维生素一起喝下,然后重复练习1次以上的瑜伽体位。

(6)做仰卧放松运动,运动时间大约是20分钟。

2.学练要点

(1)患有胃溃疡和十二指肠溃疡的患者严禁做商卡肠道清洁法练习。

(2)练习者完成商卡肠道清洁法练习没有超过1小时的情况下,严禁摄入食物。

(三)瓦尼萨尔·道悌

对于道悌法来说,瓦尼萨尔·道悌也是其中的一种方法。瓦尼萨尔·道悌也叫清火功。瓦尼萨尔·道悌不但对不同类型的胃部疾病和腹部器官疾病有防治作用,而且对练习者清肠火和增加食欲有积极作用。

1. 洁净方法

(1)采取雷电坐姿坐好，在保证两大脚趾接触的基础上，努力使两个膝盖分开。

(2)身体微微朝前方倾斜，使背部处于挺直状态，使两肘处于伸直状态，张开嘴巴，努力使舌头朝下侧和外侧伸出。

(3)通过嘴巴完成浅而快的腹式呼吸，腹式呼吸应达到30次。

2. 学练要点

高血压、心脏病、胃及十二指肠溃疡患者禁止做该练习；女性生理期、进食后3小时以内禁止做该练习。

(四)特拉他卡法

特拉他卡法的梵文意思为“中心的视觉”“凝视”。特拉他卡法的积极作用是：保养眼睛、提高视力，对练习者注意力、记忆力以及意志力的提升发挥积极作用，使练习者焦虑情绪、抑郁情绪以及紧张情绪得到有效缓解。

1. 洁净方法

(1)随意挑选一种瑜伽坐姿坐好。

(2)点燃一支蜡烛，放于体前约半米远，烛火与眼齐高。

(3)闭上眼睛，调整呼吸和心情，安静后睁眼凝视烛心。

(4)当练习者眼睛出现疲劳感或有泪水涌出时，将两眼闭上，将注意力集中在心灵屏幕上的烛火上。

(5)当心灵屏幕上的烛火消失不见以后，睁开两眼，将注意力集中在面前的烛火上。

(6)对洁净方法进行重复练习，练习时间大约是15分钟。

2. 学练要点

避免两眼过度疲劳。

三、瑜伽洁净功法学练的注意事项

对于瑜伽洁净功法来说，很多学练者会觉得艰涩而危险，练习者进行练习时必须有专业的瑜伽教师或指导员指导，瑜伽练习者尽可能不要擅自练习。

第四节　瑜伽的收束与契合

一、瑜伽的收束

对于瑜伽术而言，收束法属于封锁法之一，由梵文翻译过来就是“锁”。“锁”的具体作用是：将普拉那限制在身体的部分部位中，彻底密封通过调息取得生命之气，由此产生特定能量流动通路或由此产生某种力量，从而让练习者对产生的力量进行运用与疏导，向身体关键器官提供养分，有效增加练习者的体能与活力，对练习者身体恢复活力和大脑恢复活力发挥积极作用，最终顺利实现目标。瑜伽运动收束的学练方法包括以下几种。

（一）收腹收束法与横膈锁

在瑜伽运动的收束学练过程中，常见练习方式分别是收腹收束法和横膈锁练习。因为这两种练习方式的实际效果比较理想，所以获得瑜伽专业人士与业余人士的大力推崇。

收腹收束法与横膈锁练习的健身作用主要反映在以下几个方面：第一，可以有效按摩处在胸腹腔内的脏器；第二，有助于练习者肠道蠕动，可以对便秘和不同类型的肠道疾病起到预防作用与缓解作用，由此实现改善消化不良等不健康病症的目标；第三，可以治疗与缓解和肝、脾、胰、肾等全部腹内脏器及腺体存在关联的疾病；然后，可以有效调整肾上腺，大幅度提高身体的消毒速度；第四，能够从根本上推动太阳神经丛。需要着重说明的是，收腹收束法与横膈锁不仅能防止腰腹部堆积脂肪，有助于练习者逐步具备身材美。

1.收束方法

（1）准备动作为山立功站姿。两脚分开，略比肩宽；从腰部向前放松弯曲的身体，双膝微微弯曲；双手指尖向内相对并支撑于膝部，可稍弯双肘用双臂支撑上半身，尽量放松胸腹。

（2）使用完全呼吸调整的方式，吸满气后彻底呼气，尽量将肺腔内的空气呼尽，感觉肚脐贴向脊柱。停止呼气后，鼻孔再短促喷气几次，使双肺中不存积气。

（3）外悬息，做胸式模拟呼吸的吸气动作，感觉要将所有内脏从口中吐出。

(4)腹肌内收上提,保持姿势 2 秒。

(5)将腹肌有控制地用力向下向外推放,然后腹部复原。收功或持续外悬息,重复 3～5 次。

(6)慢慢站直,用鼻孔做有控制的完全瑜伽吸气。稍休息后,重复 3 次。

2.收束要点

(1)对于患有胃溃疡、肠溃疡、十二指肠溃疡、慢性阑尾炎等严重腹部疾病的练习者,应当避免做收腹收束法与横膈锁练习。

(2)如果孕妇、高血压患者、低血压患者、心脏病患者、处于生理期的女性饭后时间没有超过 3 小时,则不可以参加该项练习。

(3)练习者完成该项练习之后,不可以快速起身并吸气。

(二)收颌收束法与颈锁

收颔收束法与颈锁和收腹收束法与横膈锁之间存在相似点,其同样是瑜伽练习的一项有效手段,不同之处是获得锻炼的身体部位。一般情况下,收颔收束法会充当一种单独教学或单独练习在冥想开始之前完成。完成调息与其他收束契合功法时往往会结合颈锁完成整个练习过程。站在整体角度来分析,该部位的收束法不仅对减慢心跳、按摩甲状腺、按摩甲状旁腺有积极作用,也对缓解身心压力有积极作用,还能让练习者心理逐步过渡到安宁的状态,有助于练习者控制体重。

1.收束方法

(1)采用全莲花坐、至善坐或其他任何一种瑜伽坐姿。

(2)双手采用轻安自在心式放在双膝上,双眼闭合或 90%闭合。

(3)采用完全瑜伽呼吸,吸/呼足气后做内悬息或外悬息。

(4)挺直双肘,双手将双膝紧压在地面上,在双肩稍向前向上耸起,同时头部前弯,下巴紧贴锁骨。保持姿势直至不能舒适地悬息为止。

(5)放松双手、双肩和双臂,慢慢抬头。头伸直时,再次呼/吸气(外悬息之后开始练习的学员慢慢吸气;内悬息之后开始练习的学员慢慢呼气)。

2.收束要点

(1)对于患有颅内压过高、血压过高、血脂过高、耳压过高、眼压过高的患者以及心脏病患者,应当拒绝参与收颔收束法与颈锁练习。

(2)在完成整个练习之后,不可以急切地改变结束动作,首先是促使头部位置得以舒缓恢复，当锁被打开之后才可以用较慢速度呼吸。

（三）会阴收束法

会阴收束法是最关键、最有效的一项收束法。会阴收束法不但能有效刺激与推动中枢神经以及交感神经，还能让下行阿帕那气转变成向上运行，不仅对便秘和痔疮有预防作用与治疗作用，还能让生殖腺体再次获得活力，使练习者的性欲得到引导或控制。通常情况下，会阴收束法主要包括以下两种。

1.强式会阴收束法

(1)会阴收束法主要涉及身体因素和心理因素。但生殖器官和肛门之间的区域就是会阴部位，关键是要施加很大的身体压力并进行收缩。

(2)开始：按至善坐打坐，一定要让你的脚跟紧紧顶住会阴。

(3)闭上两眼，放松。保持背部伸直。

(4)悬息，用力收缩会阴。

(5)同时，试图观想脊根气轮收缩的“触发点”。

(6)尽全力增加维持收缩的时间，保持放松状态，同时恢复呼吸。

(7)完成强式会阴收束法的整个回合以后，只要存在适宜的机会，就应当尽可能增加次数。

2.微妙式会阴收束法

(1)当练习者采用微妙式会阴收束法时，可以选择更加舒适的仰卧放松功姿势和坐着的瑜伽姿势来完成。

(2)需要注意的是，只有练习者可以准确感觉到脊根气轮“触发点”位置时，方可更加高效地完成微妙式会阴收束法，如此方可让练习者将注意力集中于该点，随后在该状态下方可完成微妙的肌肉收缩动作。众多实践表明，微秒式会阴收缩法的效果十分理想。

(3)练习者在采取微妙式会阴收束法时，可以有机结合收颌收束法以及其他契合法或收束法，同时也能够单独练习。

3.收束要点

(1)在绝大多数情况下，会阴收束法会和提肛契合法一起完成。

(2)女性在生理期不要做会阴收束法练习。

（四）大收束法

大收束法包括几种不同做法，这里主要介绍两种。

第一种做法：

(1)选择一种舒服的瑜伽姿势坐着，尽可能采用至善坐或莲花坐。

(2)紧闭双目，放松休息。

(3)尽可能深地吸气，随后完成收颌收束法。

(4)在悬息做收颌收束法的同时，意守眉心轮，或意守中经——任意选择。甚至还可以像一些瑜伽师那样选择意守特定气轮的做法。一般情况下，练习者会按照先后顺序意守脊根气轮、脐轮、喉轮。

(5)倘若练习者在冥想中意守这三个气轮，每个气轮意守时间维持几秒钟，随后意守随后的气轮。瑜伽练习者意守喉轮之后，再次由脊根气轮开始。练习者可以悬息多少时间，同样应当坚持意守气轮多少时间。

(6)然后放松收颌收束法。

(7)用较慢速度呼气。这里1个回合。

(8)反复做这个练习，至少要完成10个回合。

(9)严禁因为用太大劲而出现劳累感。

第二种做法：

(1)采取第一种做法的姿势打坐。

(2)放松，闭上双眼。

(3)深深吸气。

(4)尽可能深地呼气，悬息。

(5)做收颌、收腹和会阴三种收束法。

(6)以不觉得费劲为限，尽可能增加悬息的时间，即坚持完成这三种收束法的具体时间。

(7)在悬息以及完成收颌收束法、收腹收束法以及会阴收束法的同时，意守大收束法第一种做法中所涉及的气轮，意守的方法与程序和第一种做法一样。

(8)倘若练习者难以继续悬息时，放松会阴收束法、收腹收束法和收颌收束法(按此顺序)，慢慢吸气(这是1个回合)。

(9)练习者所做回合不应超过10个。

大收束法的益处是能够有效推动练习者进入适合完成瑜伽冥想的状态。完成大收束法需要注意的事项是：练习者练习大收束法的条件是熟练掌握相关的三个练习；认真了解收腹收束法、收颌收束法以及会阴收束法的注意事项；无论处于哪种情况下，均不可以因过度用力而出现劳累感。大收束法的要点是严禁进行过度悬息，原因在于过度悬息会让练习者肺部出现过度疲劳。

二、瑜伽的契合

瑜伽契合法又叫“象征式”或“程式法”。特定的瑜伽姿势、调息术、收束法、部分集中注意力的方法共同组合构成瑜伽契合法。除此之外，部分能够引领能量流动的瑜伽体位以及冥想练习同样被归到瑜伽契合法中。常见的瑜伽契合法包括以下几种。

(一)手指契合法

手指契合也被称之为“手的幕达”。手指契合法属于一种能够引导身体能量流动的练习，同时可以进一步改善冥想姿势练习，推动练习者心灵更加内向与稳定。在瑜伽学练过程中，手/手指、手势/手印均具备特殊含义，具体见表 4-1。

表 4-1　瑜伽手指与手势的含义

手/手指	含义	手势/手印	含义
左手	开始、女性	拇指指尖和食指指尖相对，掌心向上	我融入智慧
右手	完成、男性	拇指指尖和食指指尖相对，掌心向下	智慧笼罩我
拇指	自我，代表神	拇指同无名指指尖相触，掌心向下	好运伴我
食指	智慧，代表自我	拇指同无名指指腹相触，掌心向下	悲伤
中指	控制情绪、耐性		
无名指	完成		
小指	结合、联系		

对于任何一个瑜伽动作来说，均具备内在含义。因此，练习者在瑜伽运动学练过程中，应当高度重视手势的运用，不同手势往往象征着不同释义。瑜伽契合手势往往包含以下几种。

1.双手合十

双手合十也被称之为“佛慕达”“思考的手势”“钵印”等，双手掌心相对象征着平衡、调和、完美、有始有终，翻译过来就是真诚祝福、万事顺遂。练习者在做双手合十手势时，往往会说一句“南无思代(NAHASTE)”(梵文意为对对方由衷的尊敬)；双手掌心向上，拇指在上相互交叠，其余手指在下相互交叠，男性右指在上，女性左指在上。

2.韦史努手势

拇指、无名指和小手指伸直，食指和中指折起。

3.楼德罗手势

拇指、食指和中指伸直，无名指和小指折起。

（二）胎息契合

胎息契合姿势对于瑜伽练习者具有特殊意义，常见功能是可以将封人体九窍中的八个封住，将向外的孔窍只留梵穴轮，从而充分发挥最小化人体感观的功能。通过以上动作，能够促使练习者反观内视、形成制感、缓解紧张、推动练习者心灵逐步恢复平静。

1.契合方法

（1）采用释达斯瓦鲁普坐姿（左脚跟抵肛门，右脚跟抵会阴），也可用其他瑜伽坐姿先予以代替。

（2）以完全瑜伽呼吸吸气，内悬息。

（3）拇指抵住耳廓内凸起部位，向内推，封闭听觉；食指放在两上眼睑上，向外侧拉，封闭视觉；中指抵在两鼻孔上，向内推，封闭嗅觉；两无名指放在上唇两旁，两小指放在下唇两旁，向两侧拉，封闭嘴巴。

（4）练习者在保证姿势恰当的情况下，维持悬息，当悬息马上要达到极限时仅仅把鼻孔打开，用较短速度充分地呼气。

（5）在其他手指不动的情况下，选择完全瑜伽呼吸/吸气，随后通过中指把两鼻孔封闭住。

2.契合要点

首先练习安放手位，练习过程中保证舒缓与扎实，练习开始时必须维持好速度，同时严禁过快。

（三）乌鸦契合

在印度，乌鸦一直被人们视为神的使者，所以乌鸦在印度的“地位”极高，很多印度人均能够模仿乌鸦形态。印度作为瑜伽运动的起源地，所以瑜伽运动中难免有和乌鸦有关的内容。乌鸦契合不仅对疾病有预防作用和消除作用，还能对消化液分泌形成刺激作用，也能促使神经系统更加镇静，对体温形成有效控制。

1.契合方法

(1)采用任何瑜伽坐姿或山立功开始。

(2)收缩双唇,聚拢成一个狭窄的圆形小孔。

(3)通过双唇聚拢成的小孔做完全瑜伽呼吸,感觉空气进入身体,身体各部位有清凉之感。

(4)闭合双唇,用鼻子缓缓地、彻底地呼气。

2.契合要点

在练习乌鸦契合过程中,应当让嘴和鼻子负责吸气和呼气。

(四)舌抵后腭契合

舌抵后腭契合不但能连通练习者身体内部的很多经脉,而且能有效刺激上颚后腔的很多腺体,由此实现镇定身心、引导生命之气在身体内部快速流通的目标,有效强化瑜伽练习的实效性。

1.契合方法

(1)采用任何一种瑜伽坐姿开始。

(2)嘴巴闭合,舌尖沿着上腭向后反转,直至舌头背面紧贴上腭,将舌尖放在后腭、气管、食道三者的交叉点。

2.契合要点

在通常情况下,当练习者持续进行舌抵后腭契合后,其舌头会出现十分显著的疲劳感,这种情况下建议练习者适度休息,等疲劳感获得缓解后再练习。除此之外,如果练习者第一次完成这个练习,难免会出现恶心感,这时能够通过把舌头向牙齿方向移送的方法来处理,倘若练习者感觉口中发苦,则应当立即停止练习。另外,如果练习者刚刚结束一项大负荷运动则不要进行此项练习。

(五)第三眼凝视契合

第三眼凝视契合的功效十分明显,往往反映在以下 4 个方面;首先,对保持两眼健康有积极作用;其次,能够对脑下垂体形成有效刺激,进而使练习者注意力与记忆力得到大幅度提升;再次,能够使练习者的压力、紧张、愤怒得到有效释放;最后,有助于练习者的神经系统保持镇定,以及练习者心灵处于平静状态。

1. 契合方法

(1)采用任何瑜伽坐姿开始。
(2)两手置于膝上,做拇指与食指的契合。
(3)舌抵后腭,两眼睁开,自然呼吸。
(4)将两眼及注意力集中到额上,放在两眉之间,保持稳定坐姿。练习中,下巴始终平行于地面。

2. 学练要点

在练习过程中,倘若练习者两眼出现疲劳感,建议其将两眼闭上,保证注意力维持在内视额上两眉间和眉心轮上;倘若练习者两眼的疲劳感加重,则需要马上终止练习。

在完成第三眼凝视契合练习时,常常会出现练习者两眼朝上看且不由自主抬头的情况,针对这种情况必须高度重视并进行有意识的控制,练习过程中必须使头部处于稳定状态。

(六)鼻尖凝视

在瑜伽运动的学练过程中,鼻尖凝视是一种效果显著的两眼保健练习,是一项较好的两眼保健练习。对于瑜伽练习者而言,鼻尖凝视不仅能有效刺激中枢神经,在凝聚注意力方面同样具备特殊功效。

1. 契合方法

(1)采用任意瑜伽坐姿开始,凝视前保证身体的舒适。
(2)两手置于膝上,做拇指与食指的契合。舌抵后腭,两眼睁开,自然呼吸。
(3)两眼同时注视鼻尖,保持稳定。

2. 契合要点

在鼻尖凝视练习过程中,练习者必须保障两眼稳定地紧盯鼻尖,由此有效防止仅用一只眼睛看鼻尖的情况。当鼻尖凝视练习持续一定时间后,练习者的眼睛往往会出现疲劳,这时运动者可以进行暂时性休息,待眼部疲劳得到有效缓解后再进行练习。

(七)大契合

大契合对于生命能量的上行和身心的安定是有帮助的。除此之外,它的作用还体现在改善痔疮、便秘和消化不良等疾病方面。

1. 契合方法

(1)两腿并拢,向前伸直。

(2)坐在左脚跟上,左脚跟紧堵肛门,收缩肛门。

(3)挺直腰背,向前伸展,右腿伸直,用两手抓住右脚的大脚趾。

(4)采用完全瑜伽呼吸法吸气,内悬息。同时头向上抬起或垂下,下巴紧抵锁骨,收缩会阴。

(5)在舒适的限度内,保持长久的悬息后慢慢呼气,抬头,伸直腰背。

(6)交换体位练习。

2. 契合要点

(1)倘若练习者患有高血压或心脏病,则在练习过程中尽可能不要使用悬息或不要过多使用悬息。

(2)在抓脚趾环节,倘若练习者难以把脚趾抓住,则可以把两手置于便于安放的位置。

(3)在练习的整个过程中,练习者都需要让腰背处于挺直状态。

3. 益处

大契合功法对练习者身心安定有积极作用,由此能够有效降低实现瑜伽冥想的难度。大契合能够促使阿帕那生命之气不得不朝上运行,对昆达利尼蛇形成有效刺激,最终实现"执持"境界铺平道路的目标。除此之外,大契合的益处还体现在能够对消化机能失调、便秘以及痔疮进行有效治疗。

4. 警告

练习者应当把觉得舒服当成悬息时间的具体限度,严禁让双肺因过度用力而出现劳累。

(八)提肛契合法

从本质来说,提肛契合法是一种十分关键的契合法。提肛契合法具体就是收缩肛门,在所有时间段、采取所有姿势均能够练习提肛法。这里通过以下的例子来具体阐述在坐姿时的练习方法。

(1)按任何一种瑜伽姿势打坐。

(2)放松,合上两眼。

(3)按正常情况呼吸,收缩肛门的括约肌。

(4)保持收缩肛门由 1 数到 3 之久。放松这些肛门周围的肌肉,稍等由 1 数到 3 或 5 之久,再次收缩肛门。

(5)多次完成该项练习,提肛不需要在时间和呼吸保持统一。

以下是一个有效练习,具体如下。

(1)在吸气时,收缩肛门。

(2)悬息由 1 数到 5,同时始终保持在悬息期间收缩肛门。

(3)呼气,放松收缩的肛门。

(4)练习者还能够在时间方面与呼吸保持统一地做提肛,并非与吸气一致提肛。

练习者在完成提肛契合法时,能够任意维持提肛时间,在时间长短方面没有限制。提肛契合法适宜于全天任何时间段,同时站着、坐着以及躺着均可。

练习提肛契合法的积极作用是:一般来说,肛门区域生命之气是朝下运行的,而瑜伽练习者旨在促使其转变成朝上运行,肛门收缩能够推动瑜伽者顺利完成这个目标。提肛练习有助于患有痔疮和便秘的患者尽快康复。要想进一步增加提肛契合法对痔疮的治疗作用,应当把提肛与头倒立或肩倒立等倒转姿势进行有机结合。

(九)性能量运行契合法

对于瑜伽修炼而言,性的能量发挥着十分关键的作用。对于瑜伽哲学来说,性能量是相当珍贵的,比金子更加弥足珍贵。倘若练习者无法储存自身的性能量,同时无法把性能量改造或升华成身体健康以及更高级的心智力量与悟解能力,则修炼瑜伽必然无法取得成功。

瑜伽练习者不是让自己的性流体失去,而是保留它,使用它的力量去打通中经苏舒姆那管道。这样做会导致身体健康以及精神修养上的提高。而性能量运行契合法对于瑜伽练习者保存和利用自己的性能量来说,极为重要。

常规形式与极端形式是性能量运行契合法的主要做法。对于普通的瑜伽练习者来说,只完成常规形式的效果已经比较理想。练习者要想采取极端形式,必须有此类功法的专家亲自监督指导,否则将会过于危险。除此之外,对于绝大部分瑜伽师来说此类极端形式不存在很大的必要性,所以这里不对极端形式法进行详细介绍。

(1)按一种舒适的瑜伽姿势打坐,两手放在两膝上。

(2)闭上两眼,放松。

(3)收缩你的性器官,或者说,把它向内、向上抽回。

(4)一项提示:基本上还是使用你排尿时为了挤压尿道而收缩的那些肌肉。

(5)当你做这个收缩动作时,睾丸和阴茎(女性则为阴道)应稍微向内、向上抽动一下。

(6)保持这收缩动作约几秒钟(如果你愿意的话,或长或短都可以)。然后,放松这个部位。

(7)连续不断地完成。

不间断地针对这个部位进行收缩练习和放松练习,尽可能使练习时间达到预期目标。练习过程中不存在时间限制,但随着练习者练习次数的增加,有助于练习者更加准确地掌握其本领,同时有助于提高成功的可能性。

练习者采用性能量运行契合法练习时,需要注意以下几个方面的内容:为了使练习者准备感受运用性能量运行契合法时所使用的肌肉,同时有效发展这些肌肉,建议练习者完成如下练习:当练习者解小便时,尝试在尿液已经开始流出时停住它,同时仅仅依靠收缩力量来完成,然后再让尿液流出,跟着又停住它,等等。

性能量运行契合法的益处是:能够促使瑜伽练习者有效保留其珍贵的性流体,同时促使练习者将性流体运用在身体健康以及精神修养发展方面、有很多要想在瑜伽运动上取得很大成就的青年男性,都会因睡眠中丢失性流体而深受困扰。合理练习性能量运行契合法,同时坚持健康的进食习惯和睡眠习惯,就可以有效解决这方面的问题。换句话说,就算男青年在睡眠过程中将要丢失性流体,同样能够凭借训练控制自身的肌肉,从而在事前有效阻止。针对此类情况,练习者应当立即做性能量运行契合法和会阴收束法,不建议其立即继续睡觉,相反应当练习瑜伽冥想前的预备功法以及瑜伽冥想功法。青年男性应当将性流体顺利升华或再次运用之后,同时生殖器官与肛门区域得以有效封闭之后,方可继续睡觉。因此,在晚上睡觉之前,人们往往会做1～2分钟的性能量运行契合法、会阴收缩法以及肛门收缩法。

(十)向天契合法

(1)按一种舒适的冥想姿势坐好。

(2)放松。

(3)做"舌抵后腭"契合法(克查利·木德拉)。

(4)做喉呼吸和凝视第三眼气轮契合法(开眼),然后慢慢把头向后仰起。不要把头一直往后放下去,只放到百分之八十五就行。另外,也不要把你的后脑勺靠落在肩背之上。

(5)缓慢而深长地呼吸。

(6)尽你所能长的时间保持这个姿势。当你疲倦时,慢慢把头收回伸直的姿势,停止做凝视第三眼、喉呼吸、"舌抵后腭"契合法。

注意:如果做了一会儿,你的眼睛因为睁开做凝视第三眼气轮契合法而感到疲倦,就可以改为闭眼凝视第三眼气轮契合法,继续做下去。

益处:向天契合法可以造成制感状态。

警告:如果练习者要想尝试向天契合法,必须保证自身已经熟练掌握此类契合法所设计的各项个别功法,同时要认真了解这些功法的注意事项。

(十一)母胎契合法

母胎契合法旨在促使练习者能够将自身的心灵与感观由外部世界撤回来,即制感。母胎契合法的具体做法是闭两耳、双眼、鼻子和口,对自身内部的默念声音进行意守。

(1)按一种舒适的瑜伽冥想姿势坐好。缓慢而深长地吸气。

(2)悬息。

(3)两手放到脸上,做下面的练习:用大拇指闭住两耳;用食指盖着两眼;用中指盖住两个鼻孔;用无名指压住上唇上边的位置,小指压住下唇下边的位置,从而把口闭住。

(4)在做这个姿势时,尽可能长时间地悬息。然后解除手指在鼻孔上的压力。

(5)缓慢而彻底地呼气。

(6)缓慢而深长地吸气(其他手指保持原位不动),然后再悬息,把中指放在鼻孔上。

(7)继续做这个练习,你喜欢做多长就做多长。

母胎契合法的益处是有助于瑜伽练习者实现制感,最终结果是促使练习者心境安定并缓解紧张情绪。当练习者实现制感之后,就能够全神贯注地完成瑜伽语音冥想了。

母胎契合法的注意事项是部分练习者往往先感觉到手指按在脸部不同位置的掌握难度十分大,建议练习者先熟练掌握手指安放的方法,从而便于其真正掌握母胎契合法,有效避免不必要的烦恼或注意力难以集中的问题,有效降低实施的难度。

第五章　瑜伽运动科学塑形的动作与体式

瑜伽运动中的基本动作与体式能够使练习者达到塑形的目的，瑜伽练习以基本动作与体式为主要内容，尤其对于初学者来说，基本动作和体式练习是学练瑜伽的入门功课。本章主要就瑜伽基本手印与坐姿、瑜伽美体热身动作、局部塑形体式学练及瑜伽瘦身燃脂体式学练的动作方法进行分析，以指导瑜伽爱好者参与瑜伽学习，并达到塑形美体和强身健体的目标。

第一节　瑜伽基本手印与坐姿

一、瑜伽基本手印

瑜伽手印指的是瑜伽练习者在练习瑜伽时手的姿势。瑜伽手印有很多类型，不同类型的瑜伽手印对练习者的影响也有一定的区别，而且每种瑜伽手印的意义和解释也有差异，练习这些手印，有助于促进能量流通，使练习者更好地进行冥想，净化心灵。因此在瑜伽练习中选择合适的瑜伽手印十分重要。瑜伽练习者要以自己的身体情况为依据来科学选择手印。

下面就瑜伽运动中常见的几种手印进行分析。

(一)智慧手印

大拇指与食指叠加或食指弯曲触摸拇指根部，其他三指自然伸展，拇指是个人最高意识的象征，食指则是个人自觉性的代表。

智慧手印可以让人很快进入平静状态，它是把自身的能量和大宇宙的能量融合在一起的代表。

(二)能量手印

无名指、中指和大拇指自然叠加，其他手指自然伸展。

能量手印有助于促进大脑平衡的调节，使人们回归平静，重塑信心。

（三）禅那手印

两手叠成碗状，两拇指尖相连，这如同空而充满力量的容器。禅那手印练习时注意以下两项要求。

（1）采用坐姿，将手放在踝骨上。

（2）男女练习者有所区别，男性要左脚和左手在上，女性则相反。

禅那手印功能强大，可以使人们的精神保持平和、稳定，提高人们的记忆力，使人们的注意力更加集中，同时还可以在一定程度上缓解高血压、抑郁症、失眠等症状，使身体和谐健康的发展。

（四）大拇指手印

大拇指、小指、无名指叠加，食指与中指自然伸展。

大拇指手印练习能够使练习者活力增强，力量增加。

（五）双手合十手印（阴阳平衡手印）

双手合掌，手指并拢，两拇指相扣。

双手合十手印练习能够促进身体和心灵的合一，增强人的专注力。

二、瑜伽基本坐姿

瑜伽坐姿可以使人的身体在一段时间里基本上保持稳定，可以强化人体腰椎和骶骨部位的神经，缓解肌肉紧张，降低血压，使身体能量在骨盆区累积，激发练习者达成冥想状态。不同的坐姿对身体的影响和健身效果稍有不同，练习者需根据自己的实际情况和练习需要来选择正确的坐姿，从而调节自身各项指标，预防和缓解身体不适症状。

瑜伽基本坐姿有以下几种。

（一）平常坐姿

1. 准备

坐在地上，两腿伸直。

2. 姿势

屈右腿，脚跟顶住会阴部。屈左腿，放在右脚跟前，与右脚跟对齐。

3. 手位

双手置于两膝上。

4. 体位

头、颈、躯干位于一条直线上。

(二)简易坐姿

1. 准备

坐在地上,两腿伸直。

2. 姿势

屈右腿,右脚放在左大腿下;屈左腿,左脚放在右大腿下(见图 5-1)。

3. 手位

双手置于两膝上。

4. 体位

头、颈、躯干位于一条直线上。

(三)雷电坐

1. 准备

两膝跪地,并拢两膝。

2. 姿势

两脚背平放在地面上,分开两脚跟,两个大脚趾互相交叉,臀部坐在两脚内侧(见图 5-2)。

3. 手位

双手置于两膝上。

4. 体位

头、颈、躯干位于一条直线上。

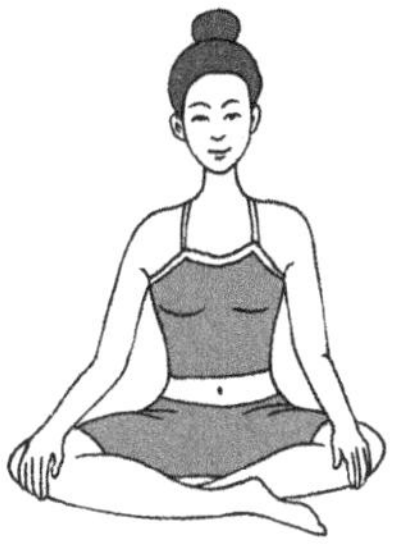

图 5-1

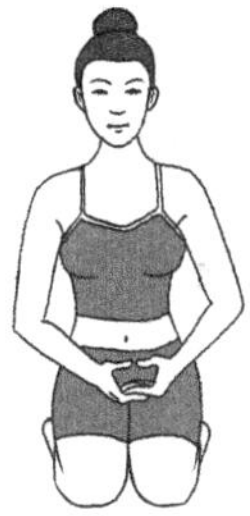

图 5-2

(四)牛头坐

1. 准备

坐在地上,两腿伸直。

2. 姿势

弯曲右腿,右脚跟靠近左臀部;弯曲左腿,置于右腿上,左脚跟向右臀部靠近;两膝稍重叠朝前。

3. 手位

两手将两脚趾抓住。

4. 体位

头、躯干位于一条直线上。

(五)莲花坐

1. 准备

坐在地上,两腿伸直。

2. 姿势

弯曲左腿,左脚置于右大腿根部上,足底朝天;弯曲右腿,右脚置于左大腿根部,脚底朝天;脊柱伸直,两膝尽量触地(见图 5-3)。

3. 手位

双手置于两膝上。

4. 体位

头、颈、躯干位于一条直线上。

(六)半莲花坐

1. 准备

坐在地上,两腿伸直。

2. 姿势

弯曲右腿,右脚底靠紧左大腿内侧;弯曲左腿,左脚置于右大腿根部(见图 5-4)。

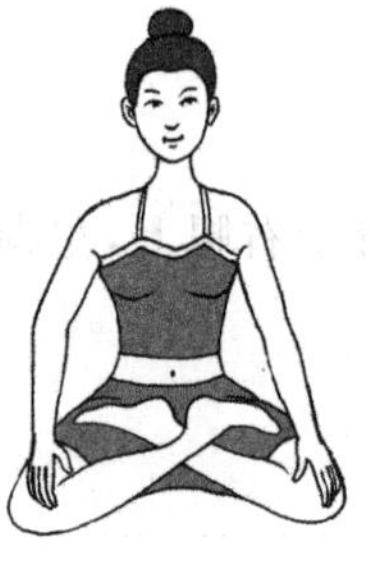

图 5-3

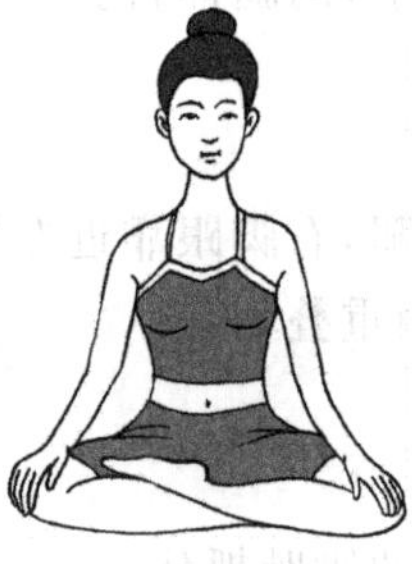

图 5-4

3. 手位

双手置于两膝上。

4. 体位

头、颈、躯干位于一条直线上。

(七)至善坐

1. 准备

坐在地上,两腿伸直。

2. 姿势

弯曲右腿,脚跟顶住会阴部,右脚底靠紧左大腿内侧;弯曲左腿,左脚放在右脚踝上，脚跟上下对齐，左脚跟向耻骨靠近，左脚趾插入右腿的大腿与小腿之间（见图 5-5）。

3. 手位

双手置于两膝上。

4. 体位

头、颈、躯干位于一条直线上。

（八）吉祥坐

1. 准备

直腿并腿坐。

2. 姿势

弯曲左小腿，左脚板顶住右大腿；弯曲右小腿，右脚置于左大腿和左小腿腿肚之间；两脚的脚趾插入另一腿的大腿和小腿腿肚之间（见图 5-6）。

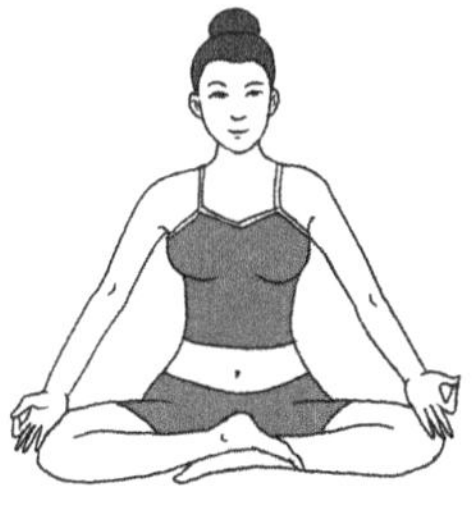

图 5-5

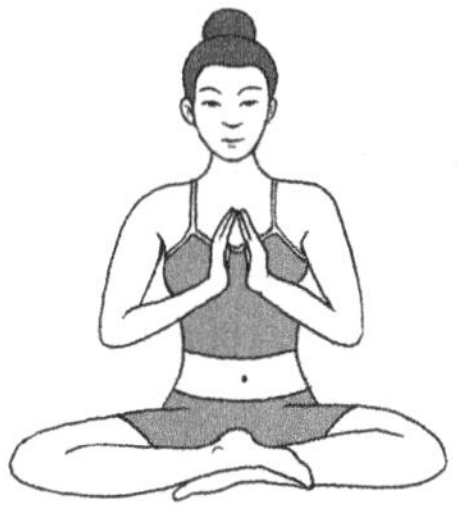

图 5-6

3. 手位

两手置于两腿之间的空位处。

4. 体位

头、颈、躯干位于一条直线上。

（九）释达斯瓦普鲁坐

1. 准备

双腿并拢且前伸。

2. 姿势

弯曲左膝，脚跟紧紧顶住收缩的肛门坐下去；屈右膝，尽量用右脚顶住会阴，主要以左脚跟承受体重。

3. 手位

双手自然置于膝上。

4. 体位

头、颈、躯干位于一条直线上。

（十）融入体式的常用坐姿

1. 跪坐式

(1)准备
两膝跪在地上。
(2)姿势
两脚脚背平放在脚跟上。
(3)手位
双手置于两膝上。
(4)体位
头、颈、躯干位于一条直线上。

2. 长坐式

(1)姿势
坐在地上，两腿伸直并拢。
(2)手位
两手位于身体两侧并撑地。
(3)体位
上体垂直地面。

3. 蝴蝶坐姿

(1)准备
坐在地上，两腿伸直。

(2)姿势

弯曲双腿，脚跟向大腿根部靠近，两脚底靠拢；两膝尽量靠近地面。

(3)手位

两手置于两膝上。

(4)体位

头、颈、躯干位于一条直线上。

4.横叉坐姿

(1)准备

坐在地上，两腿尽量张开。

(2)姿势

伸直两膝，膝窝贴地。

(3)手位

两手将大脚趾抓住。

(4)体位

脊柱伸直。

5.纵叉坐姿

(1)准备

跪坐式。

(2)姿势

右膝抬起，右脚平放在地上；向前伸右腿，左腿后滑成纵劈叉。

(3)手位

两手在体侧撑地。

(4)体位

上体正直，头、颈、躯干位于一条直线上。

第二节　瑜伽美体热身动作

一、头部热身

(1)跪坐，身体前屈，前额放在地面上，两手放在腿的两侧，呼气，慢慢抬起臀部，大腿垂直于地面。头部和颈部承受身体的一定重量，呼吸保持正常，停 20～30 秒。慢慢吸气，臀部坐在脚跟上，重复 2～3 次。

(2)平仰卧，吸气收腹，向上抬双腿，双手将腰部托起，两肘关节撑在地上，向上伸双腿，躯干慢慢伸直，保持 1 分钟左右，然后，慢慢吸气，背、腰、腿依次放下，身体躺平，重复 2～3 次。

(3)平仰卧，吸气收腹，上抬双腿，呼气，两腿自然下沉；双手撑住腰部，向上抬臀，双手慢慢放在地上，呼吸保持正常，停 20～30 秒，然后吸气慢慢还原，重复 2～3 次。

二、肩部热身

(一)绕肩动作

(1)两指尖轻轻点在肩上，吸气，两肩向内含，呼气挺胸，重复 12 次。

(2)两指尖轻轻点在肩上，吸气，手背在头后相对，呼气，手背分开，两肩下沉，重复 12 次。

(3)两指尖轻轻点在肩上，两肘向前绕圈，由小圈过渡到大圈，绕 12 圈。然后向后绕圈，由小圈过渡到大圈，绕 12 圈。

(二)绕体动作

两腿开立，脚间距同肩宽，半蹲，两臂体前绕环 12 圈，体后绕环 12 圈，呼吸要配合手臂动作。

(三)跪地动作

两膝跪在地上，分开两脚，手臂置于两小腿中间。吸气，双手上举两手相交；呼气，一只手臂弯曲肘关节向上，手放在头后，另一只手臂从身体后上屈，将头后的手抓住，然后反方向练习，每个方向练习 3～4 次。

三、胸部热身

(1)坐在地面上，双腿伸直，两手侧撑在地上，吸气时向上抬头，自然放松，重复 2～3 次。

(2)跪在地面上，两肘撑地，弯曲相抱，呼气，下颚、胸部向地面下沉的同时提臀，呼吸保持正常，慢慢吸气，臀部向后坐，保持 30～60 秒，重复 2 次。

(3)跪地，吸气，胸腹向上，向后屈脊柱；呼气，手掌压在脚掌上，自然呼吸，保持 5～10 秒，吸气，慢慢还原，重复 2～3 次。

(4)仰卧，头慢慢上抬，使头顶着地，背部伸直，吸气，上抬双腿，双手合掌，撑起，正常呼吸，保持 5～10 秒，慢慢还原，重复 2～3 次。

四、腹部热身

(1)躺在地上，吸气，抬上体，向前伸两臂，同时两腿离开地面上抬，保持 2～3 次呼吸，吸气的同时慢慢落下，双手置于腿的两侧，重复 2～3 次。

(2)躺在地面上，吸气，屈左腿，双手把左腿抱住；上身起，下额触左膝，尽量呼气；吸气落下，右腿再做同样的练习；然后同时屈双腿练习，每个动作重复 4～6 次。

五、髋、腹部热身

(1)在地上躺平，两腿弯曲，离开地面，依次向下做蹬自行车动作，然后再反方向练习，每个方向重复 15～20 次。

(2)在地上躺平，抬左腿，顺时针划圈，再逆时针划圈，换腿练习，每条腿重复 12 次。

(3)向前伸两腿，一腿弯曲，脚掌贴在大腿内侧，膝关节下沉，换腿练习，每条腿重复 3～4 次。

(4)双手抱左腿，靠近胸部，正常呼吸，保持 20～30 秒，换腿练习，每条腿重复 3～4 次。

六、腰背热身

(一)站立动作

两腿左右分开而立，吸气，双手伸展，在头上相交，呼气，身体向前屈，两眼看向手背。吸气，向右转体，呼气，向左转体，重复 4～6 次，吸气，身体上起并立直。

(二)坐地动作

坐姿，分开两腿，吸气，同时向两侧举两臂，呼气，右后扭转上体，左手指尖触右脚趾，吸气，转正，呼气，反方向练习，每个方向重复 4～6 次。

(三)跪撑动作

跪撑在地上，臀部向后，伸直手臂，吸气，下额带动身体由下向上移动，身体向上时呼气。双手上撑身体，按原路线吸气撑回来，重复 4～5 次。

（四）趴地动作

（1）趴在地上，双手将脚踝抓住，吸气，头和脚同时上抬，呼吸正常，吸气，头和脚慢慢放下，重复 2～3 次。

（2）趴在地上，两臂放在体侧，吸气，抬头、抬上体，头、肩、胸离开地面，呼吸保持正常，保持 30～40 秒，吸气，逐渐还原，重复 4～5 次。

（3）趴在地上，双手撑地，抬上体，吸气，头上抬，同时屈膝，自然呼吸，吸气，慢慢还原，重复 2～3 次。

（4）趴在地上，双手放在额头下，吸气，上抬右腿，呼气，向左侧压右腿，目光转向右脚，保持 10～20 秒，吸气，逐渐还原，反方向做同样的练习，重复 2～3 次。

（5）趴在地上。吸气，头和腿同时上抬，双手放在背后，十指交叉，正常呼吸，保持 30 秒左右，吸气，逐渐还原，重复 3～4 次。

七、腿部热身

（一）站立动作

（1）双腿分开，慢慢下蹲，身体向前屈，双手置于两脚底下，呼吸自然，两腿伸直，保持 20～30 秒，慢慢还原，重复 2～3 次。

（2）站姿，双手十指在体后相交，吸气，抬头挺胸，呼气，身体前屈，头贴向腿的方向，向上举起双手，自然呼吸，保持 20～30 秒，吸气，身体慢慢上抬，重复 2～3 次。

（二）坐地动作

（1）坐在地上，伸直双腿，吸气，双手相对上举，呼气，身体下压，双手将小腿抓住，放松身体，呼吸保持正常，保持 20～30 秒，吸气，同时抬身，重复 2～3 次。

（2）坐在地上，两腿分开，吸气，两手向侧方向举起，呼气，身体下压，两手将脚踝抓住，自然呼吸，吸气，同时慢起，重复 3～4 次。

（3）坐在地上，弯曲右腿，脚掌与右腿内侧紧贴，吸气，向上举双手，呼气，身体下压抓脚，抬头，腹部与左腿紧贴，呼吸正常，吸气，身体慢慢抬起，然后反方向进行练习，每个方向重复 3～4 次。

（三）跪撑动作

跪撑在地上，吸气，抬臀，呼气，压双肩，伸直腿，脚跟向地面沉，自然呼吸，保持 20～30 秒，吸气，逐渐还原，重复 3～4 次。

第三节 局部塑形体式学练

一、美颈

（一）鱼式

动作方法学练（见图 5-7）：
(1)莲花坐姿。
(2)两腿平放在地面上，仰卧，背贴地。
(3)呼气。
(4)抬颈、胸，拱背。
(5)头顶放在地面上。
(6)用手将大脚趾抓住，增加背部的拱弯度。
(7)鼻子深呼吸。
(8)保持 2 分钟。
(9)放开脚趾。
(10)两臂相抄，用手抓着另一臂的肘部。
(11)两前臂放在头部后面的地面上。
(12)保持 1 分钟。
(13)后脑、颈和背部滑回地面，两腿伸直，仰卧，休息片刻。
(14)吸气，恢复莲花坐姿。
(15)两腿位置交换，重做练习。

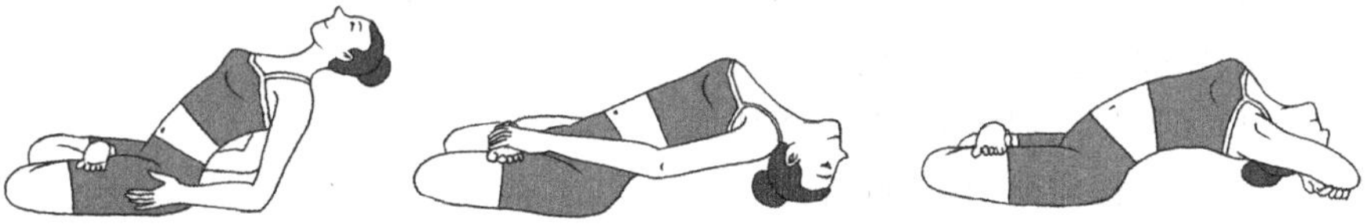

图 5-7

(二)犁式

动作方法学练(见图 5-8):

(1)仰卧,两腿伸直,双脚并拢。双手平放在体侧,掌心向下。放松,保持 15～20 秒。

(2)吸气,两腿并拢、直膝,同时两掌轻轻用力往下按,两腿抬离地面,直至两腿垂直于躯干,呼气,继续抬两腿,使两脚伸过头后,待脊柱僵硬时,保持 20 秒左右。

(3)继续向后伸两腿,并下移,在感到不吃力的情况下尽力做,然后保持 10～15 秒,缓慢呼吸。

(4)将双脚移向头后,两臂滑向背后,两膝保持平直,保持 10 秒。

(5)两手滑动收回体侧,弯曲膝部,然后一节脊椎接一节脊椎地“展开”身躯,直到臀部着地。在“展开”躯体时轻微拱颈,避免头离地,破坏动作的连贯性。

(6)手臂着地后,双腿伸直。恢复起始姿势。休息 20 秒。

重复 2 次。

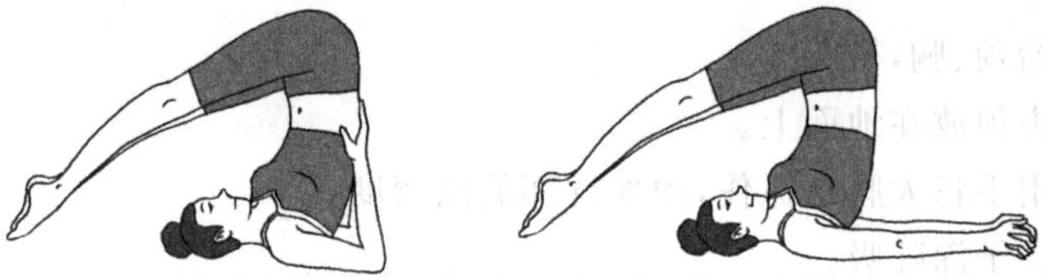

图 5-8

二、美肩

(一)前伸展式

动作方法学练(见图 5-9):

(1)坐姿,两腿伸直。

(2)上体后倾,两掌移向两髋后方,十指指向两脚。

(3)屈膝,两脚平放在地上。

(4)收腹呼气,臀部慢慢抬离地面。

(5)两脚移向前边,两膝伸直。

(6)两臂垂直于地面,两臂、两脚支撑体重。

(7)头抬起或自然垂下。正常呼吸,保持 10～30 秒。

(8)呼气,还原,休息。

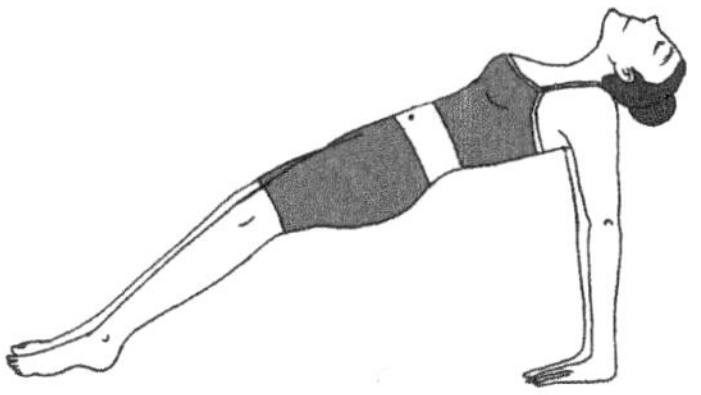

图 5-9

(二)肩倒立

动作方法学练(见图 5-10):

(1)背部贴地平卧,两臂平放身体两侧,掌心向下。

(2)两臂轻轻往下按,双腿慢慢抬离地面,直至双腿垂直于地面时,提髋,腿继续向后送,双脚在头上方。

(3)两手托起下腰部两边,撑起躯干。

(4)双腿慢慢伸直。

(5)收下颌,顶住胸部,自然呼吸,保持 1~3 分钟。

(6)双腿和躯干完全伸直,与头部成为 90°。

(7)两腿慢慢放低,放在地面上,伸直。

(8)双手平放地面上,掌心向下。

(9)髋部慢慢放平,休息 30 秒左右。

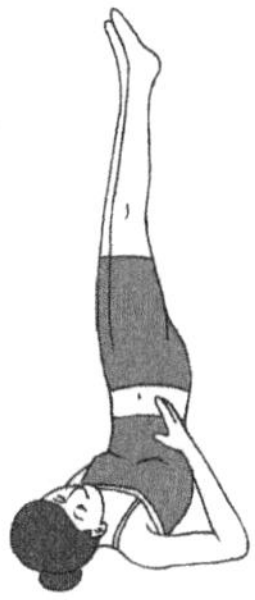

图 5-10

三、美背

(一)单腿背部伸展式

动作方法学练(见图 5-11):

(1)起始式,两腿前伸,微微前屈,两手置于右膝盖以下。

(2)利用右腿力量和两臂肌肉力量将右脚收到腹股沟部位,使其与左大腿内侧紧靠。

(3)两臂前伸,两手并拢,与眼睛保持水平高度。

(4)慢慢吸气,两手上升过头,向后移动约数英寸。

(5)慢慢呼气,向前屈身,双手抓左脚,量力而行。

(6)躯干慢慢靠近腿部。

(7)颈部放松,向下垂。闭目,保持 10 秒。

(8)伸直双臂,吸气,慢慢抬躯干,再次挺身坐立,右脚紧靠左大腿。

(9)将右脚沿左腿滑动并放直,恢复起始姿势。

(10)休息 20 秒,右腿重复练习。

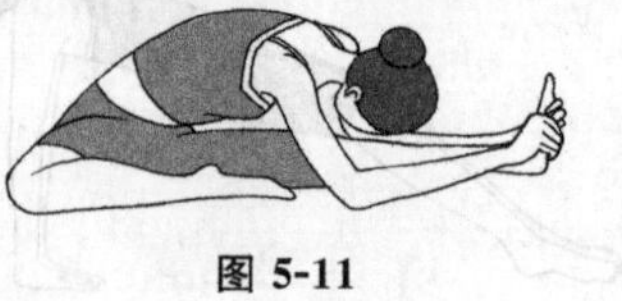

图 5-11

(二)双腿背部伸展式

动作方法学练(见图 5-12):

(1)挺身而坐,两腿并拢前伸,两手掌心自然放在大腿下半部,两肘略向外弯。

(2)双臂向前平伸。两手并拢,两肩向后收。

(3)慢慢吸气,双臂高举过头,向后移动约数英寸。

(4)双臂慢慢向前弯,同时呼气。尽量保持脊骨伸直。

(5)双手尽可能去抓小腿,以抓到个人感觉舒适的那个点为宜。

(6)两肘向外、向下弯,躯干靠近双腿。

(7)头下垂,尽量接近双膝。

(8)闭眼,注意力集中在两眉之间的一点上。

(9)放松,保持 10 秒。

(10)慢慢吸气,伸直双臂,逐渐抬上体,直到恢复起始姿势。

(11)放松 20 秒。

重复练习 2 次。

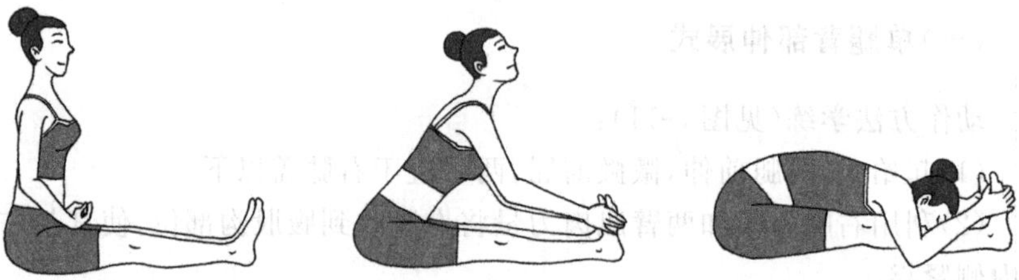

图 5-12

(三)眼镜蛇式

动作方法学练(见图 5-13):

(1)俯卧,双手贴在身旁。

(2)并拢两腿,让一侧脸颊着地。

(3)全身放松,转头,前额靠在地上,两眼向上看。

(4)头部尽可能上抬后仰。

(5)借助背部的力量抬双肩和上体,同时慢慢吸气。

(6)双手置于双肩之下,手指相对。

(7)慢慢推起来,让背部继续上升(呈反拱)。

(8)达到最大限度时,放松,保持 7～12 秒,蓄气不呼。

(9)慢慢呼气,上体逐渐放回地面,双手放回身旁两侧。下背部的脊椎先向下贴,循此做下去,一节脊椎接一节脊椎放下,直到胸部、前额触地。同时两眼向下看。把头转向一边,全身放松。保持 20 秒。

重复 4 次。

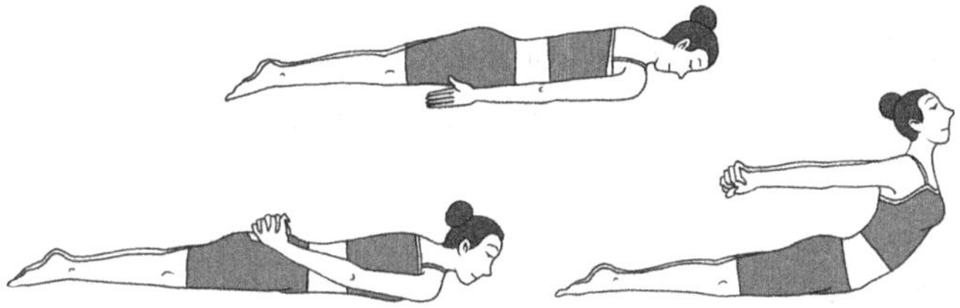

图 5-13

四、收腹

(一)虎式

动作方法学练(见图 5-14):

(1)跪姿,臀部坐在脚跟上,脊柱伸直。

(2)两手放在地上,臀抬高,做爬行姿势。

(3)两眼直视,吸气,左腿后展。

(4)蓄气不呼,弯曲左膝,膝指向头部。

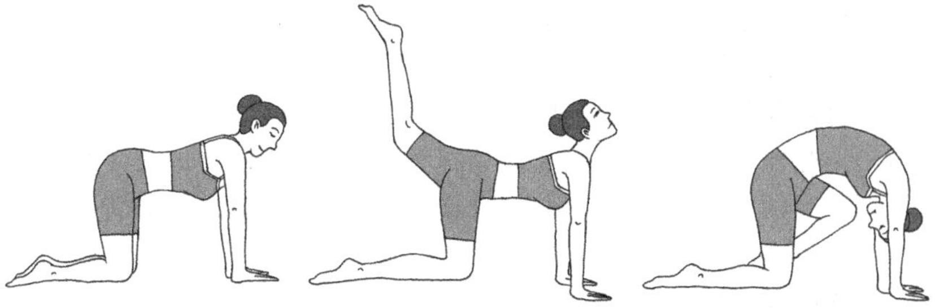

图 5-14

(5)两眼向上凝视,保持几秒。

(6)呼气,屈膝腿放回髋部下,尽量向胸部靠近,脊柱弯呈拱形,用鼻擦膝部。

(7)换腿练习。

双腿各重复 6 次。

(二)骆驼式

动作方法学练(见图 5-15):

(1)跪姿,两大腿与双脚略分开。脚趾指向后方。

(2)吸气,两手放在髋部,脊柱轻轻向后弯,伸展大腿的肌肉。

(3)呼气,同时把双掌放在脚底之上。保持两大腿垂直于地面,头向后仰,用双掌压住两脚底,借此轻轻将脊柱向大腿方向推。

(4)一边保持此式一边把颈向后伸展,收缩臀部的肌肉,伸展下脊柱区域。

(5)保持 30 秒,两手放回双髋部位,渐渐恢复预备势。

(6)坐姿休息。

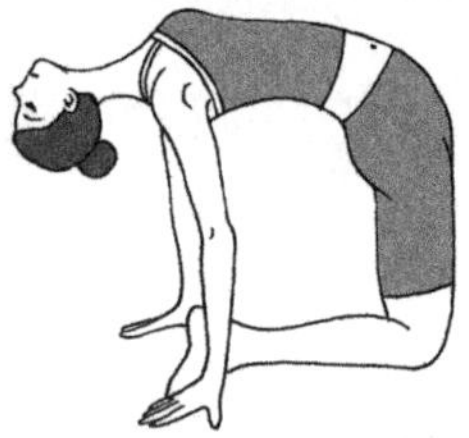

图 5-15

(三)狗伸展式

动作方法学练(见图 5-16):

(1)俯卧。脚趾伸直指向后方,两脚分开。

(2)两手掌平放在胸膛两侧的地板上。手指向前。

(3)吸气,两臂伸直。

(4)脊柱和颈尽量向后方伸展。

(5)两膝伸直的同时,用两脚脚背撑住地面,两腿伸离地面。两个小腿腿肚、两膝和两大腿略高于地面,全身重量落在双掌和两脚的脚背上面。

(6)紧收臀部,脊柱、双大腿、小腿、臂膀尽量伸展。

(7)深呼吸,保持 30~60 秒。

(8)两肘弯曲,身体慢慢放到地面上,放松休息。

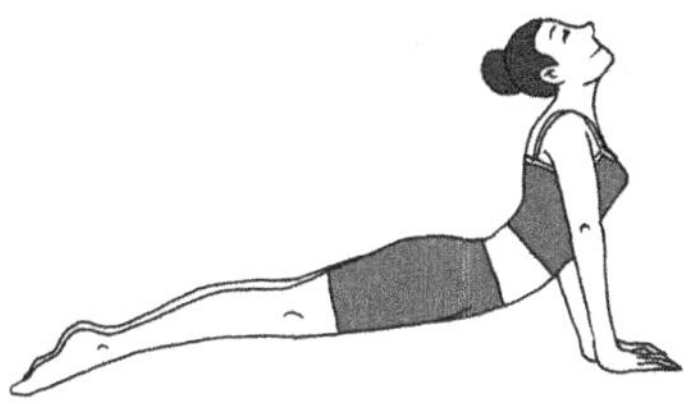

图 5-16

(四)轮式

动作方法学练(见图 5-17):

(1)仰卧,双腿伸直,两手放在体侧,掌心向下。

(2)屈膝,脚跟收回与大腿背后紧贴,两脚底继续平放在地面上。

(3)双手放在头两边,掌心平贴地板,指尖指向脚。

(4)深吸气,拱背,髋部与腹部上抬。

(5)头部低垂,同时双手、双腿均用力往下按,自然而平稳地呼吸,保持10 秒左右。

(6)双肘弯曲,头慢慢放低直到贴地。

(7)双臂、双腿恢复起始姿势,放松休息,重复 2 次。

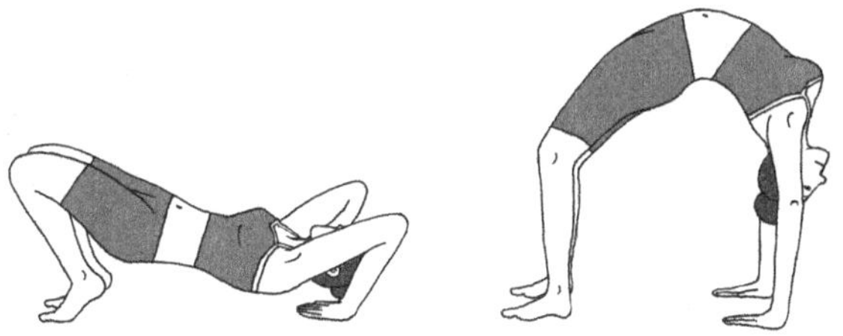

图 5-17

五、细腰

(一)三角伸展式

动作方法学练(见图 5-18):

(1)直立,两腿伸直,双脚分开,脚间距略比肩宽。脚尖微向外。

(2)两臂向两侧平伸。

(3)呼气,慢慢向右弯腰,两臂与躯干成 90°,保持 10 秒左右,自然呼吸。

(4)吸气,慢慢回到基本三角式。向左做相同的练习。

(5)如果身体很柔软,试着用右手碰触右足踝或右脚、双臂垂直于地面。

(6)吸气,慢慢恢复到起始姿势。

两侧各重复5次。

(二)三角转动式

动作方法学练(见图5-19):

(1)做"基本三角式"动作,深吸气。

(2)两膝伸直,右脚右转90°,左脚右转60°。

(3)呼气,伸直双臂,上身转向右方,让左手在右脚外缘碰触地板。

(4)右臂向上伸展,与左臂成一直线。

(5)双眼注视右手指尖,伸展双肩及肩胛骨,保持30秒。

(6)吸气,双手、躯干、两脚依次慢慢转回伸展状态。然后再转回基本站立式。

(7)吸气,换方向练习。

两侧各重复5次。

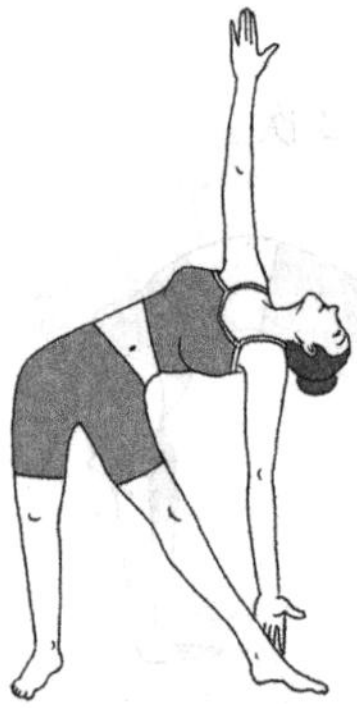

图 5-18

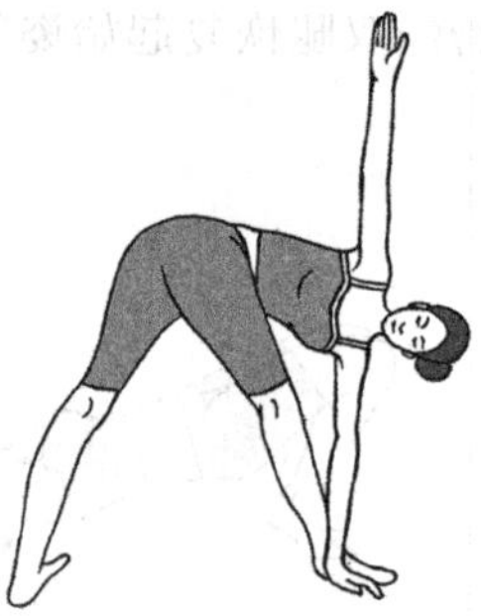

图 5-19

(三)脊柱扭曲式

动作方法学练(见图5-20):

(1)坐姿,两腿前伸。

(2)左小腿内收,左脚底挨近右边大腿的内侧。

(3)右膝收到离右肩2～6英寸的地方,右脚平放在地板上。将右脚移过左膝之外(如有必要,可用双手帮助提起右脚以便让右脚稳妥地放在左膝或左大腿下半节外侧)。

(4)左臂置于右膝外侧,伸直,左手抓右脚或右脚踝。

(5)向前伸出右手,高与眼齐,两眼注视指尖。

(6)右臂伸直慢慢转向右方,同时颈、两肩、脊骨自然转向右方。

(7)右手手背放在左腰上。

(8)深长而舒适地呼吸,保持10秒左右。

(9)将右手举回与眼等高的水平,两肘伸直,右手慢慢抽回上体前边。

(10)恢复起始状态,休息30秒。

(11)换方向练习。

每个方向各练习2次。

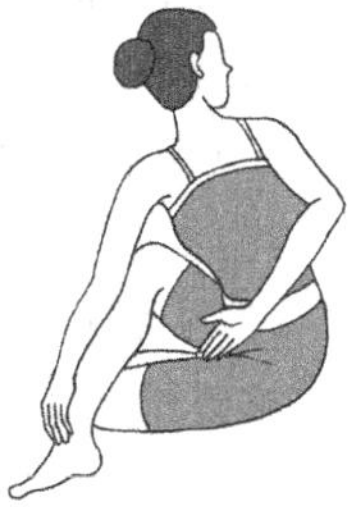

图 5-20

(四)腰转动式

动作方法学练(见图5-21):

(1)站姿,两脚分开约50厘米,两臂高举,十指相交,吸气。

(2)转动手腕,掌心向上。

(3)呼气,向前屈身,直到两腿和背部成90°。

(4)两眼注视两手,上身尽量转向右方,吸气。

(5)上身再尽量转向左方,呼气。

(6)左右重复4次后,恢复直身姿势。

重复练习3次。

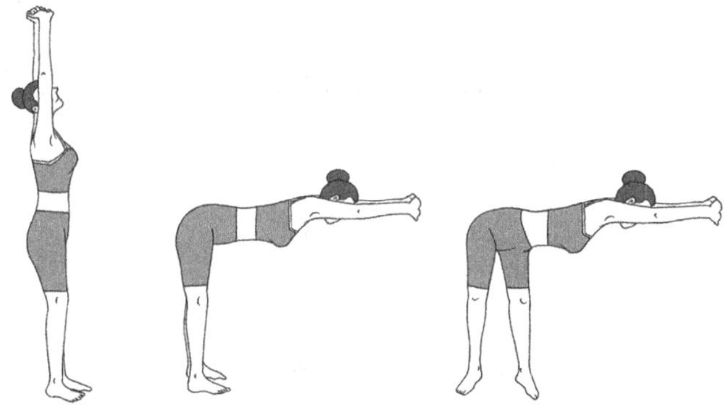

图 5-21

六、美腿

(一)弓式

动作方法学练(见图5-22):

(1)俯卧,两腿并拢,两臂靠体侧平放,掌心向上。

(2)屈膝,两小腿尽量收回臀部。

(3)两手向后伸,抓住两脚踝。

(4)深吸气,上体尽量上抬,背部呈凹拱形,头部尽量后抬。

(5)双手将双腿向后拉,双膝尽量举高,保持 5 秒左右,呼吸保持正常。

(6)上身慢慢放回地板,双手放开双脚,双腿逐渐回到地板上。

(7)头转向侧边,脸颊贴地,彻底放松。

重复练习 2 次。

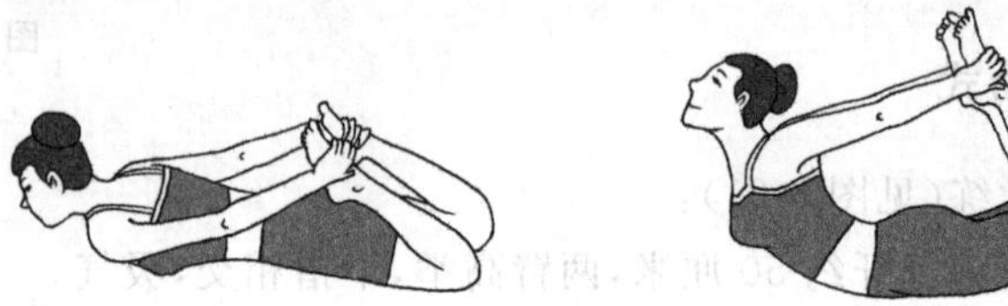

图 5-22

(二)怪异式

动作方法学练(见图 5-23):

(1)保持瑜伽山立功的站姿:双脚并拢。或略微分开双脚,与髋同宽。双臂向前平举,掌心向下,正常呼吸。

(2)呼气时,向下坐,同时踮起脚尖,直到两大腿和地面平行,背部要挺直,保持 6～12 秒。

(3)吸气时,有控制地站起来,同时脚跟慢慢着地。恢复到初始站姿。

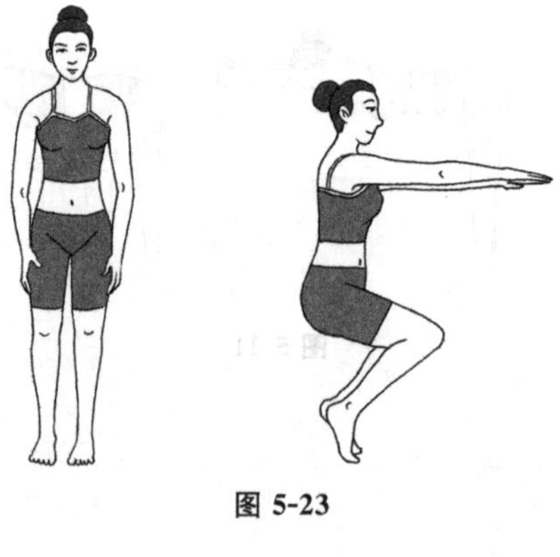

图 5-23

(三)腿旋转式

动作方法学练(见图 5-24):

(1)仰卧,伸直两腿,两臂放在体侧。

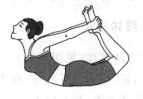

(2)右腿抬离地面，膝伸直，顺时针做圆圈旋转运动，头和身体其余部分平贴地面。

(3)顺时针旋转 8～10 次后停止，再逆时针旋转 8～10 次。

(4)换腿重复练习。

(5)休息片刻，直到呼吸正常。

(6)两腿同时抬起，顺时针、逆时针各转 8～10 次。

(7)双腿放回地面，放松身体，休息片刻。

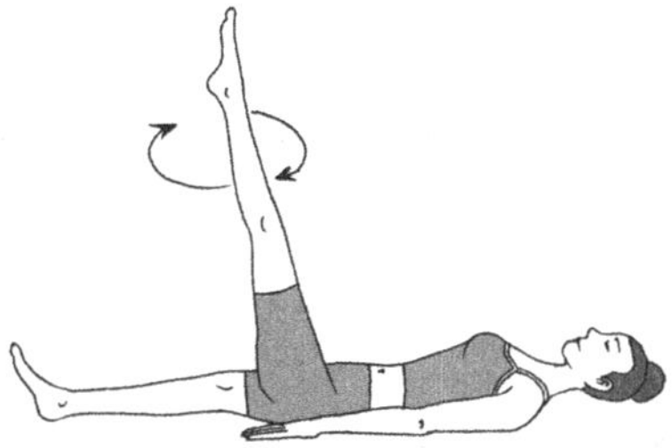

图 5-24

第四节　瑜伽瘦身燃脂体式学练

一、叩首式

动作方法学练(见图 5-25)：

(1)跪坐，臀部放在两脚脚跟上，两手放在两腿上，脊柱伸直。

(2)两手滑动到小腿腿肚包的位置，将腿肚包抓住。

(3)呼气，上身前屈，前额贴地。

(4)抬臀，头顶落地，两腿垂直地面。

(5)自然呼吸，保持 10～15 秒。

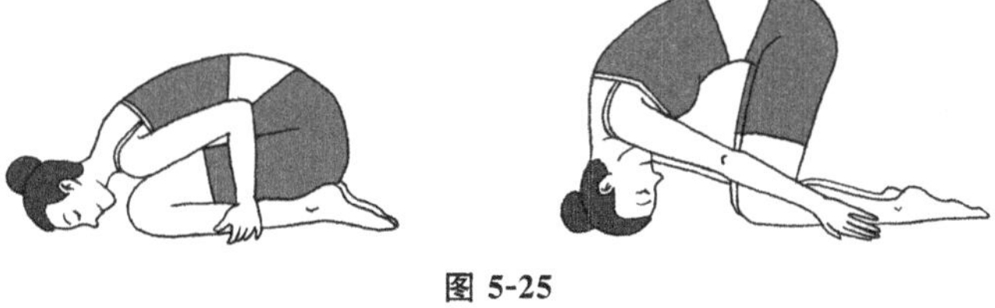

图 5-25

(6)恢复跪坐姿势。

重复练习 10 次。

二、直角式

动作方法学练(见图 5-26):

(1)挺身而立,两脚靠拢,两臂自然下垂。

(2)两手十指相交,双臂高举过头。

(3)抬头,两眼注视双手。

(4)呼气,向前屈身,直到背部和双腿形成一个直角。

(5)自然呼吸,保持 6～12 秒。

(6)恢复直立姿势。

重复练习 12 次,双眼始终注视两手。

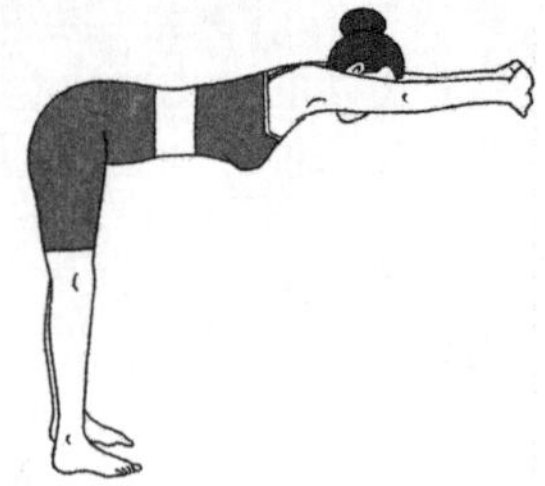

图 5-26

三、树式

动作方法学练(见图 5-27):

(1)立正,手心相对合掌于胸前,重心置于右腿。

(2)吸气,左脚放于右小腿内侧;左膝向外展开,双手合掌于胸前,眼睛看着前方一个固定点,注意力集中,保持平衡;把左脚放在右大腿内侧,腿部收紧,保持平衡。

(3)随着吸气,双手于头顶上方合掌。腹部内收,腰挺直,整个身体要有向上的力量,保持平衡,保持 30～60 秒,均匀呼吸。

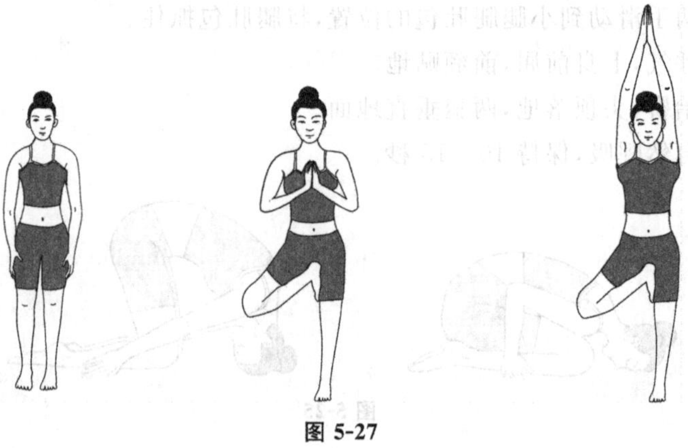

图 5-27

(4)呼气,双手慢慢放回胸前,同时脚也放回地面。两侧交替练习。

两侧各重复 3 次。

四、船式

动作方法学练(见图 5-28):

(1)仰卧,双脚并拢,两臂在身体两侧平放。

(2)吸气,上身、双脚与两臂上抬,臀部着地,身体保持平衡。

(3)脚跟锁紧,双脚以 45°撑展蹬直,躯干与双脚呈“V”型。两手前伸,指向脚尖方向。腰背、胸挺直,双脚并拢夹紧。屏息保持 5 秒。

(4)吐气,身体慢慢放回地面,调整呼吸,全身放松。

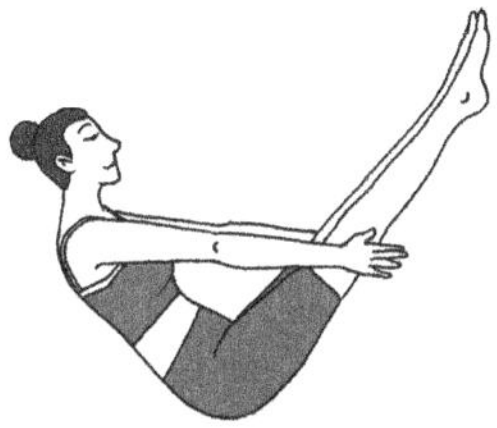

图 5-28

五、花环式

动作方法学练(见图 5-29):

(1)挺身直立,两脚靠拢,臀部后坐。

(2)抬臀,两臂前伸以保持平衡。

(3)两脚并拢,两腿分开,上体前倾。

(4)两腋窝展开盖住两膝内侧,两手抓到两脚踝后,头垂下,尽量靠近地面。

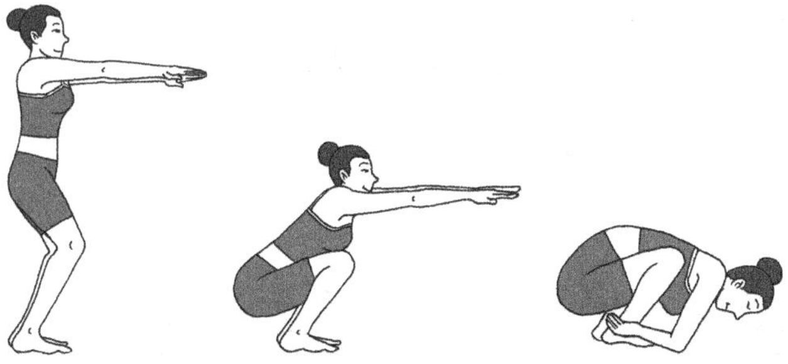

图 5-29

(5)自然呼吸,保持20秒。

(6)吸气,抬头,两手放开,休息。

六、弦月式

动作方法学练(见图5-30):

(1)山立功站姿。双手胸前合掌,吸气,两臂上抬,举过头顶,手指朝上,上臂尽量放在耳后。身体保持伸展。

(2)呼气,保证骨盆垂直于地面,身体左屈,眼睛看向右斜上方,保持手臂的挺拔与伸展。

(3)吸气,身体回到向上的伸展姿势。

(4)再次吸气,身体右屈,眼睛看向左斜上方,保持手臂的挺拔与伸展。重复5次。

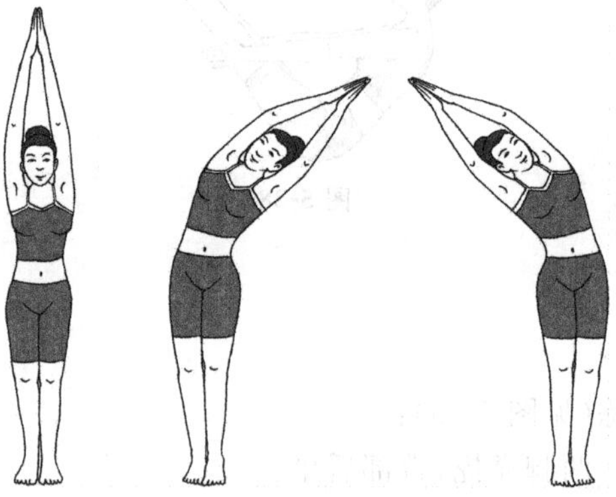

图5-30

七、鱼戏式

动作方法学练(见图5-31):

(1)俯卧,掌心向下,十指交叉,放在额下。

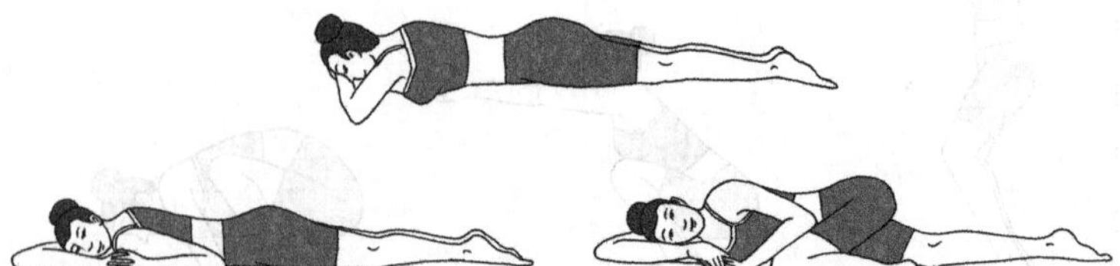

图5-31

(2)右肘推送到头顶，肘尖向上，头枕在右上臂和右肘之间。

(3)身体微左转，左膝弯曲并移到胸前，右腿自然伸直，左前臂置于左膝上。右耳按压在右上臂。保持 30 秒。

(4)换方向练习。

八、拨云式

动作方法学练(见图 5-32)：

(1)山立功姿势。

(2)吸气，掌心向下，双肩伸直外展，双臂举起在头后尽力向上伸展。

(3)左手向前、向右推送，并翻转双手使双手掌心相对合拢。两上臂尽量放在耳后，手指向上伸展。保持 4～6 秒。

(4)打开双手，回到掌背相对姿势。

(5)双肩内收，两臂自然置于体侧，回到山立功姿势。

(6)交换体位练习。吸气，双臂高举过头，上臂置于耳后，右手在前，左手在后，双掌反向合十，稍停留。呼气时，双臂置于身体两侧，恢复到山立功姿势。

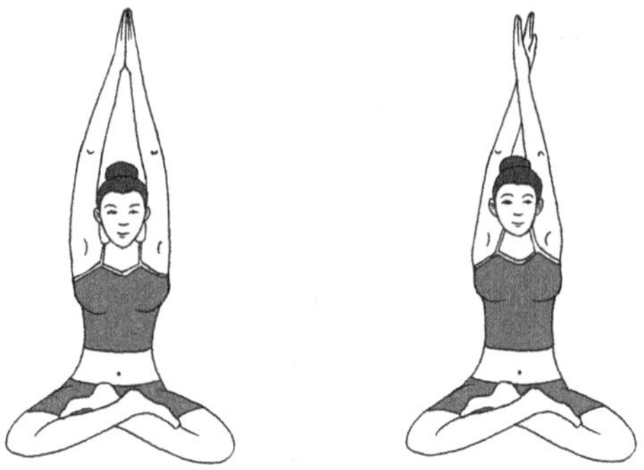

图 5-32

九、婴儿式

动作方法学练(见图 5-33)：

(1)跪坐，臀部坐在脚跟上。

(2)呼气，上体尽量前屈，使前额贴在地上，自然屈肘。

(3)双手掌心向上，自然置于小腿两侧。

(4)自然呼吸，身体放松，保持 30 秒左右。

(5)慢慢还原跪姿。

重复练习 5 次。

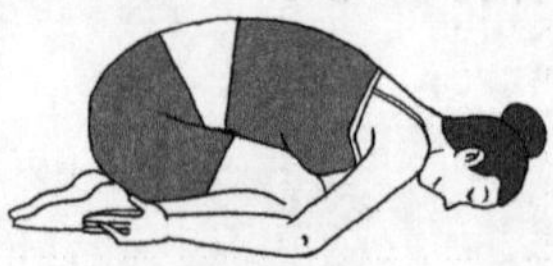

图 5-33

十、战士一式

动作方法学练(见图 5-34):

(1)保持基本站立式,两脚并拢,两臂自然垂于体侧。

(2)双掌合十,高举过头,尽量向上伸展。

(3)吸气,两腿分开。

(4)呼气,右脚和上体右转 90°,左脚随即向右略转。

(5)屈右膝,直到大腿与地板平行,而小腿与地板及大腿垂直。

(6)左腿后伸,膝部挺直。

(7)头向上仰,两眼注视手掌,脊柱尽可能伸展。

(8)均匀呼吸,保持 20～30 秒。

(9)恢复基本站立姿势,反方向重复练习。

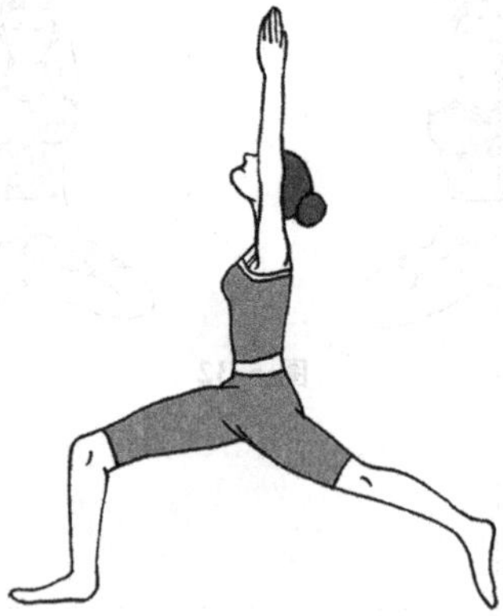

图 5-34

十一、蝴蝶式

动作方法学练(见图 5-35):

(1)坐姿,两脚脚底合拢,两手相合抱着脚趾尖。两脚跟尽可能移近两腿分叉处。

(2)身体前倾,用两肘将双膝推到地面上。

(3)保持30～60秒,逐渐还原。

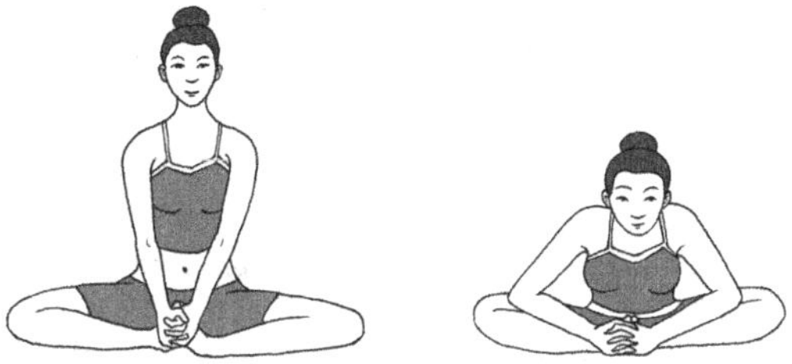

图 5-35

十二、向太阳致敬式

动作方法学练(见图5-36):

(1)立正,身体放松,两掌在胸前合十,自然呼吸。

(2)双臂高举头上,掌心向前,缓慢而深吸气,上身自腰部起向后屈,增加脊柱的弯度,双臂同时后伸。

(3)呼气,上体慢慢上抬并前屈,双掌或两手手指触地。头尽量靠近双膝。

(4)慢慢吸气,同时左脚后伸。

(5)头向后屈,胸部向前挺,背部呈凹拱形。

(6)慢慢呼气,右脚后移,两脚靠拢,两脚脚跟向上,臀部向后方和上方收起。伸直两臂和两腿。

(7)呼气,臀部微向前摇动,直至两臂垂直地面。

(8)蓄气不呼,屈肘,胸放低。

(9)慢慢呼气,胸前移,直到腹部触地。

(10)吸气,同时慢慢伸直两臂,上身从腰部上抬。背部呈凹拱形,头像眼镜蛇式向后仰。

(11)呼气,慢慢抬臀。

(12)吸气,屈左腿并将左脚伸向前边。头上抬,胸前挺,双眼注视前上方。

(13)慢慢呼气,右脚置于左脚旁。低头,双膝伸直。

(14)吸气,慢慢抬上体,背部后屈,两臂举起后伸。

(15)呼气,恢复起始姿势。

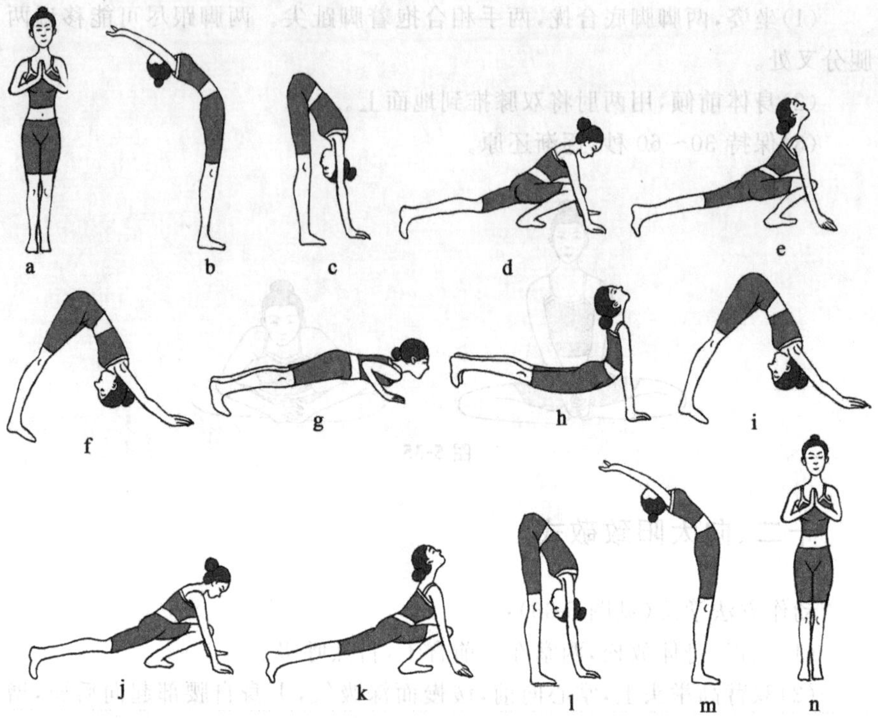

图 5-36

十三、金字塔式

动作方法学练(见图 5-37):

(1)山立功站姿,双脚左右分开,间距约有两肩半宽。脚趾稍内扣。吸气,双手叉在腰间,抬头挺胸,上提膝盖,腿部肌肉要收紧。

(2)呼气,身体前倾,腰背挺直,放落身体。想象两脚心之间有一条连线,双手打开,与肩同宽,掌心放在想象的连线上,指尖向前,抬头。

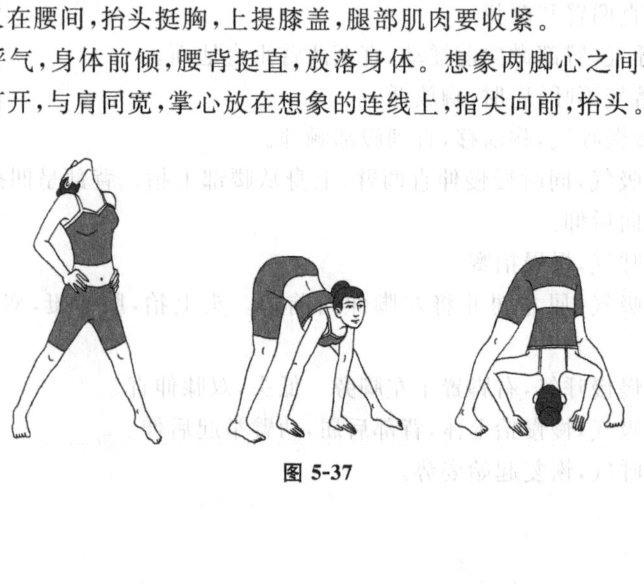

图 5-37

(3)呼气,肩部打开,双肘弯曲,两肘尖抵在两膝,头低下,尽量移到脚心连线的中点上,双腿支撑体重,头放松。身体向下折叠,注意背部不能弯曲。保持30秒左右。

(4)吸气,慢慢抬头,背、双肘慢慢伸直,回到(2),稍停留。

(5)吸气,有控制地恢复到(1)的姿势。

(6)呼气,恢复山立功站姿,调整呼吸。

十四、格拉达式

动作方法学练(见图5-38):

(1)俯卧,双膝间保持一个横拳的距离。双膝上屈,左手将左脚掌抓握住,翻转手腕,掌根按压左脚掌,左手指和左脚趾指向同一方向,左脚掌贴近左臀。右手抓握住右脚大脚趾的一侧。

(2)深吸气,呼气时抬头,上体上抬。左臂将左脚掌向下按,右臂将右脚掌向上提拉。尽量保持左脚掌与髋同高,与地面平行,避免髋关节外翻,保持15秒左右。

(3)呼气,右腿放回地面,打开左臂,双腿伸直,俯卧,侧脸贴地,休息片刻。

(4)交换体位练习。

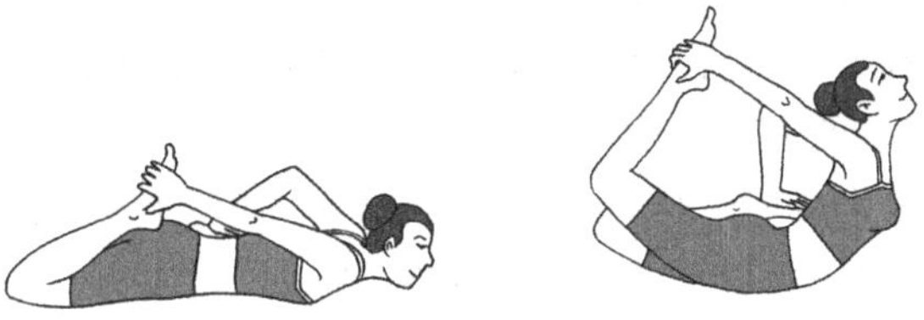

图5-38

第六章　健身健美的形体训练

形体即为人的身体形态。形体训练与其他体育运动项目有着一定的区别，通过形体训练，能够有效促进人的综合能力的发展，促进人的优美体态的培养，最终使得形体的外在表现力与内在气质相融合。本章主要对健身健美的形体训练进行分析。

第一节　形体训练概述

一、形体训练的概念和内容

（一）形体训练的概念

形体训练是以人体科学理论为基础，以相应的美学原理为指导，运用专门的动作方式和方法进行身体训练，以改变人的身体原始状态，塑造美的形体，发展人的综合能力的练习。

在进行形体训练时，可采用各种徒手练习，如徒手姿态操、韵律操、健美操、太极、按摩、健身操以及各种舞蹈动作；也可以采用不同的运动器械进行各种练习，如橡皮筋、绳、球、肋木、哑铃、杠铃、壶铃等，以及各种特制的综合力量练习架；现代开发出来的一些多功能健身器械也是形体训练的重要方式。

广义上的形体训练是只要有形体动作的训练形式就是形体训练。狭义上的形体训练又被称为“形体美”训练，其主要是指利用舞蹈基础练习，结合各种舞蹈进行的综合训练，其主要目的是塑造优美的体态，培养人的气质，纠正生活中的不正确姿态和不良缺陷。形体训练动作形式多样，其内容包括基本素质训练和基本姿态训练。其形式多样，能够有效提高人的健康水平，改善人的体型、体态，陶冶情操。

通过形体训练，人们能够获得形体美、心理美，促进其美的表现；能够发掘人们对于美的丰富想象力和创造力，促进人的审美能力的提升。

（二）形体训练的内容

1. 基本素质训练

形体基本素质包括力量、柔韧性、协调性、耐力、控制力等方面，而这些素质中，最为重要的是力量和柔韧性素质。通过形体基本素质练习，能够有效促进身体各项素质的发展，使得人体具备良好的柔韧性、灵活性，力量素质也得到了一定的发展，为进一步的形体技能训练奠定了基础。

在形体训练过程中，可采用单人练习和双人配合练习两种形式。通过进行练习，能够有效促进肩、胸、腰、腹、腿等部位的训练，以提高人体的支撑能力和柔韧性，为改善形体和提高形体控制力奠定基础。形体基本素质练习的内容较多，在训练时，应本着从易到难、从简单到复杂的原则；同时也要注意自己和配合者的承受能力，不能超负荷，以免发生伤害事故。

2. 基本姿态及其控制练习

人的姿态包括坐、立、行、卧等方面。人不仅要具有良好的体形，还需要具有良好的姿态。人的姿态具有较强的可塑性，也具有一定的稳定性，通过一定的训练，可以改变诸多不良体态。

基本姿态及其控制练习是对练习者身体形态进行系统训练的专门练习，通过相应的训练能够提高和改善人体形态控制能力。基本姿态及其控制训练通过徒手、把杆、双人姿态等动作训练，从而进一步改变身体形态的原始状态，逐步形成正确的站姿、坐姿、走姿等。

二、形体训练的分类

以形体训练的练习形式及要求为主要依据，可以将形体训练分为两大部分，一个是徒手练习，一个是功房练习（见图 6-1）。

形体训练的内容
- 徒手练习
  - 把杆系列动作练习
  - 姿态练习
  - 步伐练习
  - 基本动作练习
- 功房练习
  - 持器械练习
  - 利用综合器械练习

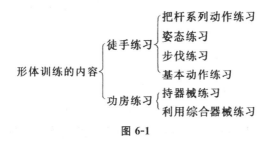

图 6-1

(一)徒手练习

徒手练习主要包括四个方面的具体内容。

1. 把杆系列动作练习

把杆系列动作练习比较常见的有胸、腰部柔韧性及灵活性的练习，这一练习能够有效发展和提高腿部肌肉的柔韧及力量，使得下肢灵活性增强。习练者通过把杆训练，能够使得自身的用力习惯得到较好的培养，从而使其能够有效地控制身体。

2. 姿态练习

姿态练习就是有目的地进行专门的姿态动作的培养与训练。习练者通过专门的动作练习，能够使其在各种练习中逐步学习和体会相应的动作要求，并对其日常动作姿态产生相应的影响。

3. 步伐练习

步伐练习主要是对练习者灵活及敏捷的动作，以及他们在行进间对自身的姿态控制的培养。

4. 基本动作练习

基本动作练习就是一些专门性的有针对性的动作练习，其中，比较具有代表性的是针对某一部位的力量进行的单一练习，或提高身体机能的练习等。通过这些专门性的动作训练，能够使练习者身体的机能能力得到有效的提升，达到健身、健美的目的。

(二)功房练习

功房练习即为在相应的场馆内借助于一定的锻炼器械进行的形体练习。功房练习包括两部分，其一是持轻器械进行练习，其二是利用综合器械进行练习。具体内容如下。

1. 持器械进行练习

手持一定的器械进行有针对性的练习，就是持器械练习。持轻器械进行练习基本上都是对身体某一部位进行专门化的练习，比较具有代表性的有：持具有一定重量的哑铃进行增强上肢力量的训练，或用拉力器进行背部肌肉及上肢肌肉的力量训练，等等。

2.利用综合器械进行练习

利用综合器械进行练习时，会选择一些具有大型的综合器械对身体素质和机能进行全面的训练。在进行练习时，这些练习多在专业人员的指导下进行练习，对于训练具有较高的要求。在进行训练时，会有相应的训练方案安排，训练具有一定的系统性和针对性。

三、形体训练的特点

（一）广泛性与针对性

形体训练具有广泛性特点，在开展形体训练时，不管是何种年龄和性别，都可以根据自身的需要来选择相应的形体训练方式。在进行形体训练时，最终目的是培养良好的身体形态，其练习内容多为一些不很剧烈的运动，有很多严格规范的形体控制练习，最终能够使人的身体得到改善，促进练习者体型的匀称、协调、优美。

（二）内容、方法多样性

形体训练的内容和方法具有多样性的特点，适合不同水平的习练者进行练习。形体训练的器械、动作和项目丰富多样，其既有身体局部练习的动作，又有进行整体动作练习的动作，还有一些促进相应身体缺陷的矫治康复动作等。在习练时，可根据自身的需要选择相应的训练方法。

形体训练的项目具有多样性。有用来健身强体的健美体形的练习；有用来训练正确的坐、立、行姿势的专门练习；有适合中老年群体健身强体的练习；有适合体质瘦弱的人发达肌肉的练习；有适合肥胖者进行减肥的练习；有适合疾病的预防、治疗和康复的练习，等等。另外，形体训练的器械也是多种多样的，有一些专门的单项器械，也有一些综合器械，还有一些自制的娱乐器械。

形体训练的形式具有多样性。有单人练习，也有双人练习，还有集体练习；有徒手进行的练习，也有持轻器械、使用综合器械进行的练习；有站姿练习也有坐姿练习，还有垫上的练习；有柔和慢节奏的练习，也有节奏较快、动感十足的练习；有局部的练习也有一些全身性的练习。

形体训练的方法具有多样性，其是在众多学科理论的基础上开展的运动训练，人们可根据自身训练的目的以及自身的水平等来选择不同的方法。

（三）艺术性

形体训练具有较强的艺术性，在训练时，练习者能够具有较强的美的感受，其是一种具有艺术性的身体运动。形体训练丰富多彩的练习内容及形体美的表达形式、舒展优美的姿态和矫健匀称的体型、集体练习中巧妙变换的队形展示了其强烈的艺术表现力和感染力。

在形体训练中融合了舞蹈基础动作，对于人的形体美和个人艺术素养的提升有着重要的作用。另外，形体训练中，还伴随着相应的音乐，将各种训练动作组合结合在一起，使得形体训练变得生动、优美。

（四）灵活性

形体训练具有灵活性的特点，其内容和形式多种多样，适合不同的群体进行练习。习练者可根据自身的情况来灵活选择。

第二节 基本姿态训练

一、站姿的要领及训练

站立姿势是人的基本动作姿势，人如果想要表现出有氧的姿态，首先应对站姿进行规范。在工作和生活中，不同的场合要求人们具有不同的站姿。基本站姿和站姿训练如下。

（一）基本站姿

站立时，应正直挺拔、舒张大方，给人以庄重自信之感。具体而言，其具体要求如下。

(1)头正、肩平、躯挺。脖颈挺直、下颌微收，肩部稍放松，向后下沉，两肩平齐、舒展。颈部和躯干自然挺直，头、颈、躯干和腿在同一垂线上。身体各主要部位尽量舒展，做到头不歪，脖颈不前伸后仰，背不驼，胸不含，肩不耸，髋不松，膝不变。

(2)双脚略微分开或成丁字步，两脚均匀着地，双臂自然下垂或双手在体前交叉。

站姿应注意以下几个方面。

其一，在站立时忌无精打采，应避免身体东倒西歪或依靠物体。身体松懈状态下，人体的直立线条美便会被破坏。

其二，在站立时，忌双手叉腰、握拳、划脚、抱在胸前或两手插兜，或两腿交叉，一腿弯曲，脚尖点地。

其三，在站立时，忌弯腰驼背，两肩一高一低，两脚过于分开，腿脚抖动等。

（二）站姿训练

形成良好的站立姿势，进行相应的训练，练习过程中要微闭嘴，收紧腹，通过鼻腔慢吸慢呼，控制住胸式呼吸。保持身体向上的感觉和地面垂直的形态。其具体训练方法如下。

1. 基本站立控制练习

目的：确立良好站立姿势的概念。

动作要领：第 1 拍成双脚跟并拢，脚尖开立 45°～60°，双腿夹紧，收腹，挺胸、立腰、立背、紧臀，双肩后张、下沉，双臂自然伸直于体侧、中指顺裤缝线向下伸，下颌略回收，头向上顶，两眼平视前方，背部呈一平面的立正姿势，控制 2×8 拍。

2. 双手叉腰站立控制练习

目的：在改变双臂位置的情况下，保持双肩和良好身体形态。加强良好形态的控制能力。

动作要领：第 1 拍双手叉腰，双肩放松，其他动作要求同上一练习，控制 2×8 拍。

3. 双手叉腰、双脚提踵站立控制练习

目的：通过改变双臂和身体重心的位置，促进腿部支撑能力和上体形态的控制能力的提升。

动作要领：双手叉腰，第 1 拍双脚提踵站立至只有脚趾关节着地，双腿蹬直夹紧，重心平稳上升，双肩不能改变形态。其他动作要求同上一动作。控制 2×8 拍，最后一拍落地。

4. 双手叉腰向前、侧、后快移重心练习

目的：通过进行快移重心的练习，加强习练者腿部的支撑能力和上体形态的控制能力。

动作要领：双手叉腰，在身体与地面保持垂直，重心随支撑腿移动的基

础上，第1拍左脚蹬地，右直腿，绷脚面，经擦地向前移重心成左脚右点地，控制2×8拍，第8拍左腿向前并右腿成立正姿势。3×8拍第1拍左脚蹬地，右直腿，绷脚面，经擦地向右侧移动重心成左侧点地，控制2×8拍，第8拍左腿向侧并右腿成立正姿势。5×8拍第1拍左脚蹬地，右直腿向后移重心成左脚前点地，控制2×8拍，第8拍左腿向后并右腿成立正姿势。7×8拍至12×8拍反复做练习1×8拍至6×8拍动作，方向相反。

5. 双手叉腰移重心转体练习

目的：通过快移重心和旋转练习，能够增强习练者身体形态的控制能力。

动作要领：双手叉腰，旋转时，在保持身体与地面垂直的基础上，第1拍左脚蹬地同时，右直腿擦地前移，身体从左向后转180°成左脚前点地，控制2×8拍，第8拍左腿并右腿成立正姿势。3×8拍第1拍左脚蹬地同时右直腿擦地，右侧移重心身体从右向后转180°成左脚侧点地，控制2×8拍，第8拍左腿并右腿成立正姿势。在5×8拍第1拍左脚蹬地同时，右直腿后移重心，身体从右向后转180°成左脚后点地，控制2×8拍，第8拍左腿并右腿成立正姿势。7×8拍至12×8拍反复做练习1×8拍至6×8拍动作，方向相反。

6. 双手叉腰，腿做向前、侧、后点地的站立控制练习

目的：在改变腿部形态的情况下，保持上体和支撑腿与地面垂直的形态和控制重心的能力。

动作要领：在双腿伸直、重心平稳的基础上，第1拍右直腿垂直向前擦地至远端，绷脚面，脚外侧点地。控制2×8拍，第8拍迅速擦回。3×8拍第1拍右腿水平向侧擦地至远端，脚面向侧点地。控制2×8拍，第8拍迅速擦回。5×8拍第1拍右直腿垂直向后擦地至远端，绷脚面，用大脚趾趾尖点地，脚面外翻。控制2×8拍，第8拍迅速擦回。7×8拍、8×8拍动作同3×8拍、4×8拍动作。换左腿练习（动作同右腿练习）。

7. 靠墙站立练习

目的：通过进行靠墙站立，能够使习练者感受到身体的上下处于一个平面的感觉。

动作要领：要求后脚跟、小腿、臀、双肩、后脑勺都要紧贴墙壁。

8. 纠正不良站姿

在他人的帮助下进行纠正不良站立姿势的练习，或自己对着镜子进行

训练。在找准规范动作时的感觉后，再坚持20分钟左右的训练，开始练习时，时间可短一点，以后再慢慢延长训练时间。

二、走姿的要领及训练

走姿即为行走时的姿态，一个人走路的姿态能够反映其精神面貌和性格特点。每个人的走路姿态都不同，有的人步伐矫健、轻松、敏捷；有的人步伐稳健、端正大方；还有的人步法英武、铿锵有力；也有的人步伐轻盈，轻巧柔和。

上述的这些走姿能够给人以良好的感觉。但是，也有一些人的步态不美观，有的人走姿总是摇头晃肩，左右摆动，给人以轻薄的印象；有的弯腰弓背，低头无神，步履蹒跚，给人以压抑、疲倦的感觉。

总之，在行走时，走姿应协调、昂扬、有朝气和节奏感，体现良好的精神面貌和气质风度。

（一）走姿的总体要求

标准的走姿应以端正的站立姿态为基础，走路时身体各个部位协调互动，要稳健、大方而有节奏感。

1.走姿规范

在行走时，头正，颈直，下颌微收，目光平视前方；挺胸收腹，直腰，背脊挺直，提臀；肩平下沉，手臂放松伸直，手指自然弯曲。

摆动两臂时，以肩关节为轴，上臂带动前臂成直线前后摆动，两臂前后摆幅（即手臂与躯干的夹角）不得超过30°。前摆时，肘关节微屈，前臂不要向上甩动；提髋、屈大腿带动小腿向前迈步，脚跟先触地，身体重心落在前脚掌上；身体重心的移动，主要是通过后腿后蹬将身体重心推送到前脚掌。

2.走姿的要求

（1）男性的步伐应矫健、稳重、刚毅、洒脱，充分展现男性的阳刚之美，步伐频率每分钟约110步；女性的步伐应轻盈、飘逸，充分展现女性的阴柔之美，步伐频率每分钟约100步。

（2）在行走时，不应将手插在衣服口袋里，尤其不可插在裤袋里。双手插入裤袋，显得拘谨小气；双手背于背后，显得呆板、傲慢。

（3）行走时，眼睛应平视前方，不要左顾右盼，不要回头张望，更不要老是盯住行人乱打量。上体晃动或摆动，易给人轻挑、浮夸的感觉。

（4）行走时，脚步要干净利索，保持鲜明的节奏感，忌拖泥带水，脚步声不可过于沉重。

(5)男性步幅(前后脚之间的距离)约25厘米,女性步幅约20厘米。在室内行走时步幅不宜过大。步幅适度,太大时,显得鲁莽、不雅观,太小显得不大方。

(6)行走中,尤其要避免“内八字”或“外八字”步位。这种走路姿态有损形象。

3.几种不同着装的走姿要领

(1)着西装的走姿

对男性,在穿西装时,给人挺拔、庄重、大方之感,在步态上应以直线为主,身体要挺直,步幅可略大一些。对于女性而言,着西装时通常是公共场合,行走时应显得庄重,切忌髋部左右摆动。

(2)穿高跟鞋的走姿

女性在穿高跟鞋时,身体的重心随之移到前脚掌上。行走时,会给人以挺拔的感觉,展现女性的气质美。在行走时要将踝关节、膝关节、髋关节挺直,挺胸收腹,立腰提臀,头微微上仰。步位应为“柳叶步”,即两脚跟前后踩在一条直线上,走出来的脚印像柳叶一样。

(3)着短一步裙的走姿

很多女性在工作时都会穿短一步裙,能够展现女性的端庄、利落、高佻等特征。在短一步裙行走时,注重保持平稳,步幅要小一些,步速可稍快一点,双臂的摆幅也要小一点。

(4)着旗袍的走姿

旗袍是我国的传统服饰,能够展现女性的妩媚与典雅,将女性的柔美与曲线之美展现得淋漓尽致。在穿旗袍行走时,要求身体挺拔、胸微含、下颌微收,步幅应小一些,髋部则可随重心的变化而左右略摆动。

(二)走姿训练

通过行走专门练习,能够增强习练者的身体形态的控制能力,促使走姿更加规范、优美,展现个人的风度。在走姿训练时,应控制好上体形态,双肩放松,不前倾、不后倒、不左右晃动。双臂自然前后摆动,幅度不能过大。双脚落地要稳,行进中重心避免上下颤动。控制好胸式呼吸,充分展示良好的身体形态。可将下述练习进行组合练习。

1.直线行走

目的:加强习练者在行进中对上体形态的控制能力,使得行走中的步伐更加稳健，增加韵律感。

动作要领：按音乐节奏原地踏步后行进，行进路线为直线，左脚踏音乐重拍。

2. 侧身直线、斜线行走

目的：提高习练者行走中的身体形态表现力。

动作要领：可从立正姿势开始，按音乐节奏行进，行进轨迹可是直线也可是斜线。行进中双脚尖向前进方向，上体向左（右）转体45°，头向右（左）方向看成左（右）侧身走。

3. 行进中左、右旋转360°

目的：通过行进中旋转动作练习，能够加强习练者身体重心的稳定性，提高身体形态的控制能力。

动作要领：按音乐节奏直线行进或侧身斜线行进中用1～4拍完成左、右旋转。左旋转第1拍，右脚从左脚前向左平行交叉，第2～4拍回头看原方向，双脚蹬地绕左肩旋转360°，再按原行进路线前进。右旋转动作同左旋转动作，方向相反。

三、坐姿与蹲姿的要领

坐姿和蹲姿也是一种重要的姿态。端庄、大方、自然、稳重的坐姿给人以美感。而蹲姿也常用到，其基本动作要领如下。

（一）坐姿要领

1. 入座和起座

入座时从容大方地走到座位前，自然转身，背对座位，双腿并拢，右脚后退半步，轻稳自如地坐下，然后将右脚与左脚并起，身体挺直，呈基本坐姿状。女性入座时若穿的是裙装，应用手沿大腿侧后部轻轻地把裙子向前拢一下，并顺势坐下，不要等坐下后再来整理衣裙。在入座时，应避免还未站稳，就失重般落座，易让人觉得懒散、不文明。

在起身时，应舒缓、自然，可右脚向后收半步，用力蹬地、起身站立，亦可用手掌支撑于大腿，重心前移。起身时动作不可过猛。

2. 基本坐姿

基本坐姿规范为：头正，颈直，下颌微收，双目平视前方，或注视对方；身体正直，挺胸收腹，腰背挺直；双腿并拢，小腿与地面垂直，双膝和双脚跟并拢；双肩放松下沉，双臂自然弯曲内收，双手呈握指状，右手在上，手指自然弯曲，放于腹前双腿上（见图 6-2)。忌弯腰驼背，含胸挺腹，双膝分开。

3.常见的坐姿

(1)双腿垂直式坐姿

双腿垂直式坐姿同基本坐姿，可根据实际情况适当前倾上体。这种坐姿是正式场合最基本的坐姿，它给人以诚恳、认真的印象。

(2)开膝合手式坐姿

开膝合手式坐姿是在基本坐姿的基础上，双脚向外平移，两脚之间距离不得超过肩宽，两小腿垂直于地面，两膝分开，两手握于腹前。这一坐姿仅适于男性，具体姿势如图 6-3 所示。

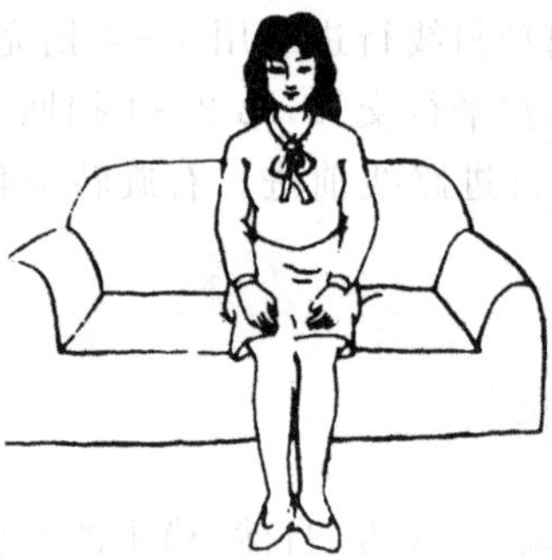

图 6-2

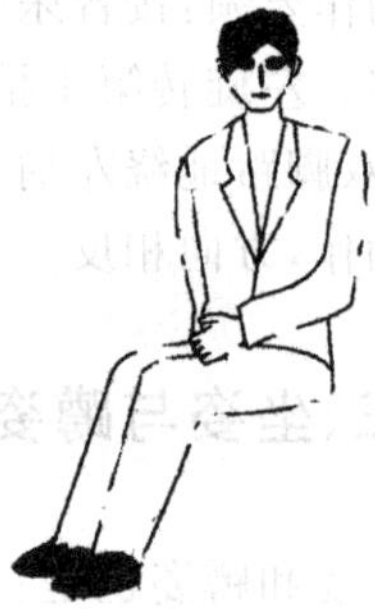

图 6-3

(3)侧步坐姿

侧步坐姿仅适于女性，其包括左侧步坐姿和右侧步坐姿，基本要领如下。

其一，左侧步坐姿。在基本坐姿的基础上，左脚向左平移一步，左脚掌内侧着地，右脚左移靠拢，脚跟提起，双腿靠拢斜放。双膝在斜放时应始终靠拢，不可分开，如图 6-4 所示。

其二，右侧步坐姿。基本坐姿要领同左侧步坐姿，只是腿位由左侧改为右侧，如图 6-5 所示。

(4)开并式坐姿

开并式坐姿在基本坐姿基础上，两脚外移分开，两脚之间分开的距离不得超出肩宽，两脚尖稍向外，但是两膝保持并拢，如图 6-6 所示。开并式坐姿适合坐在低矮的凳椅或不起眼的地方。

(5)屈伸式坐姿

屈伸式坐姿是在基本坐姿的基础上，左脚后收，脚掌着地，左脚呈后曲状；右脚前伸，全脚着地，右腿呈前伸状，膝部靠拢，两脚在前后一条直线上，如图 6-7 所示。

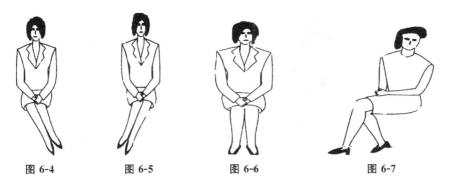

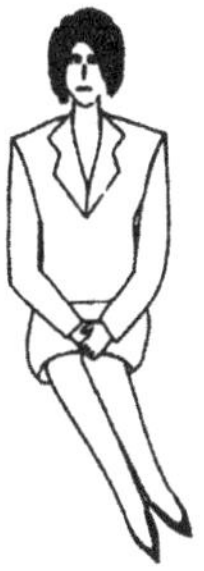
图 6-4

图 6-5

图 6-6

图 6-7

(6)腿位交叉坐姿

其一，前伸交叉位坐姿。在基本坐姿基础上，左小腿向前伸出约 45°，右小腿跟上，右脚在上与左脚相交，两脚相交于踝关节处，右腿膝盖弯靠于左腿膝盖处，如图 6-8 所示。

其二，后收交叉位坐姿。在基本坐姿基础上，双脚前后位内收，两脚脚掌着地，脚跟提起，双腿靠拢，如图 6-9 所示。

其三，叠步式坐姿。叠步式坐姿是在基本坐姿的基础上，左腿左侧一步，右腿交叠于左腿上，右腿小腿内收，脚尖朝下，相叠的两小腿靠紧成一直线，如图 6-10 所示。

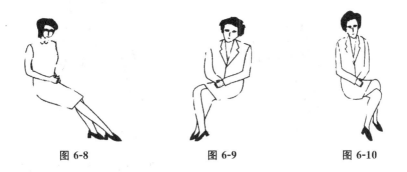

图 6-8

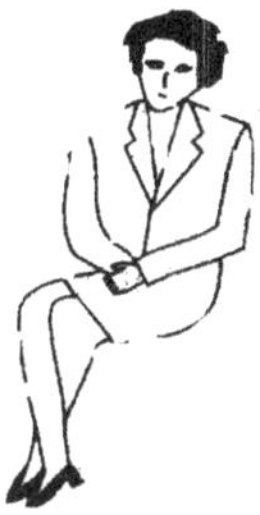
图 6-9

图 6-10

4. 伏案工作和学习的坐姿

(1)伏案工作和学习时，胸部应自然挺拔，立腰收腹。

(2)肩平、头正、上体稍前倾，眼睛与笔尖的距离保持 0.3 米左右，两臂屈肘扶在台面上(肘关节触台边为宜)，两肘之间的距离为一肩半。

(3)两膝靠拢或稍许分开，小腿垂直地面(见图 6-11)。

(4)若坐着的时间长，两腿在不影响姿态美的前提下，可适当调换(见图6-12)。

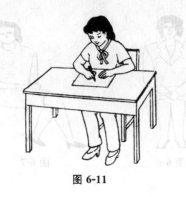

图 6-11

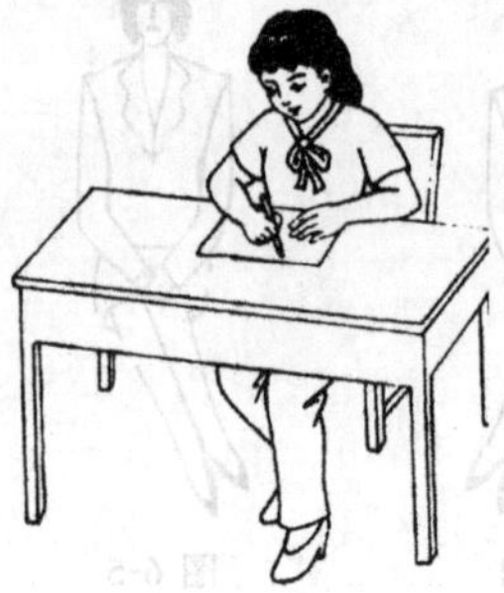

图 6-12

(5)公共场合应避免的坐姿

其一，上体不直，左右晃动，这种坐姿显得不雅观。

其二，翘着“二郎腿”，晃动脚尖(见图 6-13)，给人以轻浮、傲慢之感。

其三，双腿分开，伸得过远(见图 6-14)。

其四，双手置于膝上或椅腿上。容易被人误解为想结束谈话。

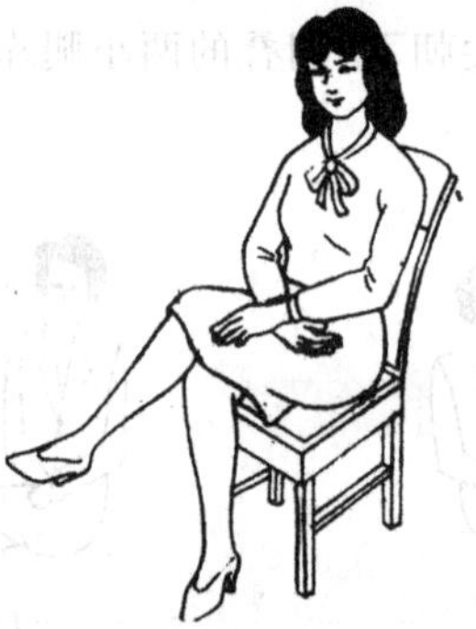

图 6-13

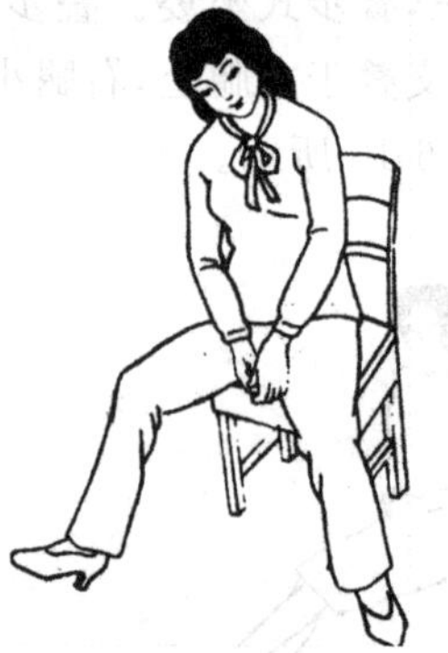

图 6-14

良好的坐姿不仅对两腿的摆放有一定的要求，也要注意两手的摆放。两手臂可自然弯曲内收，两手呈握指式放于腹前双腿之上；也可根据坐姿的变化两手呈握指式放于一条腿上。

若椅子有扶手，女性可将两手重叠或呈握指式放于扶手上，也可将一手臂放在扶手上，掌心朝下，另一手臂横放于双腿上，如图 6-15 所示。男性可双手掌心向下放在扶手上；若前面有桌子，也可将两臂弯曲，两手相握放在桌子上。

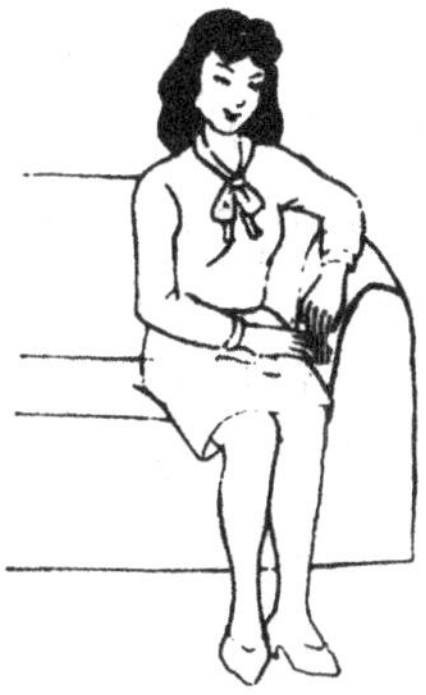

图 6-15

(二)蹲姿要领

在工作和生活中,捡起掉在地上的东西,或取低处的物品时,都会用到蹲姿。基本蹲姿有两种,具体如下。

1. 高低式蹲姿

下蹲时左脚在前,全脚着地,右脚稍后,脚掌着地,后跟提起。右膝低于左膝,臀部向下,身体基本上由右腿支撑,女子下蹲时两腿要靠近,男子两腿之间可保持适当距离。

2. 交叉式蹲姿

下蹲时右脚置步于左脚左前侧,使右腿从前面与左腿交叉,下蹲时,右小腿垂直于地面,右脚全脚着地。左膝从右腿后面向右侧伸出,左脚脚跟抬起,脚掌着地,两腿前后靠紧,合力支撑身体;臀部向下,上身稍前倾。此蹲姿女性较适用。

四、表情姿态的要领及训练

面部表情是一种重要的情感表达方式。现代心理学认为,人的感情表达很大一部分是通过表情来反映的。面部表情在人际交往中占有十分重要的地位。

(一)眼神

1. 注视时间

在一般的交谈过程中,要学会适当地控制自己目光的注视时间,目光接触的时间占交往时间的30%～60%。如果超过60%，通常认为是对对方的兴趣大于谈话；如果低于30%，则通常认为是对对方或谈话不感兴趣。

(1)注视时间过长，会令人感到不自在，这是一种对他人占有空间的侵犯行为；注视时间过短，甚至不看对方，使人感到受漠视。这两种行为都是非常失礼的，都不利于感情的交流，在交往中一定要避免发生。

(2)在交谈过程中，除对方关系十分亲近外，连续的目光接触时间一般为1秒左右。较长时间的目光接触会引起生理上和精神上的紧张，大多数人倾向于避开这种接触，把目光转移开，以示谦让和退让。

(3)一般眨眼的正常次数是每分钟5～8次，一般1秒眨眼几次，且神情活泼，往往被视为对某物有特殊的兴趣，但有时会给人怯懦的感觉；若频繁地眨眼看人，目光闪烁不定，会给人心神不定，心不在焉的感觉；如果眨眼的时间超过1秒，则可视为闭眼，如果在交谈中不时地闭眼，就容易给人一种厌烦、藐视之感。

2.注视位置

在人际交往中，注视位置的不同所传达的信息也不尽相同，营造的交往氛围自然也有所差异。根据不同的场合和交往对象，注视位置一般有以下3种。

(1)公务注视

这是人们在工作交往中，联系业务、洽谈生意及外事谈判等场合中使用的注视行为。目光注视的位置在以对方双眼或双眼为底线，额头顶点的三角形区域内。这种注视给人严肃、认真、有诚意的感觉，能令对方慎重考虑你的意见，在一定程度上能让自己掌握控制权，保持主动。

(2)社交注视

这是人们在社交活动中，舞会、茶话会、宴会及朋友聚会等场合使用的注视行为。注视的位置以对方双眼或双眼为底线，唇心为顶角的倒三角形区域内。这种注视能营造一种缓和的气氛，令人感到舒适，也很有礼貌。

(3)亲密注视

这是亲人之间、恋人之间所使用的注视行为。注视的位置在对方的双眼或双眼到胸部之间的区域内。这是一种最亲近、最没有芥蒂与防备的注视行为，所以，一般人不得随便使用亲密注视，以免引起他人的误解。

3.学会用眼神表达尊敬与友好

(1)俯视，即目光向下注视对方，一般表示爱护、宽容之意。

(2)平视，即目光与对方目光约在同一高度平行接触，一般体现平等、公正、自信、坦率等语义。

(3)仰视，即目光向上注视对方，一般体现尊敬、崇拜、期待的语义。

(4)斜视，即视线斜形，一般表示怀疑、疑问的语义。

(5)侧扫视，即目光向一侧扫视，一般表示兴趣、喜欢或轻视、敌意态度的语义。表示兴趣、喜欢时，伴有微笑和眉毛上扬；表示轻视、敌意时，伴有皱眉、嘴角下撇。

4. 正式场合应克服的不良眼神

(1)不要浑身上下反复地打量人，这种眼神容易被理解为有意寻衅闹事。

(2)不要盯住对方某一部位“用力”地看，这是愤怒最直接的表示，有时也暗含挑衅。

(3)不要频繁地眨眼看人。这种眼神看起来心神不定，失于稳重，显得轻浮。

(4)不要左顾右盼，东张西望。这种眼神游离不定，让人觉得用心不专。

(二)微笑

微笑能缩小彼此间的心理距离，创造出和谐、融洽、良好氛围，在交流与沟通中起着润滑剂的作用。另外，还可以使人消除初到异地的陌生感、紧张感及疲劳感，使人在心理上产生亲近感、安全感和愉悦感。

1. 微笑的基本做法

不发声，不露齿，肌肉放松，嘴角两端向上略微提起，面带笑意，亲切自然，使人如沐春风。

2. 微笑的训练

(1)对着镜子训练

对着镜子微笑，首先找出自己最满意的笑容，然后不断地坚持训练此笑容。

(2)情绪记忆法

即将生活中自己最好的情绪储存在记忆中，当工作需要微笑时，即调动起最好的情绪，这时脸上就会露出笑容。

(3)借助于一些字词进行微笑口型训练

微笑的口型为闭唇或微启唇，两唇角微向上翘。除对着镜子找出最佳口型进行训练外，还可借助一些字词发音时的口型来进行训练。如普通话中的“茄子”“切切”“姐姐”“钱”等，当默念这些字词时所形成的口型正好是微笑的最佳口型。

第三节 不同部位形体训练

一、手臂与肩背部训练

（一）手臂、肩背部力量训练

1. 双手握哑铃体前屈伸训练

双手握哑铃拳心向前，两臂由体侧自然下垂开始，在体前做屈伸练习，上身保持直立，双臂尽量屈伸到最大限度，每组连续做 20 次，反复练习 3 组。

2. 双手握哑铃胸前侧平举训练

双手握哑铃拳心向上，两臂由胸前平屈开始，做侧平举练习，上身保持直立，肩与双臂尽量保持水平，连续做 20 次，反复练习 3 组。

3. 双手握哑铃上举后屈伸训练

双臂上举，双手握哑铃拳心相对，做向后屈伸练习，手臂和身体保持一条直线，收腹立腰，每组连续做 20 次，反复练习 3 组。

4. 俯地撑卧训练

练习者手臂伸直，双手掌撑于地面，双膝离地，双腿与肩同宽，双臂与地面垂直，收紧腰腹，背部和臀部尽量保持水平面，双肩膀不要超过手指尖，停留 120 秒为一组，反复练习 3 组。

5. 双膝着地俯卧撑训练

双膝跪在地面上，双臂与地面垂直，指尖向前，背部平直；收腹，肘关节弯曲成直角，臀部和身体尽量保持水平，双肩膀不要超过手指尖，胸部尽量贴于地面，每组连续做 15 次，反复练习 2 组。

6. 双手握哑铃含胸训练

双臂屈肘于胸前，双手握哑铃拳心向内，做含展胸练习，每组连续做 20 次，反复练习 3 组。

(二)手臂、肩背部柔韧性训练

1. 后伸臂训练

练习者站立或直角坐在地毯上，双手臂向后伸直，握双手。

1×8 拍的第 1～4 拍，双手握好后抬至最大限度。第 5～8 拍双臂慢回落成预备姿势。2×8 拍的第 1～2 拍体前屈，双臂后举。第 3～6 拍，保持不动。第 7～8 拍还原成预备姿势。反复做练习 4×8 拍。

做动作时，练习者应控制挺胸、抬头、立腰的形态，双臂伸直体后，握紧双手，抬至最大限度后再做体前屈。

2. 俯卧手臂和肩部拉伸训练

练习者俯卧于地毯上，双臂屈肘，手扶头后，双腿并拢、伸直、绷好脚面。协助练习者站于练习者体后，两手抓住其肘关节向上微微拉起，同时用膝关节顶住其肩胛骨中间，双手与膝关节反方向用力，停留 5～10 秒。

3. 坐地伸臂辅助压肩训练

练习者面对把杆，双脚开立，上体前倾，双手臂伸直，双手扶把(或手扶椅子靠背)。协助练习者站其侧面，双手扶练习者肩背部。一拍一压，反复练习 4×8 拍，压至最大限度，控制 4×8 拍。双人互换练习。

练习者压肩时应挺胸、塌腰、双臂伸直。协助练习者双手用适当的力压练习者肩背部，将肩关节韧带拉开。

4. 俯卧拉手臂和肩部训练

双人同向站立。练习者右脚在前，左脚后点地，十指交叉直臂上举；协助练习者右手抓住练习者双手，左手用手掌推练习者背部。

一拍一拉，第 1 拍的前半拍，协助练习者右手水平后拉一次，后半拍稍放松。反复做练习 4×8 拍。拉至最大限度，控制 4～8 拍。双人交换练习。

做动作时，练习者应保持挺胸、抬头、立腰、立背的形态，双臂伸直。协助练习者一手拉练习者双臂，另一手用力推其背部，将肩关节韧带拉开。

5.俯卧牵拉训练

练习者趴于地面，同伴双手握紧向上微微拉起，脚踩住双方肩胛骨中间，手与脚相反用力。

通过以上的训练，能够使得人体肩部宽窄适度，与人体总身高的比例匀称协调，可使人显得开阔、稳健而有朝气，突出体型之美。如果肩部过于狭窄，不仅会影响人体的整体外观，给人以纤细无力的感觉，同时还会对内脏器官的功能造成一定的消极影响。

6.俯卧提拉训练

练习者俯卧在地面上，两臂上伸；协助者分腿站在练习者身后，与练习者双手拉紧。协助者将练习者的双臂用力向上提，使练习者的肩、胸、腰离开地面呈最大的反弓形姿势。协助者连续向上做提拉振动并稍加控制后，将练习者还原到预备姿势。按8～12次/2组或4×8拍两人交替练习。

二、腹部、腰部训练

(一)腹部训练

1.腹部力量训练

(1)仰卧抬上体训练

仰卧，屈膝，两脚同肩宽，双手扶头后，腹肌收缩，上体抬起，腰部始终与地面接触。每组连续做20次，反复练习2组。

(2)侧卧抬上体训练

屈膝侧卧，两手扶头后，腹侧肌收缩，上体尽量抬高。每组连续做20次，反复练习2组。

(3)仰卧同时抬双手、双脚练习

仰卧，双腿并拢上举，同时头肩部离开地面抬起，双臂向上方伸展。双臂和上体向上抬起到最大限度，手指尖伸向双脚的方向，双腿保持不动。每组连续做15次，反复练习2组。

(4)仰卧抬上体、伸腿训练

仰卧，双腿并拢屈膝，脚尖点地，双臂上举，上体抬起时，双腿向斜侧方伸直，双手前伸。每组连续做15次，反复练习3组。

(5)仰卧抬双脚和上体训练

仰卧，双腿抬至上举弯曲，双脚脚踝交叉，双手抱头，肘部向外弯曲，上体慢慢抬起，尽量控制双腿姿势，每组连续做 20 次，反复练习 2 组。

(6)侧卧拉引训练

练习者侧卧在地面上，两腿伸直并拢一手臂贴于地面，另一手臂侧伸抓住协助者的手。协助者分腿站在练习者小腿的前端，抓住练习者的手。

在协助者的帮助下，练习者上体向上抬起做侧屈，落地手臂离开地面成侧举，完成后还原预备姿势。练习者起上身时，侧腰腹肌要用力，不能屈胯，保持抬头、挺胸、立背的姿势。按 10～15 次/2 组或 4×8 拍两个方向交换练习。

2. 腹部柔韧性训练

(1)举臂侧下腰训练

开立，双手侧平举，身体向左下侧腰，同时左臂前伸，右臂上举。停留 20 秒再还原。反复练习 3 组，换方向做。

(2)仰卧抱踝训练

仰卧，双腿屈膝，大腿与小腿贴紧，双手抱住脚踝，双腿向前伸展，不落地控制在 45°，双肩向头上方伸展，每组连续做 15 次，反方向练习 3 组。

(3)仰卧伸腿训练

仰卧，双腿并拢，双臂放于身体两侧，双腿伸直抬起，伸向上方 90°，然后慢慢往下落，背部压紧地面，尽量拉长手臂。每组连续做 20 次，反复练习 3 组。

(4)上体前倾训练

开立，双臂侧平举，上体前倾，平行于地面，向上充分伸展，停留 20 秒后还原，反复练习 2 组。

(5)仰卧抬侧腿和手臂训练

仰卧，双腿并拢，左手小臂支撑，右腿和左臂向上抬起，左手指尖伸向右脚尖方向。连续做 20 次为一组，反复练习 2 组。

(二)腰部训练

1. 腰部力量训练方法

(1)双人背对背训练

两人背靠背分腿站立，两人手挽手，一个人用力挽住另一个人的手臂，背起另一个人，使其后呈倒弓状，自己尽量含胸圆背，两腿直立，控制两个 8 拍后换人。

被背起来的人要放松髋关节和腿部，使背部、胸部和腰部肌肉充分伸展，而背的人却一定要分腿直立，同时圆背，反复练习多次。

（2）俯撑抬腿训练

右腿跪立，左脚尖后点地，手向前撑于地面，身体保持水平，右腿向上抬起，展肩挺胸抬头，停留30秒为一组动作，反复练习3组。换方向练习。

（3）俯卧抬侧腿和手臂训练

俯卧于地面，双臂前伸，手心朝下，右臂和左腿向上抬起，挺胸抬头，伸直腿部，还原，换方向做20次为一组，反复练习3组。

（4）坐位腹部上顶训练

直角坐在地面上，双手体后撑地双脚绷直。腹部向上顶，臀部离地，使得身体呈一斜面；控制10秒后，恢复到预备姿势。腹部向上顶时，整个身体从头到脚呈一斜面，收腹收臀绷脚面。按4×8拍反复练习并控制10～20秒。

（5）仰卧绷脚抬腿训练

练习者俯卧，双臂弯曲，双肘撑地，大臂与地面垂直，上体尽量立直，双腿伸直，绷紧脚面。一腿用力向上抬起后，恢复到预备姿势。另一腿紧贴地面。两腿交替练习。练习的幅度、次数逐渐增加。按10～20次/2组或4×8拍两腿交替反复练习。

2.腰部柔韧性训练方法

（1）后下腰训练

双手扶于凳子，与肩同宽，向后连续甩腰10次，然后下腰停留10秒，双膝微屈。

（2）跪地后下腰训练

练习者跪于地面，协助者面对面站立，扶于练习者腰部，练习者向后甩腰，胸部向后下方蜷曲，手臂夹耳两侧向头部方向尽量伸直。

（3）下腰前推训练

练习者后下腰呈拱形，两手着地或两臂弯曲交叉，肘关节着地，协助者扶于对方腰部，轻轻向前施力。

（4）侧躺屈伸训练

练习者侧躺在地上，双手胸前交叉抱上体，双脚并腿屈膝，双手贴地面上举，双腿伸膝，伸成弓形，反复练习10次。练习者的头部和脊椎骨保持在一条直线上，蜷曲时要收紧双膝。

（5）跪地扶踝后下腰训练

练习者双腿跪立，身体向后下腰，双手扶于脚踝，下腰时头尽量向后抬。

三、髋部训练

（一）坐地下压膝关节训练

练习者坐在地板上双腿屈膝分开，双脚脚底相触，双手撑于膝关节处，双手用力下压膝关节，保持立腰，立背，挺胸，用力下压。

（二）俯地打开双腿训练

练习者俯撑于地面，双腿屈膝，脚心相对，把膝关节压至最大限度，脚心相贴紧，臀部下沉，做控制时，大腿尽可能打开至最大限度。

（三）坐地屈身训练

练习者分腿坐在地上并保持背部平直挺胸，同时向内收腹，双手扶大腿内侧，腰始终保持笔直状态，从臀部开始向前屈身，双手平放于体前，头和脊椎骨保持在一条直线上，膝盖和脚趾始终保持向上。

（四）仰卧臀部侧转训练

练习者仰卧在地面上，两腿屈膝抬起与胸部靠拢，两臂体侧伸直。将双腿成预备姿势转向体侧，然后屈膝再转向另一侧。用臀部带动双膝侧转，腰部配合臀部做最大幅度的转动；转动时头部、颈部、肩部、手臂紧贴地面，保持躯干上部与地面紧贴。

（五）双人坐位拉伸训练

练习者和协助者面对面左、右分腿而坐，双腿伸直绷脚面，互相顶住。上身直立，双手拉好。

协助者向后躺拉练习者的双手，双脚蹬住练习者的双脚；练习者上身向前趴，双腿尽量打开。做动作时，双方要保持立腰、立背形态。协助者后躺时臀、腰、背、肩都贴在地面上，练习者上身前倾腹部尽量贴在地面上。

四、腿部训练

（一）腿部力量训练

1. 平直下蹲训练

两腿开立，双手放于身体两侧，双腿屈膝下蹲，下蹲时收腹立腰，两臂握拳前平举，两腿伸直还原，两臂下垂，连续做 20 次为一组，反复练习 2 组。

2. 两脚前后开立下蹲训练

两腿前后分开站立，双手放于身体两侧，双腿屈膝下蹲，两臂握拳前平举，两腿伸直还原，两臂下垂，连续做 20 次为一组，反复练习 2 组。

3. 提踵训练

双手叉腰，右腿做提踵练习，身体保持直立，脚跟尽量抬高，每组连续做 20 次，反复练习 3 组，换反方向做。

4. 连续团身跳训练

自然站立，双手叉腰，原地连续团身跳，上体保持直立，双膝尽量靠拢胸部，连续做 15 次为一组，反复练习 2 组。

5. 左右高抬腿跳训练

自然站立，双手叉腰，身体保持直立，左右高抬腿跳，大腿和膝盖保持水平面，连续做 30 次为一组，反复练习 3 组。

（二）腿部柔韧性训练

1. 勾、绷脚面训练

（1）预备姿势

练习者直角坐在地面上，双臂置于体侧。

（2）动作方法

1×8 拍，前 4 拍勾脚面，后 4 拍双脚绷脚面。

2×8 拍，动作同 1×8 拍。

3×8 拍，前 4 拍左脚勾脚面，右脚绷脚面，后 4 拍反之。

4×8 拍，动作同 3×8 拍。

5×8 拍，前 2 拍双脚勾脚面，3～4 拍双脚尖向外分开至最大限度。后 4 拍双脚尖从外侧画圆至双脚并拢，绷脚面。

6×8 拍，动作同 5×8 拍，方向相反。

2. 仰卧伸腿训练

（1）预备姿势

练习者身体仰卧在地面，两手打开置于体侧，掌心朝下。

(2)动作方法

两腿伸直上举,向两侧分开45°,然后两腿伸直向内交叉后接着向两侧打开。做动作时,两腿伸直绷脚,做快速有力的开合练习。

3.仰卧双腿上举蹬伸训练

(1)预备姿势

练习者仰卧在地面上,两腿离开地面,两手扶于臀部。

(2)动作方法

腿屈膝上举,另一腿伸直上举,两腿交替向上方蹬伸。保持身体基本姿势不变,蹬伸腿要求迅速、有力、充分。

4.侧卧前摆腿训练

(1)预备姿势

练习者侧卧在地面上,一只手臂伸直手心向下,耳朵贴手臂,另一只手臂屈肘放于体前。

(2)动作方法

一腿伸直向前摆动,另一腿伸直贴于地面;一腿伸直向上侧抬起,另一腿伸直贴于地面。

摆动腿尽量向远处摆出,脚面绷直,使腿部和整体有拉伸的感觉。做侧踢腿时要迅速有力。整个动作要注意立腰、立背的形态。

5.坐姿压腿训练

(1)准备姿势

直角坐在地毯上,立腰,立背,头向上顶,双手屈臂放在大腿两侧。

(2)动作方法

1×8拍,1拍1次,双脚并拢,上体前压,前压时稍抬头,用胸腹部尽量贴近大腿面,双小臂贴近地面。

2×8拍的1～2拍,两腿分开,上体左侧压,右手3位,左手1位,3～4拍上体还原直立,5～8拍同1～4拍方向相反。

3×8拍两腿分开,上体前压,1拍1次,慢慢前压至最大限度。

4×8拍双腿1屈1直分腿坐,上体侧压,2拍1次,5～8拍换反方向做。

6.后踢腿训练

(1)预备姿势

双手臂伸直,手心向下,身体俯卧。

(2)动作方法

1×8 拍的 1～2 拍,左腿向后上踢,右手直臂向上摆起,3～4 拍还原成预备姿势。5～8 拍同1～4 拍。

2×8 拍的动作相同,换另一手脚做。

3×8 拍、4×8 拍为 1 拍 1 次练习。

5×8 拍的第 1 拍,两手臂和双脚向后摆起后控制 4×8 拍。

第四节　不良形体缺陷纠正

一、躯干缺陷纠正

(一)脊柱侧弯的矫正

脊柱侧弯是脊柱畸形的一种,当患者脱掉衣服时,这种弯曲便会很明显地看到。轻者表现为两肩不等高,腰凹不对称;重者可见胸部、胸腰部至腰部一段的脊柱向一侧弯曲,同侧背部隆起,胸廓塌陷,严重的可影响心肺功能和内脏功能。

在脊柱侧弯初期,做矫正操效果最显著,因为这时骨骼和韧带还没有发生异常的变化,一旦侧弯发生较久后,由于一侧的肌肉韧带松弛,另一侧发生萎缩,矫正起来就不如起初那样快了。一旦侧弯长久后,脊椎骨本身往往也随着变了形,矫正就更困难了。但是,如果能长期坚持做矫正操,还是能防止侧弯的再发展,使脊柱发育长得直一些。

脊柱矫正体操是较为常用的用于矫正脊柱侧弯的方法。已经患有不同程度(不是严重脊柱侧弯)的人通过长期坚持做脊柱矫正体操可以达到预防和缓解脊柱侧弯的效果。脊柱侧弯矫正技法的作用,在于重点加强脊柱凸出一侧的肌肉,逐渐把侧凸的脊柱拉直。经常发生的脊柱侧弯以脊柱中段凸向右侧者居多,下面就针对脊柱中段凸向右侧者的矫正体操进行讲解。对于脊柱中段凸向左侧者,可将下面的动作左右反过来进行练习。

1. 仰卧挺胸

习练者仰卧在垫子上,左手用力向上伸,右手用力下伸;挺胸、抬起肩部,吸气;放下肩部时呼气。

2. 仰卧举右腿

习练者仰卧在垫子上，左手用力向上伸，右手用力下伸；右腿挺直上抬，高度约为60°，并呼气；在放下腿部时吸气。

3. 仰卧弓身

习练者仰卧在垫子上，右下肢屈曲，足踩床（垫）面；左手用力向上伸，右手用力下伸。抬起腰部和臀部，吸气；放下时呼气。

4. 侧卧弯起

习练者左侧卧，左手用力向上伸，右手用力向下伸；抬起头部、肩部和胸部，呼气；放下时吸气。

5. 侧卧举右腿

习练者左侧卧，左手用力向上伸，右手用力向下伸；右腿伸直抬起，同时呼气；右腿放下时吸气。

6. 俯卧挺身

习练者俯卧在垫子上，左手向上伸，右手向下伸；抬起头部、肩部、上胸部和左手，吸气；放下时呼气。

7. 俯卧举右腿

习练者俯卧在垫子上，左手向上伸，右手向下伸；右腿伸直抬起吸气；放下时呼气。

8. 俯卧抬上体和右下肢

习练者俯卧在垫子上，左手向上伸，右手向下伸；抬起头部、肩部、上胸和左手，同时右下肢伸直抬起，吸气，放下时呼气。

（二）驼背的预防和矫正

1. 驼背的预防

“驼背”是指胸椎后凸所引起的形态改变，这不是脊柱本身有病，而是因为经常低头、窝胸和背部肌肉薄弱，松弛无力所致，对于驼背的矫正，主要是加强背部伸肌的力量和牵拉胸部前面的韧带。

造成驼背的因素首先是由于背部肌肉长期保持松弛引起的。因此,为了达到纠正和预防驼背问题的目的,就可以从进行一些加强背部肌肉的练习开始。其中较为常见的练习方法就是在单杠上做引体向上动作,特别是双手宽握上拉至后颈部触杠的练习,就能很好地发展背部和肩部的肌肉。

预防和矫正驼背最重要的是要经常注意保持正确的姿势。靠墙站立,使后脑壳、双肩、臀部和脚跟贴墙,尽可能长时间地保持这种姿势。每天练习几次,即是一种很有效的预防和矫正法。另外,各种平衡练习也是预防驼背的良好措施。这样做不仅心理因素起作用,而且生理因素也起作用——使躯体保持正常姿势的肌肉得到增强。

2.驼背的矫正技法

青少年驼背,大多数是因为平时经常低头、窝胸的不良姿势引起的,比如看书写字时身体趴在桌上,使用过矮的桌椅,经常用肩背杠过重的东西。在这种情况下,脊柱前面的韧带就紧紧收缩,后面的韧带和肌肉就得放松,长期如此,背部肌肉就会变得松弛无力,形成姿势性的圆背。若不及时矫正,脊柱骨就可能出现结构性的改变,成为严重的驼背,再矫正就困难了。所以在刚刚出现圆背后,就应该尽快矫正,不能任其发展下去。

青少年身体的可塑性较大,既容易因不良姿势引起驼背,又容易纠正不良姿势,矫正驼背。姿势性驼背的预防和矫正,可采取以下两种方法矫正。

(1)习惯养成法

其一,注意端正身体姿势。平时不论站立、行走,双眼要向前平视,胸部自然挺起,两肩向后自然舒展,不窝胸弯腰。坐时脊背挺直,看书写字时不要过分低头,更不要趴在桌子上。

其二,使用合适的桌椅和用具。身高增加,相应增高桌椅;睡觉时的枕头不宜过高。

其三,在身体还在发育的青春期内,不宜经常搬扛过重的东西,尽量减少脊柱的过重负担。

其四,睡硬板床。入睡前,在背后垫上高枕头,全身放松,让头后仰,活动15~20分钟。早上起床前再做1次,每天坚持。

其五,坚持做矫正驼背的医疗体操。这主要是为了增强伸背挺胸的肌肉力量,调整身体前后方肌肉的力量平衡,纠正圆背。同时练习扩胸运动,可以增强两肩的肩胛骨向后靠拢的力量。

(2)体操矫正法

下面介绍的几节矫正圆背的体操,可以全做也可以选用一部分来练习。

其一,挺胸运动。习练者仰卧在垫子上,用枕部和两肘支撑,挺起胸部,同时吸气，放下时呼气。

其二，抬头运动。习练者俯卧在垫子上，两手置体侧，抬起头部及肩部，同时吸气，维持10秒，放下时呼气。

其三，后举运动。习练者俯卧在垫子上，抬起头部和上胸部，两臂伸直向后举起，双腿尽量上抬，同时吸气，放下时呼气。

其四，扩胸运动。站立，两臂前平举，然后分别左右挥摆，做扩胸动作，要求抬头，挺胸，收腹，踮脚。

其五，挺背运动。站立，两手轻靠在臀后，两肩及两上臂向后上方提拔，头同时向后仰，做挺背动作。

其六，拱背运动。习练者仰卧在垫子上，以双脚、双肘和头五点支撑，做上挺动作，挺时吸气，放下时呼气。

以上体操每天早晚各练一次，长期持续进行。

(3)其他方法

下列练习有助于矫正非病理性驼背。

其一，习练者双手背后叉握，尽力上提至肩胛骨，用力顶住后背，头后仰。

其二，习练者仰卧在垫子上，双臂侧平放，上体挺起，成后脑壳和臀部撑地的姿势。

其三，习练者在垫子上跪立，两手抓住脚跟，胸前挺，头后仰。

其四，习练者俯卧在垫子上，双手叉握放头后，两脚固定。上体和头尽量向后上方抬起，两肘同时张开上抬。

其五，习练者坐在椅子上，双手叉握放头后，胸部用力向前挺，头后仰。

其六，习练者仰卧在垫子上，用手(靠近头部)和脚支撑，做“桥”。

其七，习练者背对墙站立，头后仰，前额触墙。

上述练习每天做2～3次，每次3～4个，每个重复12～15次。

(三)胸部缺陷的矫正

“鸡胸”是一种软骨病，它是由于患佝偻病使得肋骨后侧向内凹陷，胸骨部分抬高、突出，从外形上看，整个胸部的形状就像鸡的胸脯。患鸡胸的人由于胸廓变形，直接影响胸腔内的心肺功能和正常发育功能，同时对疾病的抵抗能力也降低，因此，只有采用有效的方法改善胸廓外形，弥补鸡胸所造成的缺陷。

1.双手推膝练习

坐立，两臂体前交叉，按在异侧腿的膝部，吸气，双手向外推膝，而两大腿内收用力保持膝不动，要持续对抗一段时间（5～10 秒）；然后呼气，还原放松。重复 10～15 次，共练习 3 组。

2. 全蹲抱腿练习

自然站立，两臂向外绕环一周成双腿全蹲，同时含胸低头，双手抱住小腿，控制 2 秒，然后还原成直立。反复练习 10～15 次，共练习 2 组。

3. 双杠支撑练习

双杠上的双臂屈伸或支撑摆动，练习 5～8 次，共练习 3 组。

4. 双手挤压练习

双手掌挤压，两脚自然开立，两手肘抬平，水平相反用力，好似要把手掌中的物体挤偏似的，挤压动作要在最大力量上持续 5～8 秒。用力时吸气，还原放松时呼气。重复 10～15 次，共练习 3 组。

5. 俯卧弓背练习

俯撑，向上弓背，提臀到最大限度，控制 2～4 秒后还原成俯撑。反复练习 10～15 次，共练习 2 组。

6. 拉橡皮条练习

把橡皮条穿过肋木，两手在体侧拉橡皮条两端成侧平举。吸气时，两手侧平拉橡皮条到前平举，控制 4～5 秒；呼气时还原成侧平举。反复练习 10～15 次，共练习 3 组。

7. 持哑铃平卧扩胸练习

仰卧在长凳上，两手握哑铃，掌心相对，两臂伸直持哑铃置于胸部上方。然后吸气，两臂向两侧慢慢将哑铃向两侧及下方拉开到两手略低于两肩，控制 2～3 秒，接着呼气，缓慢还原。反复练习 10～12 次，共练习 3 组。

二、肩部缺陷纠正

（一）高低肩的矫正

高低肩即为两肩高低不一。对于青少年而言，造成高低肩的主要原因是经常用同一侧的肩膀挎书包、背包，造成一侧肩关节周围的软组织长时间地处于紧张状态，最终形成高低肩。其矫正方法有如下几种。

1. 对镜哑铃练习

面向镜子，两脚开立，与肩同宽，上体直立。两手持哑铃下垂于体侧。然后吸气，同时两臂做侧平举，观察两肩是否在平行地面的一条直线上，然后呼气放下还原，重复 10～12 次，共练习 3 组。

2. 提肩练习

两脚开立，与肩同宽，上体正直。两手斜下举，低肩的一侧做提肩练习 10 次，另侧手自然下垂，然后双肩做提肩、沉肩练习 10 次，反复练习 4 组。

3. 悬垂练习

背向肋木，双手正握杠悬垂，女性做屈膝收腹举腿到大腿水平，男性举直腿至水平，控制 15～20 秒，反复练习 3 组。

4. 双杠屈伸练习

双杠双臂支撑，在他人辅助下做上下屈伸练习。要求：身体保持正直，防止前后、左右摆动屈伸，每组动作做 10～15 次，共练习 4 组。

5. 倒立练习

在他人辅助下对墙倒立，要求身体正直，两手用力均匀，每次停留 30～60 秒，共练习 5 次。

6. 单臂侧平举练习

两脚开立，与肩同宽，上体直立，低肩侧手持哑铃或重物做单臂侧平举，另一侧手叉腰。重复 15～20 次，共练习 4 组。

7. 两臂绕环练习

两臂侧平举向内、向外交替绕环。开始时向外绕小环，然后绕中环，直到绕大环。这项练习可增加双肩，双臂肌肉群的力量。

（二）溜肩的矫正技法

溜肩又叫“垂肩”，是指肩部与颈部的角度较大，正常男性颈部与肩部的角度在 95°～ 110°，女性在 100°～ 120°，如果男性或女性肩部与颈部的角度大于上述角度，就属于溜肩。造成溜肩的主要原因是肩部的锁骨和肩胛骨周围附着的各肌肉群（如三角肌、胸大肌、背阔肌、斜方肌等）不发达，使得锁骨和肩胛骨远端下垂，从而形成溜肩。其矫正技法如下。

1.器械侧平举练习

两脚开立，与肩同宽，两手拳眼向前持哑铃或重物下垂于体侧。随即吸气，持哑铃向两侧举起，手臂与肩齐时稍停3～4秒，再呼气。持哑铃慢慢放下还原至体侧，重复10～12次，共练习3组。

2.持器械屈臂提肘练习

两脚开立，两手于体侧提一重物或哑铃，当吸气时，两手持哑铃屈臂提肘上拉到上臂与地面平行，稍停2～3秒，然后再呼气，持哑铃慢慢贴身放下还原，练习8～10次，共练习4组。

3.开肘俯卧撑练习

开肘俯卧撑，即俯卧撑时两肘与肩在一水平线上，每组10～15次，共练习3组。早晚练习。

4.倒立手臂屈伸练习

在他人辅助下，体操架上倒立屈伸练习，协助者两手扶练习者两腿外侧，根据练习者的手臂力量大小情况，决定所给帮助力的大小，最后帮助其完成屈伸动作。当然要确保练习者身体姿势的正直、不摇晃。重复做7～10次，共练习3组。

5.坐姿颈前推举练习

坐立，两手宽握距持哑铃置于胸上，上体保持挺胸、收腹、紧腰的姿势，随即吸气，持哑铃垂直向上推起，到两臂完全伸直为止，控制2～3秒；再呼气，慢慢放下还原，重复10～12次，练习3组。

6.侧向拉橡皮条练习

两腿前后站立，双手于体侧拉橡皮条的两端（橡皮条从肋木中穿过，系在肋木上），上体保持挺胸、收腹、紧腰的姿势，随即吸气，两手从体后水平拉橡皮条至胸前平举。控制2～3秒，再呼气，手臂还原。重复练习15～20次，共练习4组。

三、下肢缺陷纠正

腿部不直，影响形体美。下肢缺陷主要有O型腿、X型腿和八字脚。

其纠正方法如下。

(一)O型腿的矫正

O型腿又被称为“罗圈腿”,它指的是膝关节内翻。O型腿是儿童期骨骼发育畸形造成的,多半是站立过早或行走时间过长,或缺乏营养和锻炼所致。如果一个人双脚踝部并拢,双膝不能靠拢,并形成“O”字形,则即为O型腿。一般将此O型腿划分为三个不同程度,即轻度、中度和重度。轻度为两膝间距在3厘米以内;中度则是两膝间距3厘米以上;如果走路时左右摇摆,则为重度O型腿。O型腿形成的原因主要是由于大、小腿内外两侧肌肉群及韧带的收缩力量与伸展力量不平衡。因此,青少年进行矫正的效果较好,并且年龄越早越好。

1.推压膝关节练习

两脚开立,上体前屈,两手扶膝关节外侧,当双腿屈膝半蹲的同时两手用力向内侧推压膝关节,尽量使两膝内扣,然后慢慢放开还原。反复做10～15次,共练习3组。

2.后撑地两腿内夹练习

两腿屈膝左右分开,两脚掌着地,两手于体后撑地,上体稍后倾,两腿用力向内夹,使两个膝关节尽量靠近,上体和脚不动,当达到最大限度时,控制2秒,然后还原。反复做10～15次,共练习3组。

3.双膝紧夹练习

直立,做两膝间用力夹紧,放松练习。反复进行,为增加夹紧的程度,两膝间可夹一物体,保持所夹物体不掉落。时间为20秒1次,反复做10～15次,共练习4组。

4.内外八字交替移动练习

两腿直立,做内外八字交替的横行移动10～15次,共练习3组。

5.小腿侧踢练习

直立,左小腿向外侧踢,用足外侧碰左手,或可用绳子系住一个小沙袋,绳头握在左手中,用左小腿外侧去踢小沙袋,使小腿内侧肌群伸展,外侧肌群收缩,踢10～15次,换右腿踢,共练习3组。

（二）X型腿的矫正

X型腿是先天因素和后天因素共同作用的结果。在幼儿时走路姿势不正确是导致X型腿的重要原因。X型腿是指股骨内收、内旋和胫骨外展、外旋形成的一种骨关节异常现象。如果站立两膝并拢时，两腿不能并拢，间隔距离为1.5厘米以上，即X型腿。其矫正方法如下。

1. 膝关节下压练习

坐在垫子上，左腿于体前伸直，右腿屈膝外展，脚放在左腿的膝关节处，左手扶脚跟，右手扶右膝的内侧，右手掌用力将右膝向下压，压至最大限度，然后慢慢放开还原。重复练习15～20次，换另一腿做，共练习3组。

2. 双腿夹物前伸练习

坐在椅子上，两臂后撑，两踝处夹紧一件软的物体，足跟着地，用足带动腿尽量前伸后，控制4～5秒，然后还原放松。连续做10～15次，共练习3组。注意所夹物体要用厚的，以后再逐渐换薄的。

3. 撑橡皮圈练习

坐在垫子上，两臂身后支撑，用橡皮圈套在脚踝上，两腿伸直抬起，两脚用力向左、向右分开，动作要慢，然后还原。重复练习8～10次，共练习3组。

（三）八字脚的矫正

八字脚，有外八字和内八字之分，走路时两脚尖向内扣的称“内八字”；走路时两脚尖向外撇的称为“外八字”。常见的大多是外八字脚，它是因为年幼过早站立学走路，腿的力量弱，很难保持身体平衡，脚尖自然地向左右分开，慢慢形成习惯。一般情况下，脚尖内扣或外撇不明显的不叫八字脚。如果脚尖指的方向与前进方向之间的夹角超过40°，这不但影响身体姿态的健美，而且还会影响腿部发力，这就需要进行矫正。

1. 直线走跑练习

平时走路和跑步，随时注意检查自己的膝盖和脚尖是否正对前方，在一直线上，也可以画一条直线，来回练习。

2. 跳跃练习

反复练习从高台阶上往下跳，有意识地在空中并拢脚尖并控制落地，落地后检查，脚尖是否并拢。

3. 踢毽子练习

两脚交换用脚内侧连续向上方踢毽子，或者用脚外拐踢毽子。纠外八字脚用双脚外侧踢，纠内八字脚用双脚内侧踢。

4. 直线、弯道走跑练习

以 15 米为半径画圆，再画出其直径，直径两端各延长 1 米。练习时，站立在直径的延长线上起跑，接弯道加速跑至直径的另一端延长线上，然后沿圆弧线走半圈，如此反复。左脚外撇严重时按顺时针方向跑，右脚外撇严重时跑向相反，这种锻炼方法比直线效果好。

第七章　有氧燃脂的健美操

健美操运动在塑身健体、减肥瘦身方面有着比较好的作用，它是一种有氧运动，因此在燃烧身体脂肪方面有着比较不错的效果。因此，本章就有氧燃脂的健美操进行阐述，内容包括健美操运动概述、健美操基本动作、有氧踏板操、有氧搏击操和水中有氧操等基本动作技术及组合。

第一节　健美操运动概述

一、健美操的概念

健美操就是一项在音乐伴奏之下，将身体练习作为基本手段，以有氧运动作为基础，并以健、力、美作为基本特征，将音乐、体操、舞蹈融为一体，从而达到塑造形体、增进健康和娱乐目的的新兴体育运动。

健美操起源于传统的有氧健身运动，它的运动特征主要是持续一定时间的、中低强度的全身性运动。它是在氧气供应充足的情况下，以人体的有氧系统提供能量的一种运动形式，通过锻炼练习者的心肺功能，为有氧耐力素质奠定良好的基础。

伴随着健身运动的不断发展和深入研究，人们更加深入地了解和理解健身，知识水平和健身科学化程度得到提高，健身需求也更加个性化和多样化，这也使得健身形式变得更加多样化。多样化的健身形式更加丰富了健美操运动的内容，变化繁多，简单易学，适合的人群更加广泛，健身的效果也更加明显；同时，降低了运动损伤的可能性。健美操既可美体又可健身，不受年龄、性别、场地、器材的限制，可使全身各关节都得到充分的活动，各部位的肌肉都得到均衡的发展，塑造出良好的体态。它既是一种大众健身方式，也是竞技运动的比赛项目之一。健美操练习通过采用徒手、手持轻器械或专门器械等形式进行，这既能够达到健美、健身、健心的目的，同时也能够促使健美操更加具有娱乐性、竞技性和观赏性。在 2005 年，国际上统一将健美操命名为 Aerobics gymnastics。

健美操运动在人体健康方面具有良好的作用，特别是在控制体重、改善体形体态，以及提高身体协调性和韵律感方面，具有良好的效果。近年来，健美操已经从一项单纯的健身运动逐步发展成为一项独立的体育竞赛项目，在动作技术特征以及竞赛组织方法等方面都有其自身的特点。

从历史来看，虽然健美操运动的发展时间还不是很长，但已被广大群众所喜爱和接受。健美操既能够将动作的"健"和"力"的特点予以突出出来，又使得健美操成为体育运动中非常具有观赏性的运动项目之一。随着现代生活水平的不断提高，人们对于健康观念的意识逐渐增强，在生活中开始增加对健康的投资，随着健美操运动在我国越来越受到人们的欢迎，已成为人们现代文明生活中不可缺少的重要组成部分。

二、健美操的分类

关于健美操运动的分类，由于划分的标准不同，存在着多种划分方式。以健美操运动的目的为标准划分，我们可将健美操分为健身健美操、竞技健美操和表演健美操三大类。

（一）健身健美操

健身健美操是一种任何年龄段都可以参加学习和锻炼的集健身、娱乐、防病于一体的群众性、普及性健身运动，也称为"大众健美操"。

健身是健身健美操的主要目的，它力求在对健身练习的基本方法进行掌握的过程中，在欢快轻松的做操中陶冶情操，锻炼身体，增强体质，以更好地促进身心的全面发展，同时建立经历充沛的、良好的、积极向上的生活状态。从健身健美操套路编排和动作设计来看，健身健美操的动作简单、流畅、充满活力，但动作的设计还讲究对身体各个重要运动部位锻炼的针对性和实效性，节奏感较强，速度适中，平均每 10 秒在 20 拍左右。

健身健美操需要在有氧的条件下进行，并且按照一定的顺序来对身体的各个部位进行锻炼，它能够对减少脂肪、健身强体有着非常好的作用。练习时间可以较长，运动强度中等即可。

健身健美操具体可以分为以下几种。

(1)以参与运动的人数来划分，健美操可分为单人、双人、3 人、6 人、8 人和集体健美操。

(2)以年龄阶段来划分，健身健美操可分为幼儿健美操、儿童健美操、少年健美操、青年健美操、中年健美操、老年健身健美操等。这样的分类方法主要是根据参与人的不同年龄阶段的不同身体、心理等特征有侧重地创编健美操，以适应各个年龄段的健身要求。

(3)以人员的性别来划分，可分为女子健身健美操和男子健身健美操两种。

(4)以人体的部位来划分，健身健美操可分为头颈健美操、肩部健美操、胸部健美操、腹部健美操、髋部健美操、四肢健美操等。这类健美操是特别着重对人体某个部位得到专门锻炼而编排的，具有较强的针对性。

(5)以练习的目的来划分，健身健美操可分为热身健美操、形体健美操、减肥健美操、节奏健美操、跑跳健美操等。这种分类主要是为了突出参与健美操运动想要达到的某种目的。如在剧烈运动之前的热身活动、减肥瘦身或是培养人的气质形态、改善形体、提高力量和增强节奏韵律感。

(6)以练习的方式来划分，健身健美操可分为徒手健美操、持器械健美操(主要为轻器械如:哑铃、彩球等)、专业器械健美操(垫上健美操、踏板、踏台健美操等)。

(二)竞技健美操

竞技健美操是以取得有组织的正式比赛优异成绩为主要目的的健美操类型。竞技健美操只进行自编动作的比赛，这种自编动作需要根据竞赛规则与规程的要求组编，成套动作要在规定时间内完成。在一套动作完成后，评委会根据规定动作、难度动作、完成情况、临场表现力和整体美感等因素进行打分。

(三)表演健美操

表演健美操就是指以在进行健美操表演中将自身的魅力和价值予以展示出来，促进健美操活动更为广泛的开展作为主要目的的健美操类型。这种类型的健美操能够使参与者自我展现的需要得到满足，它将健美操作为一种艺术表演形式，在各种大、中、小型晚会或庆典上进行表演，具有很强的观赏性价值。发展到今天，健美操用于表演的例子极为普遍，甚至出现在央视的春节联欢晚会中。

表演性健美操没有规则限制，表演时间可以根据具体的表演要求来进行设定，正是因为其形式比较灵活、自由，动作多样并且充满戏剧性，所以受到人们的热烈欢迎。

三、健美操的特点

健美操属于一项有氧健身运动，是在有氧供应充足的情况下，为人体有氧系统提供能量的一种运动方式。其运动特征是持续一定时间不间断的、中低强度的全身性运动，主要影响练习者的心肺功能，是有氧耐力的基础。其练习形式多样，运动量可大可小、容易控制，对场地器材的要求也不高，各种人群都能从健美操练习中找到适合自己的方式，十分安全有效，具有广泛的适应性和健身的安全性特点。除此之外，健美操还具有自己的特征，主要表现在以下几个方面。

（一）高度的艺术性

健美操是一项追求人体健与美的运动项目，将人体语言艺术和体育美学融为一体，使健美操成为极具观赏性的运动项目，具有高度的艺术性。健美操动作要求协调、流畅、有弹性，要展示内心的激情，体现一种健康向上的情绪。同时，还提倡个人风格的表现力，使练习者不仅锻炼了身体、增强了体质，而且从中得到了“美”的享受，提高了审美意识和艺术修养。

健美操的艺术性主要体现在其“健、力、美”的项目特征上。“健康、力量、美丽”是人类有史以来所追求的身体状况的最高境界。在健美操运动中，无论是健身健美操，还是竞技健美操，无不处处表现出“健、力、美”的特征，包含着高度的艺术性因素，使健美操不同于其他运动项目，这也正是人们热爱健美操运动的原因之一。而健美操运动员在比赛中所表现出的健美的体魄、高超的技术、流畅的编排和充沛的体力等，也无不给观众留下深刻的印象，充分体现出健美操运动的“健、力、美”特征和高度的艺术性。

（二）强烈的节奏性

健美操是一种必须在音乐伴奏下进行的身体练习，音乐是健美操的灵魂。与艺术体操相比，健美操更强调动作的力度。因此，健美操的音乐节奏趋于鲜明强劲，风格更趋于热烈奔放。健美操音乐多取材于迪斯科、爵士、摇滚等现代音乐和具有上述特点的民族乐曲，而正是音乐中的高低、长短、强弱、快慢等有节奏的变化，使健美操更富有一种鲜明的现代韵律感。此外，旋律清晰、活泼轻快、情绪激奋的音乐，不仅能振奋练习者的精神，使人产生跃跃欲试的动感，而且还能使人在练习过程中，忘却疲劳，产生一种轻松愉快的心情。

（三）广泛的群众性

健美操是一项富有趣味性的运动，它能给人们带来热情奔放的情感体验，符合现代人追求健美、自娱自乐的需要，因此深受广大群众的喜爱。同时由于健美操，尤其是健身健美操，其练习形式多样，运动负荷和难度可以自我调节，不同年龄、性别、形体、素质、个性、气质的练习者都可酌情选择参加锻炼，各种人群都能从健美操练习中找到适合自己的练习方式，并通过训练增强体质，弥补自身的某些不足，并且还可从中获得乐趣。因而，健美操是男女老幼所青睐的一项运动。此外，由于健美操不受气候的影响，对场地、器材条件的要求不高，练习起来简便安全，适合不同地区、不同条件的单位和部门开展。因此，这项运动具有广泛的群众性。

（四）健身的安全性

健美操所设计的运动负荷、运动强度、运动量及运动节奏都充分考虑了因运动而产生一系列刺激结果的可行性，使之适合一般人的体质，甚至弱体质的人都能承受的有氧范围。人们在平坦的地面上，在欢快的音乐声中，跟随快慢有序的节奏进行运动，十分安全而且有效。

（五）动作的创新性

由于人体结构复杂，动作多变，人的性格迥异，情绪丰富，这就使得健美操动作具备了丰富性。健美操要求不断进行创新，是指完成的动作技术质量和丰富、动作的组合形式、成套动作的编排、集体动作的配合、音乐的选配、队形的变化、健美操器械以及教学方法手段等不断推陈出新。

随着健美操运动的发展和时代的变迁，在原有的基础上可不断地创编出独特新颖的具有显著特征的健美操动作和练习形式，是健美操长盛不衰的显著特点。可以说，没有创新，健美操就失去了活力。

第二节　健美操基本动作

一、上肢动作

（一）手型

1. 并掌

学练方法：五指伸直，相互并拢，使手臂成一条直线。大拇指微屈，指关节贴于食指旁（见图 7-1）。

2. 开张

学练方法：五指用力伸直，充分张开（见图 7-2）。

3. 立掌

学练方法：五指自然弯曲，手指用力上翘（见图 7-3）。

4. 屈掌

学练方法：五指自然弯曲张开，手掌用力上翘（见图 7-4）。

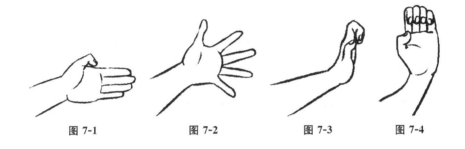

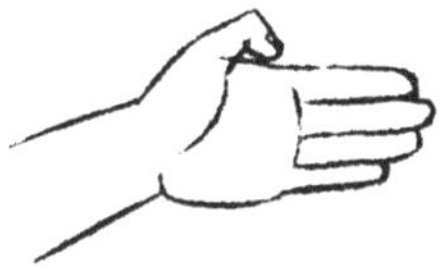

图 7-1

图 7-2

图 7-3

图 7-4

5. 拳型

学练方法：握拳，大拇指在外，指关节弯曲，紧贴于食指和中指（见图 7-5）。

6. 芭蕾舞手型

学练方法：五指并拢，自然伸长，大拇指与中指稍向里合（见图 7-6）。

7. 西班牙舞手型

学练方法：五指用力张开，小指、无名指、中指自掌指关节处依次屈，大拇指稍向内扣（见图 7-7）。

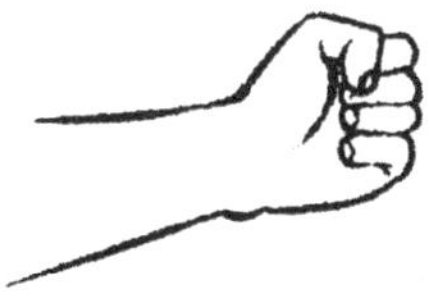

图 7-5

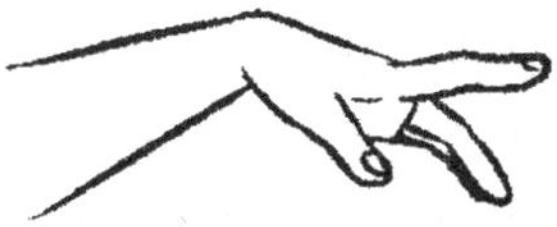

图 7-6

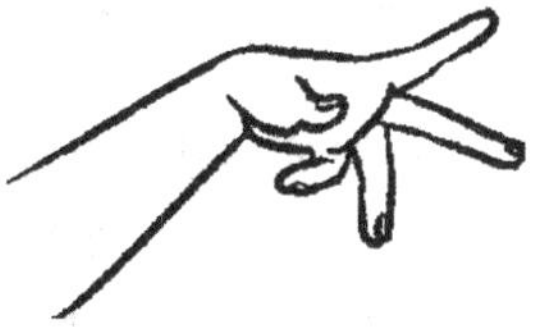

图 7-7

(二)手臂动作

1. 举

学练方法:以肩关节为轴,臂伸直向某方向抬起。臂的活动范围不超过180°并停止在某一部位。

动作要点:动作到位、路线清晰、有力度感。

动作类型:上举、下举、前平举、侧平举、前上举、前下举、侧下举、侧上举、后下举。

2. 屈、伸

学练方法:上臂固定,以肘关节为轴,肘关节由弯曲到伸直或由伸直到弯曲的动作。

动作要点:肩关节自然下沉,肘关节有弹性的屈伸。

动作类型:胸前屈、胸前平屈、肩侧屈、肩侧上屈、肩侧下屈、胸前上屈、腰侧屈、头后屈。

3. 摆动

学练方法:两手握拳,屈肘前后摆动。

动作要点:屈肘角度不宜过大或过小,60°左右。

动作类型:同时摆、依次摆。

4. 绕、绕环

学练方法:两臂或单臂以肩为轴做弧线运动;上臂固定,前臂以肘关节为轴做弧线运动。

动作要点:线路清晰,开始和结束动作位置明确。

动作类型:两臂或单臂向内、外、前、后绕或绕环。

二、基本步伐

对健美操基本动作进行认真分析,发现健美操所有步法按冲击力可分为三种:无冲击力动作、低冲击力动作和高冲击力动作。

下面介绍一些健美操中比较常见的基本步伐。按冲击力的分类,从动作名称、学练方法、动作要点和动作类型4部分进行说明。

(一)无冲击力动作

1. 弹动(spring)

学练方法：两腿并拢，膝关节有弹性的屈伸。

动作要点：两膝与踝关节自然屈伸。膝关节由弯曲到还原时，处于微屈状态。

2. 半蹲(squat)

学练方法：两腿左右分开稍大于肩(或与肩同宽)，脚尖稍外开，两腿同时屈伸。

动作要点：屈膝不得超过 90°屈膝时，膝关节朝着脚尖的方向，臀部向后，上体稍前倾，膝关节不应超过脚尖。

动作类型：并腿半蹲、迈步半蹲、迈步转体半蹲。

3. 弓步(lunge)

学练方法：一种做法是两腿前后站立，左右脚与髋同宽，平行站立，脚尖向前，两腿同时屈膝和伸直，常用于力量练习。另一种做法是一腿屈膝，另一腿伸直，常用于有氧操练习。

动作要点：身体重心在两腿之间，膝踝关节在一条线上。前腿膝关节弯曲不能超过 90°，不能超过脚尖。

动作类型：原地前后的弓步、左右的弓步、向前一步的交换腿弓步、后退一步的交换腿弓步、转体的弓步、跳的弓步。

4. 提踵(calf raise)

学练方法：两脚跟抬起，落下脚跟稍屈膝。

动作要点：两脚加紧，重心上提时，腹部收紧，落下时屈膝缓冲。

(二)低冲击力动作

1. 踏步(march)

学练方法：两腿依次抬起，依次落地。

动作要点：在下落时，膝踝关节有弹性的缓冲。

动作类型：踏步转体、踏步分腿与并腿、弹动踏步。

2. 走步(walk)

学练方法：迈步移动。向前走时，脚跟先落地，过渡到全脚掌；向后走时相反。

动作要点：在落地时，膝、踝关节有弹性的缓冲。

动作类型：向前后走步、转体的(弧线的)走步。

3. 一字步(easy walk)

学练方法：向前一步，后脚并前脚，然后向后一步，前脚并后脚。

动作要点：前后均要有并腿过程，两膝始终有弹性的缓冲。

动作类型：向前、后的一字步，转体的一字步。

4. "V"字步(V step)

学练方法：一脚向斜前方迈一步，另一脚随之向另一斜前方迈一步，两脚开立，然后再依次退回原位。

动作要点：两脚之间的距离略比肩宽，身体重心在两腿之间。

动作类型：正和倒的"V"字步(前、后)、转体的"V"字步、跳的"V"字步。

5. 漫步(mambo)

学练方法：一脚向前迈出，重心随之前移，另一脚稍抬起，然后后脚落下、重心后移，前脚随之后脚落地，重心移至后脚。

动作要点：身体重心随动作前后灵活移动，动作要有弹性。

动作类型：转体的漫步、跳起的漫步。

6. 迈步移重心(step tap)

学练方法：一脚迈出，落地同时弯曲，随之身体重心移至另一脚，膝伸直，脚尖点地。

动作要点：重心移动明显，两膝有弹性的屈伸。

动作类型：左右的移重心、前后的移重心、移动的移重心、转体的移重心。

7. 后屈腿(leg curl)

学练方法：一脚站立，另一脚后屈，然后还原。

动作要点：主力腿保持有弹性的屈伸，后屈腿的脚后跟伸向臀部。

动作类型：原地后屈腿、迈步后屈腿、移动后屈腿、转体和跳后屈腿。

8. 点地[tap、touch(heel)]

学练方法：一腿伸出，脚尖或脚跟点地，另一腿伸直或稍屈膝站立。
动作要点：两腿有弹性的屈伸，点地时，身体重心始终在主力腿。
动作类型：脚尖点地、脚跟点地、迈步点地；向前、向后点地；向侧点地。

9. 并步(step touch)

学练方法：一脚迈出移重心，另一脚随之在主力腿内侧并腿点地，同时屈膝。
动作要点：两膝自然屈伸，并有一定的弹性，身体重心随之移动。
动作类型：左右的并步、前后的并步、转体的并步。

10. 交叉步(grapevine)

学练方法：一脚向侧迈出一步，另一脚在其后交叉，随之再向侧一步，另一脚跟并拢。
动作要点：脚落地同时屈膝缓冲；身体重心随着脚的迈出而移动。
动作类型：前交叉步、转体的交叉步、加小跳的交叉步。

11. 吸腿(knee lift/knee up)

学练方法：一腿屈膝上抬，另一腿微屈缓冲。
动作要点：大腿上提，小腿自然下垂，后背挺直，保持主力腿屈膝缓冲。
动作类型：原地吸腿、迈步吸腿、移动吸腿、转体的吸腿、跳起的吸腿、向前吸腿、向侧吸腿等。

12. 摆腿(leg lift)

学练方法：一腿站立，另一腿自然抬起，然后还原成并腿。
动作要点：保持主力腿屈膝缓冲；抬起腿不用很高，但要有控制；保持上体直立。
动作类型：向前、侧摆腿、摆腿跳。(也可做成高冲击力动作)

13. 踢腿(kick)

学练方法：一腿站立，另一腿加速上摆。
动作要点：主力腿轻微屈膝缓冲，脚后跟不要离地；踢腿的高度因人而异，避免造成大腿后部损伤；上体尽量保持直立。
动作类型：原地踢腿、移动踢腿、跳起的踢腿；向前踢腿、向侧踢腿。

(三)高冲击力动作

1.跑(jog)

学练方法:两腿依次经过腾空后,一腿落地缓冲,另一腿后屈或抬膝,两臂前后自然摆动。

动作要点:落地屈膝缓冲,脚后跟要着地。

动作类型:原地跑、向前跑、向后跑、弧线跑、转体跑。

2.双脚跳(jump)

学练方法:双腿有弹性的跳起。

动作要点:双脚并拢,屈膝缓冲,落地脚尖先着地,由前脚掌过渡到全脚掌。

动作类型:原地双脚跳、前后双脚跳、左右双脚跳、转体双脚跳。

3.开合跳(jumping jack)

学练方法:由并腿跳成左右分腿落地,然后,再由分腿跳起并腿落地。

动作要点:分腿时,两脚自然外开,膝关节沿脚尖方向屈;落地时,屈膝缓冲,脚后跟要落地。

动作类型:原地开合跳、转体开合跳。

4.并步跳(step jump)

学练方法:一脚迈出,随之蹬地跳起,后腿并于前腿。

动作要点:脚迈出后,身体重心随之移动,空中有并腿过程。

动作类型:向前并步跳、向后并步跳;向侧并步跳。

5.单脚跳(hop)

学练方法:一脚跳起,另一脚离地。

动作要点:落地屈膝缓冲;保持上体正直。

动作类型:原地单脚跳、移动单脚跳、转体单脚跳。

6.弹踢腿跳(nick)

学练方法:双脚起跳,单腿落地,另一腿小腿后撩,然后小腿向前踢伸直。

动作要点:无双腿落地的过程;弹踢腿不用很高,但要有控制。

动作类型:原地弹踢腿跳、移动弹踢腿跳、转体弹踢腿跳、向前后的弹踢腿跳、向侧的弹踢腿跳。

7.点跳(小马跳)(pony)

学练方法:一脚小跳一次、垫步一次,另一脚随之并于主力腿。
动作要点:两脚轻快蹬落地,身体重心随之平稳移动。
动作类型:原地点跳、左右点跳、前后点跳、转体点跳。

第三节 有氧踏板操

一、踏板操的基本动作

踏板操的基本动作主要包括:上下板、点板、单腿支撑、转板、过板、板上落以及跨板等,具体如下。

(一)上下板

这是踏板动作中最常见的步伐。两脚依次上下板。上下板同侧脚领先,保持相同的顺序。
(1)提示:左、右、左、右。
(2)位置:板前、一端。
(3)变形:"V"字步。

(二)点板

重心落在一只脚上,另一只脚为虚点步。

(三)单腿支撑

这是一种交替上板的动作,每次上板都改变引脚。单腿支撑,另一只腿为动力腿做动作。
(1)提示:上、提、下、下。
(2)位置:板前、板侧、一端、跨立。
(3)变形:提膝、侧踢、后抬腿、前踢,重复3次。

(四)转板

这是一种转体180°的交替步伐或是转体的交替"V"字步。在板的一侧经过板上到板的另一侧下板。

(1)方法:右脚上板,1/4 转向前面,左脚上,右脚下,左脚下。

(2)提示:转、转、下、下;或上、转、下、下。

(3)位置:侧面、一端、前面。

(4)变形:第 4 拍时可先提膝或后屈腿。

(五)过板

在板的一侧经过板上到板的另一侧,方向不变;可横板、可竖板。

(1)提示:上、上、下、下。

(2)位置:板侧、一端。

(3)变形:在板上可小跳或小吸腿跳。

(六)板上落

板上落是一种交替落脚的着地步伐。在板上开始动作,要注意以较慢的速度开始,落地是前脚掌落地。

(1)提示:右侧下点,右脚上,左侧下点,左侧上。

(2)位置:板上、板侧面。

(3)变形:单单双、后落脚、侧蹲。

(七)跨板

可在板上下板,双脚跨在板两侧,从板两侧上板。注意脚落板和上板的位置。

(1)提示:下、下、上、上;或跨下、上、上。

(2)位置:板上、板侧。

(3)变形:单侧落下,上板时前吸、前提、侧踢,从板侧开始(上、上、跨、下、上、上、下、下)。

二、踏板操的基本技术

踏板操的基本技术主要有三个方面:缓冲弹动、控制以及重心等,具体如下。

(一)缓冲弹动

缓冲是有氧运动的基础,也是踏板操的基础。它是依靠踝关节、膝关节、髋关节的屈伸和弹动而产生的。

踏板操的缓冲作用主要表现在两个方面。

(1)可缓解下板时地面对身体的冲击力和阻力。

(2)上板时可使腿部肌肉充分地得到收缩和对抗的锻炼,使动作和动作之间的连接安全、自然。

(二)控制

控制是人体肌肉的紧张和松弛的协调配合。在整个运动中身体的基本姿态应得到控制,保持身体的自然挺拔。在踏板操中主要是板上、板下、左右移动的动作,需要腰、腹、臀的肌肉控制。

踏板操的控制作用主要表现为对身体的平衡、固定和安全作用,能够使下肢动作更好地完成得到有力的保证。

(三)重心

在运动的过程中,重心移动是对身体安全、流畅和平衡进行保证的一个重要因素。运动时身体的重心是随着运动而发生变化的。踏板操的重心移动主要从上板和下板的路线过程中予以体现出来。在踏板操中,重心的移动,其关键在于在完成动作时,两脚交替用力和身体躯干向脚的动作方向进行同时跟进。

三、踏板操的组合动作

(一)踏板操初级组合

每个动作的重心和全脚掌要落在板上,离板近的脚先上板。每个组合均为 32 拍的右、左脚组合,即右脚先开始,32 拍组合动作结束时的最后一拍动作落在右脚上,接着左脚开始完成反方向的 32 拍组合动作。

1. 组合一

第一个八拍(见图 7-8)

(1)步伐:1～4 拍右脚一字步上下板;5～8 拍同 1～4 拍。

(2)手臂:1～4 拍两臂体侧屈肘,前后摆动;5～8 拍同 1～4 拍。

(3)手型:拳。

(4)面向:1 点。

第二个八拍(见图 7-9)

(1)步伐:1 拍右脚上板,2 拍左脚后屈,3～4 拍下板,5～8 拍同

1～4 拍。

(2)手臂:两臂体侧屈肘前后摆动。

(3)手型:拳。

(4)面向:1～2 拍向 8 点,3～4 拍向 1 点,5～6 拍向 2 点,7～8 拍向 1 点。

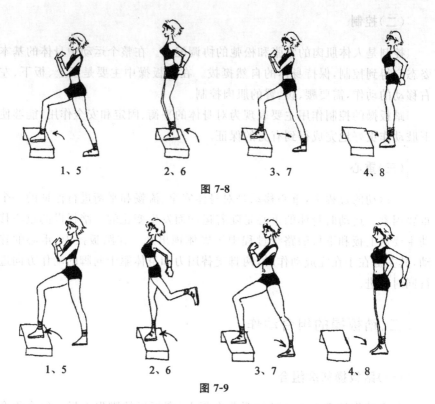

1、5　　2、6　　3、7　　4、8

图 7-8

1、5　　2、6　　3、7　　4、8

图 7-9

第三个八拍(见图 7-10)

(1)步伐:1 拍右脚上板,2 拍左脚前吸腿,3 拍左脚下板,4 拍右脚点地,5 拍左脚点板,6 拍左腿前吸,7～8 拍下板。

(2)手臂:两臂体侧屈肘前后摆动。

(3)手型:拳。

(4)面向:1～2 拍向 8 点,3～4 拍向 1 点,5～6 拍向 2 点,7～8 拍向 1 点。

第四个八拍(见图 7-11)

(1)步伐:1～4 拍向右 45°上板吸腿一次,5～8 拍向左 45°上板吸腿一次。

(2)手臂:两臂体侧屈肘前后摆动。

(3)手型:拳。

(4)面向:1～6 拍向 3 点,7～8 拍向 1 点。

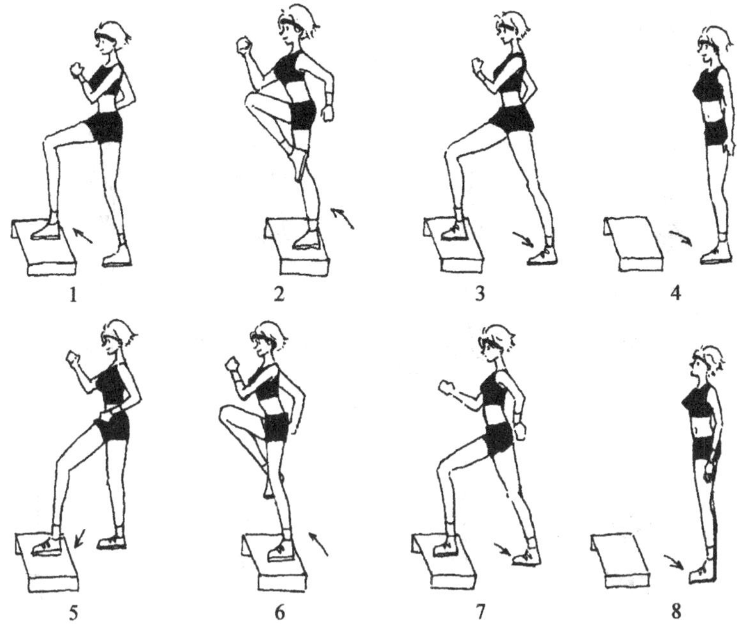

图 7-10

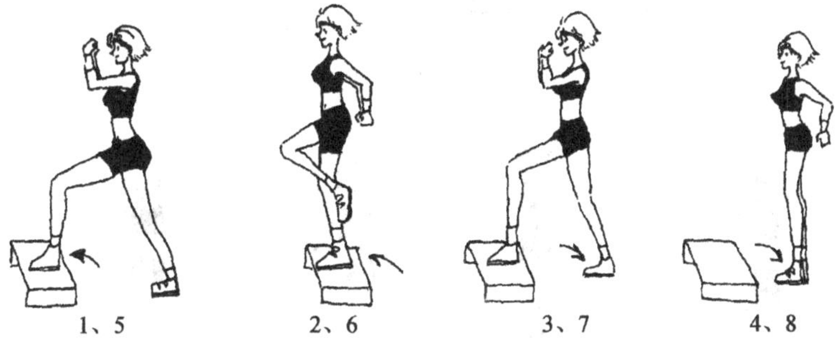

图 7-11

2.组合二

第一个八拍(见图 7-12)

(1)步伐:1 拍右脚点板,2 拍右脚下板,3～4 拍相反,5～8 拍右脚一字步上下板 1 次。

(2)手臂:1～4 拍两臂体前击掌;5～8 拍两臂体侧屈肘前后摆动。

(3)手型:1～4 拍掌;5～8 拍拳。

(4)面向:1 点。

第二个八拍(见图 7-13)

(1)步伐:1～2 拍右腿上板 V 字步,3～4 拍下板内转 90°,5～8 拍同

1～4 拍但方向相反。

(2)手臂:两臂体侧屈肘前后摆动。

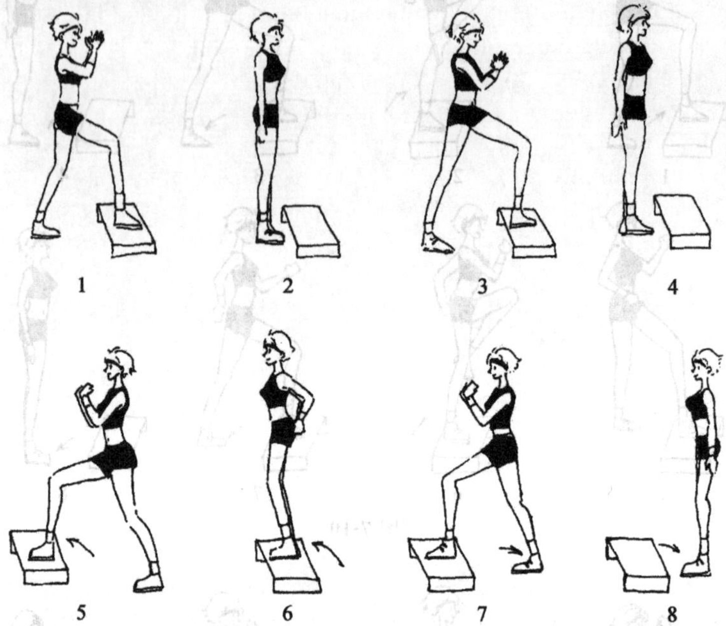

图 7-12

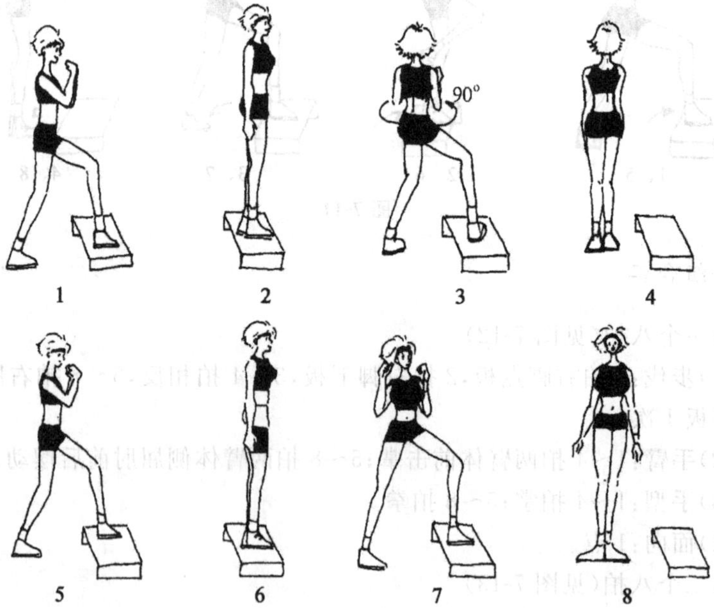

图 7-13

(3)手型:拳。

(4)面向:1～2 拍向 1 点,3～4 拍向 7 点,5～6 拍向 1 点 7～8 拍向 3 点。

第三个八拍(见图 7-14)

(1)步伐:1～2 拍右脚上板 V 字步,3～4 拍下板,5～8 拍同 1～4 拍。

(2)手臂:两臂自然前后摆动。

(3)手型:拳。

(4)面向:1 点。

第四个八拍(见图 7-15)

(1)步伐:1 拍右脚上板,2 拍左脚前吸腿,3 拍左脚点地,4 拍左腿前吸,5 拍左脚点地,6 拍左腿前吸,7～8 拍下板。

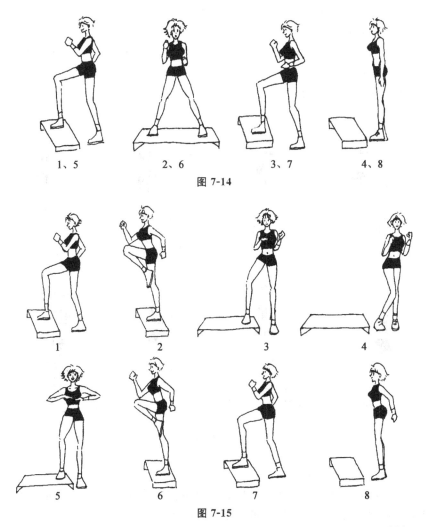

图 7-14

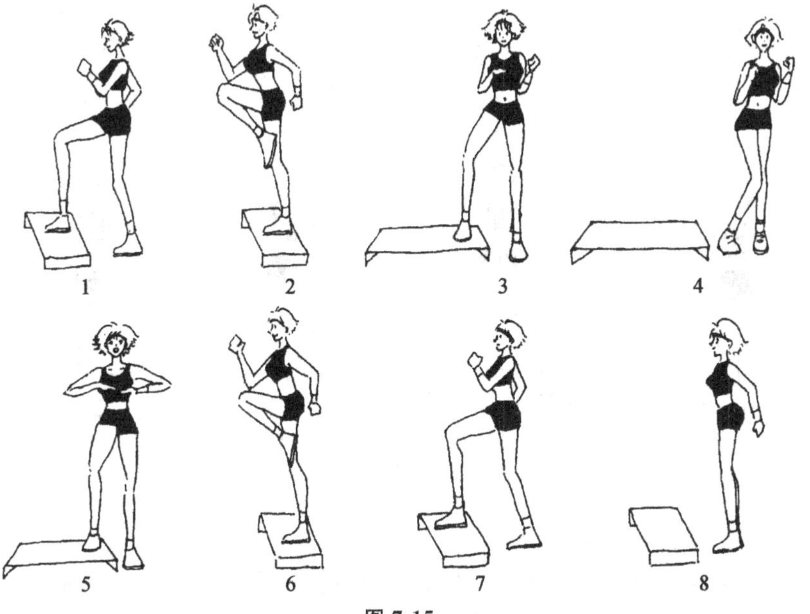

图 7-15

(2)手臂:两臂自然前后摆动。

(3)手型:拳。

(4)面向:1点。

(二)踏板操中级组合

每个组合均为32拍的右、左脚组合,即右脚先开始,结束时的最后一拍动作也落在右脚上,接着左脚开始完成反方向的32拍组合动作。

1.组合一

第一个八拍(见图7-16)

(1)步伐:1拍右脚上板,2拍左脚前吸腿,3~4拍脚下板;5~8拍左脚上板V字步下板后内转90°。

(2)手臂:1~4拍两臂自然前后摆动,5~8拍两臂体侧屈肘前后摆动。

(3)手型:拳。

(4)面向:1~6拍向1点,7~8拍向7点。

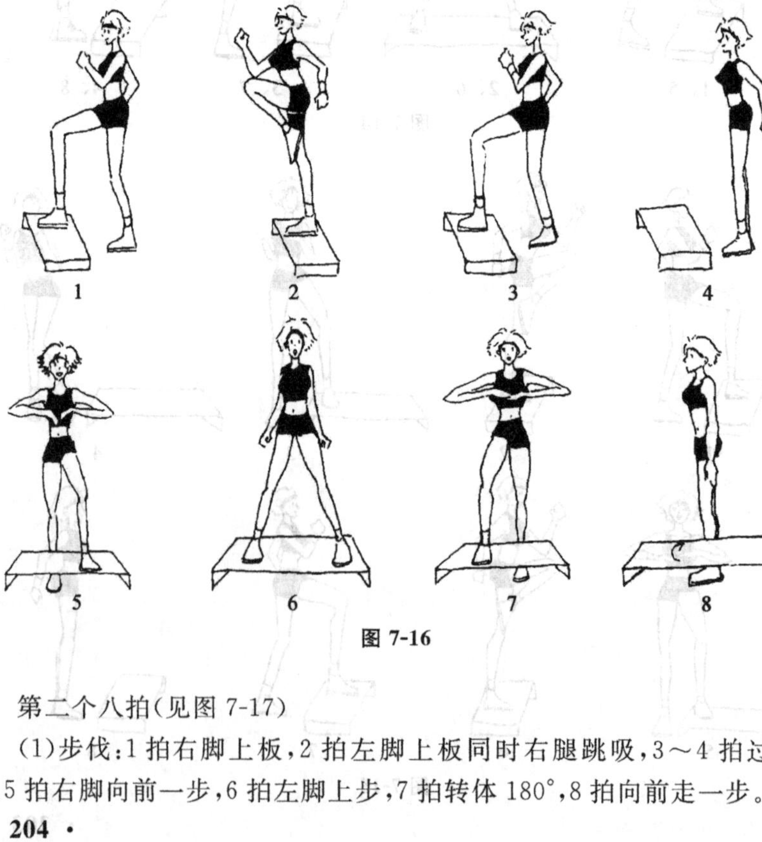

图7-16

第二个八拍(见图7-17)

(1)步伐:1拍右脚上板,2拍左脚上板同时右腿跳吸,3~4拍过板下板,5拍右脚向前一步,6拍左脚上步,7拍转体180°,8拍向前走一步。

(2)手臂:1拍两臂胸屈,2拍两臂上伸,3拍两臂胸屈,4拍两臂体侧,5~8拍两臂自然前后摆动。

(3)手型:1~4拍拳、掌,5~8拍拳。

(4)面向:1~4拍向7点,5~6拍向8点,7~8拍向4点。

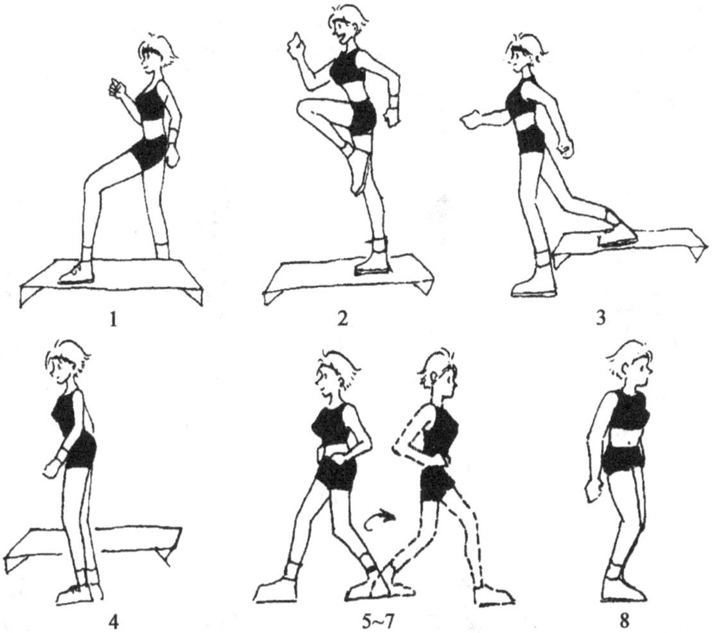

图7-17

第三个八拍(见图7-18)

(1)步伐:1拍右脚侧上板,2拍左脚前吸腿,3拍左脚下板,4拍右腿后伸,5拍右脚上板,6拍左脚后抬,同时后绕过板,7~8拍左转90°下板。

(2)手臂:1~4拍两臂自然前后摆动,5拍两臂胸前弯曲,6拍两臂上伸,7~8拍两臂落在体侧。

(3)手型:1~4拍拳,5~8拍拳,掌。

(4)面向:1~6拍是4点,7~8拍1点。

第四个八拍(见图7-19)

(1)步伐:1拍右脚上板,2拍左腿侧抬,3~4拍下板,5~8拍同1~4拍方向相反。

(2)手臂:1~2拍两臂侧平举,3~4拍两臂自然落下,5~8拍同1~4拍。

(3)手型:掌心向前。

(4)面向:1点。

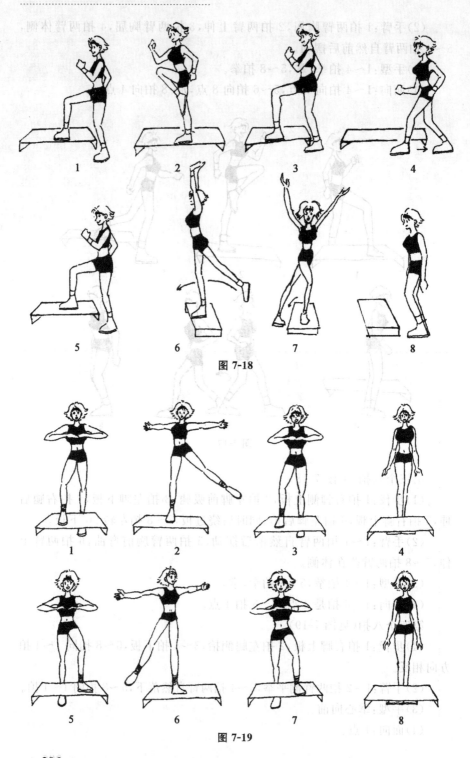

图 7-18

图 7-19

2.组合二

第一个八拍(见图 7-20)

(1)步伐:1 拍右脚上板,2 拍左腿侧抬,3～4 拍下板,5 拍左腿跳上板同时右腿侧抬,6 拍板上跳左腿侧摆一次,7～8 拍左脚下板。

(2)手臂:1～4 拍两臂侧平举,5～8 拍两臂自然前后摆动。

(3)手型:1～4 拍掌,5～8 拍拳。

(4)面向:1 点。

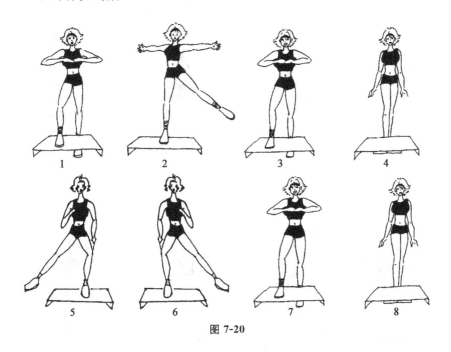

图 7-20

第二个八拍(见图 7-21)

(1)步伐:1 拍左脚上板,2 拍右腿后抬,3～4 拍下板,5 拍左脚上板,6 拍右腿后屈跳并左转 90°,7 拍右脚先下板,8 拍左脚并拢。

(2)手臂:1～4 拍两臂斜上举,5～8 拍左臂前伸侧落,右手叉腰。

(3)手型:1～4 拍掌心向外,5～8 拍拳。

(4)面向:1～2 拍向 2 点,3～4 拍向 3 点,5～6 拍向 1 点,7～8 拍向 7 点。

第三个八拍(见图 7-22)

(1)步伐:1 拍右脚上板,2 拍右腿后抬,3～4 拍下板,5 拍右脚上板,6 拍左腿后屈跳并右转 90°,7 拍左脚先下板,8 拍右脚并拢。

(2)手臂:1～4 拍两臂斜上举,5～8 拍右臂前伸侧落,左手叉腰。

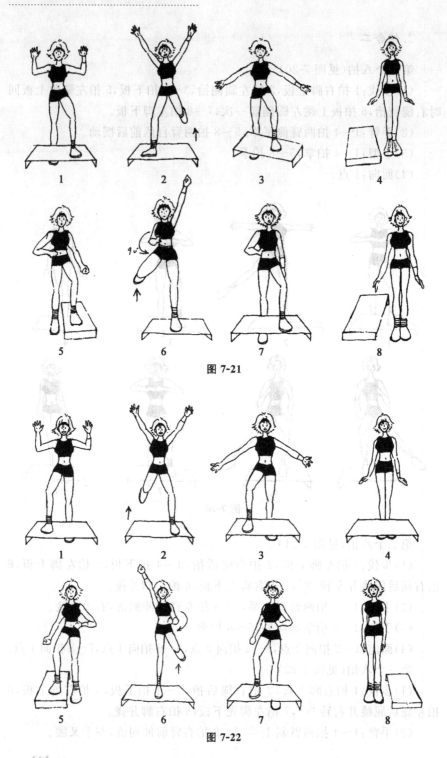

图 7-21

图 7-22

(3)手型:1～4 拍掌心向外,5～8 拍拳。

(4)面向:1～2 拍向 7 点,3～4 拍向 6 点,5～6 拍向 1 点,7～8 拍向 3 点。

第四个八拍(见图 7-23)

(1)步伐:1 拍右侧双腿跳上板,2 拍板上小跳一次,3 拍左脚先下板,4 拍右脚并拢,5 拍右侧双腿跳上板,6 拍板上小跳一次,7～8 拍下板。

(2)手臂:两臂上伸。

(3)手型:拳。

(4)面向:1～2 拍向 3 点,3～4 拍向 1 点,5～6 拍向 2 点,7～8 拍向 1 点。

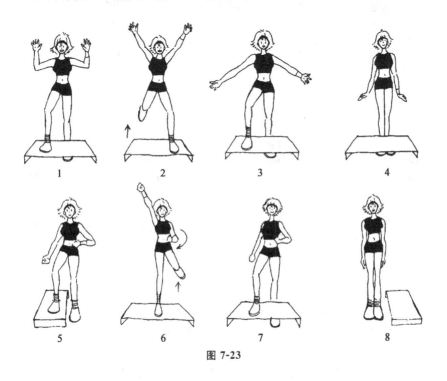

图 7-23

(三)踏板操高级组合

每个组合均为 32 拍的右、左脚组合,即右脚先开始,结束时的最后一拍动作也落在右脚上,接着左脚开始完成反方向的 32 拍组合动作。

1. 组合一

第一个八拍(见图 7-24)

(1)步伐:1 拍右脚上板,2 拍左脚前吸腿,3～4 拍左侧下板,5～8 拍左脚左侧上板同时侧并步横过板。

(2)手臂:1～4 拍两臂体侧屈肘前后摆动,5～8 拍两臂胸前交叉向外绕。

(3)手型:1～4 拍拳,5～8 拍掌心向外。

(4)面向:1点。

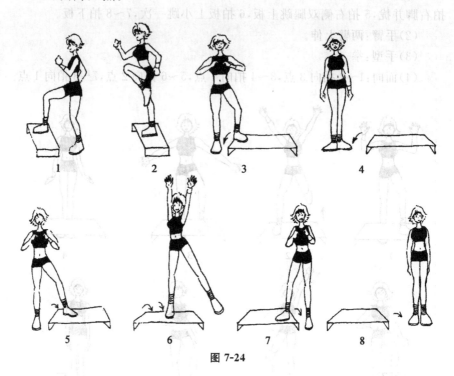

图 7-24

第二个八拍(见图 7-25)

(1)步伐:1 拍左脚从右侧上板,2 拍右腿前吸上板,3～4 拍下板,5～6 拍板下右脚左斜前漫步,7～8 拍右脚侧并步。

(2)手臂:1 拍两臂弯曲,2 拍右臂侧举,左臂胸前平屈,5～6 拍左臂前举,右臂上举,7～8 拍两臂侧平举。

(3)手型:拳。

(4)面向:1～4 拍向 1 点,5～6 拍向 3 点,7～8 拍向 1 点。

第三个八拍(见图 7-26)

(1)步伐:1 拍左脚尖板上左侧点,2 拍右脚尖板上右侧点,3～4 拍下板恰恰,5 拍右脚上板,6 拍左腿侧抬,7～8 拍下板。

(2)手臂:两臂自然前后摆动。

(3)手型:拳。

(4)面向:1～4 拍向 1 点,5～8 拍向 8 点。

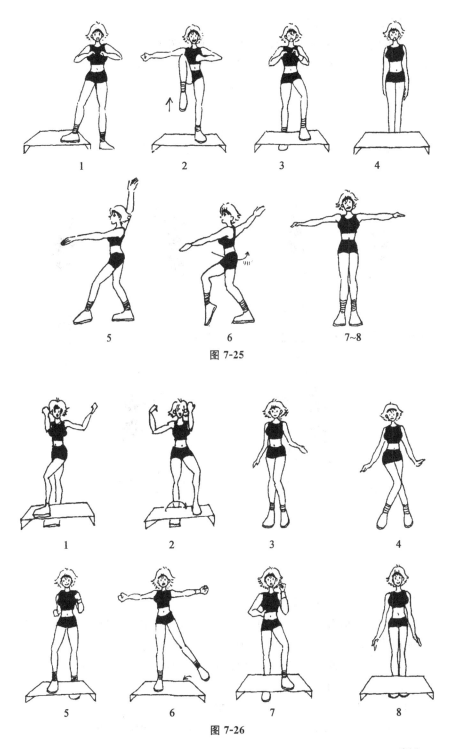

图 7-25

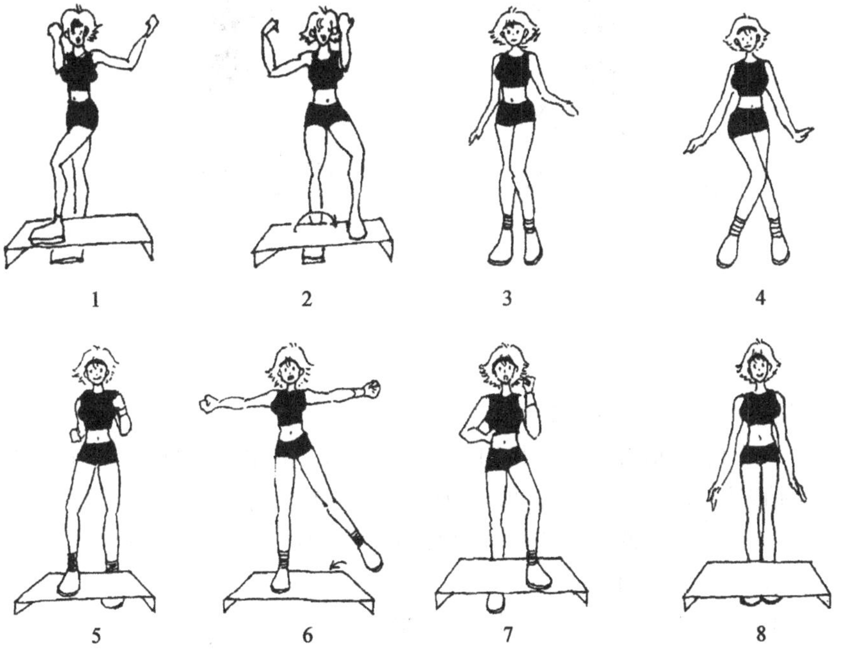

图 7-26

第四个八拍(见图 7-27)

(1)步伐:1 拍右脚侧上板,2 拍左腿侧抬跳同时后绕,3～4 拍过板下板,5～6 拍左腿绕板左转 45°恰恰,7～8 拍右腿绕板左转 45°恰恰。

(2)手臂:1～2 拍两臂上举,3～4 拍两臂自然落下,5～8 拍两臂自然前后摆臂。

(3)手型:1～4 拍掌心向外,5～8 拍拳。

(4)面向:1～4 拍向 7 点,5～6 拍向 5 点,7～8 拍向 2 点。

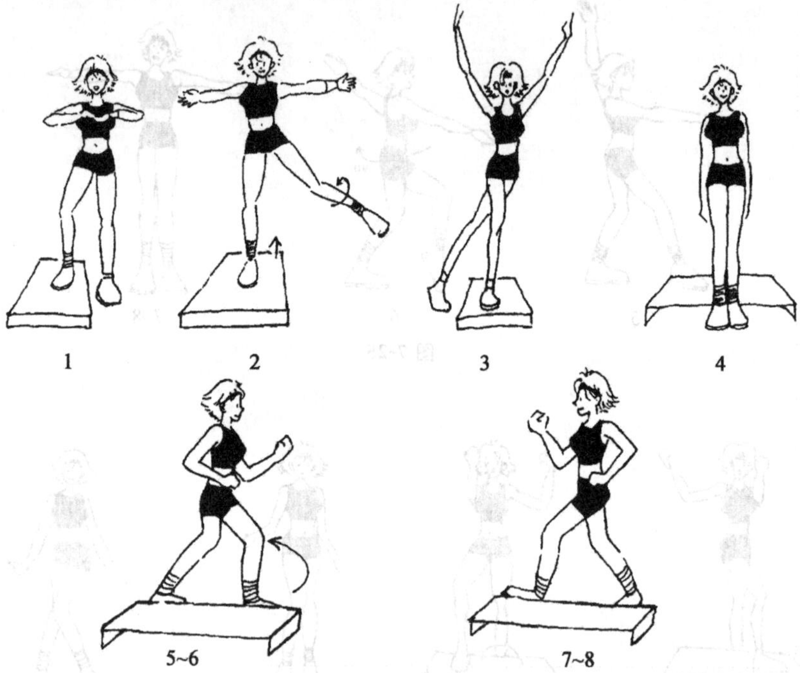

图 7-27

2. 组合二

第一个八拍(见图 7-28)

(1)步伐:1 拍右腿跳上板同时左腿后抬,2 拍左腿前收,3～4 拍下板,5～6 拍左腿板上恰恰,7～8 拍下板同时左转 90°。

(2)手臂:1 拍两臂斜上举,2 拍两臂下拉胸前屈,3～4 拍自然放至体侧,5～8 拍两小臂向上屈。

(3)手型:1～4 拍掌心向外,5～8 拍拳。

(4)面向:1～4 拍向 1 点,5～6 拍向 2 点,7～8 拍向 7 点。

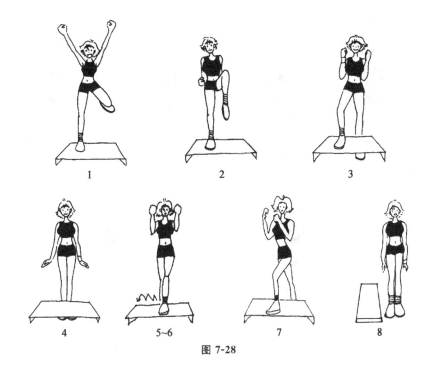

图 7-28

第二个八拍(见图 7-29)

(1)步伐:1 拍右腿侧上板,2 拍左腿后屈跳,3 拍左脚后交叉点地,4 拍左腿后屈,5～6 拍下板,同时右转 90°,7～8 拍左脚尖点板一次。

(2)手臂:两臂体侧屈肘前后摆动。

(3)手型:拳。

(4)面向:1～4 拍向 7 点,5～8 拍向 1 点。

第三个八拍(见图 7-30)

(1)步伐:1 拍右脚上板,2 拍左腿向板左侧迈一步重心在左侧,3～4 拍右侧横过板,5 拍重心在右腿板上,6 拍重心落在左腿板上,7～8 拍下板。

(2)手臂:两臂自然前后摆动。

(3)手型:拳。

(4)面向:1 点。

第四个八拍(见图 7-31)

(1)步伐:1 拍右脚上板,2 拍前吸左腿,3 拍左脚板前点地,4 拍前吸左腿,5 拍下板,6 拍右脚跟点板,7 拍右腿前吸,8 拍下板。

(2)手臂:两臂体侧屈肘前后摆动。

(3)手型:拳。

(4)面向:1～3 拍向 1 点,4～5 拍向 3 点,6～8 拍向 1 点。

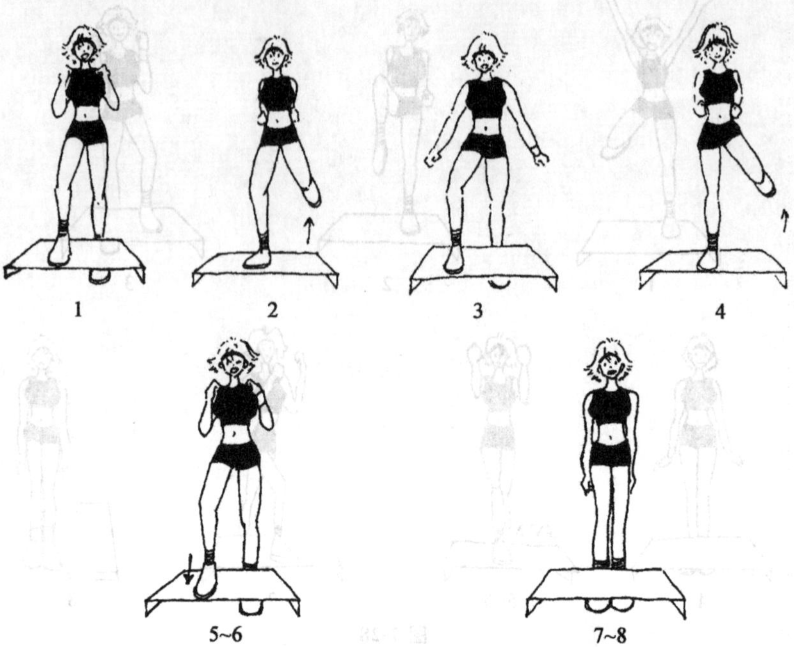

图 7-29

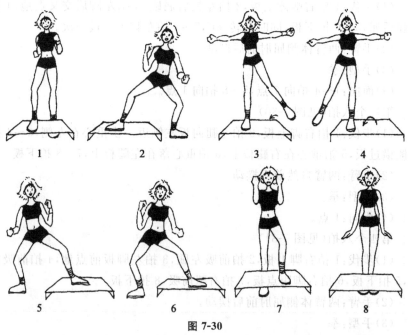

图 7-30

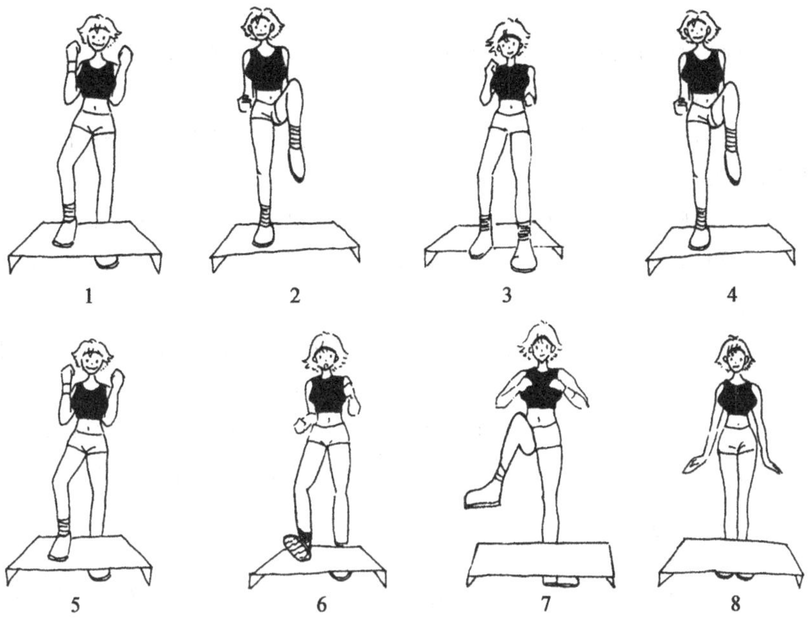

图 7-31

第四节　有氧搏击操

一、基本动作

基本动作是有氧搏击操的基础，是组合动作和整套动作锻炼有效、安全的保证。

（一）基本步伐

（1）平行站立：双脚分开，大约与肩同宽，平行站立，脚尖向前，稍微弯曲膝关节，将身体重心置于双腿之间，双手握拳呈搏击防守姿势。

（2）平行移动：在平行跳动的基础上，向左侧或右侧移动，移动时要保持双脚始终分开，不要并拢双脚。

（3）平行跳动：首先平行站立好，然后稍微向前倾斜身体，慢慢上抬脚后跟，向左右两个方向跳动。

（4）前后开立：首先双脚分开，大约与肩同宽，平行站立，然后竖直撤一只脚呈前后开立，脚尖向前，稍微弯曲膝关节，将重心置于双腿之间，双手握拳呈搏击防守姿势。

(5)前后移动：在前后跳动的基础上向前或向后移动，双脚在移动时始终保持分开，不要并拢双脚。

(6)前后跳动：首先像前后开立那样站好，然后稍微向后倾斜身体，慢慢上抬脚后跟，向左右两个方向跳动。

(7)侧吸腿：在平行站立的基础上，同侧手脚以腰部发力带动向中间运动。以右侧为例，右侧向外打开屈膝抬腿的同时右手屈肘关节下拉，使膝盖和关节相碰。

(8)防守蹲：在前后开立的基础上，双拳防守，位置升高护住头部，同时下蹲。

(9)防守站立：以右防守为例，马步蹲，左拳放在脸前，右拳放在体侧，大约与胸齐高，做好防守准备。防守可以根据进攻方向不同而手臂位置不同。

(二)基本拳法

出拳时，首先用腿部发力，用力蹬转，抬起脚跟，不要扭转，最后带动手臂出拳。以出右拳为例，首先右腿用力蹬转，同时抬起右脚，脚尖向左转动，这样可以对膝盖起到保护作用，然后腰部发力扭转。

1. 直拳

站姿：直拳可以在平行站立和前后站立两种站立姿势上出拳。

动作：腿先发力蹬转，然后腰用力，最后是手臂用力。手臂直接打出的同时，旋转拳，手心向下，注意手臂不要完全伸直，避免肘关节伤害。

直拳按位置可分为右或左拳、正或侧拳的高、中、低三种。

2. 摆拳

站姿：摆拳的站立姿势和发力与直拳完全相同。

动作：手臂平抬随身体的扭动画弧线，手臂始终保持弯曲，手心向下。

3. 勾拳

站姿：勾拳的站立姿势和发力与直拳相同。

动作：腰部首先要向反方向扭转并压低上体，然后再发力出拳，手臂始终保持弯曲，拳心向后。

4. 搁挡

站姿：脚下可以马步也可以弓箭步。马步尽量要低；弓箭步弯曲腿要注意膝部弯曲的角度不要过大超过脚尖，也就是步幅要大。

动作：腰部用力，手型呈拳，用臂上挡或下挡。

5. 肘击

站姿：平行站立。

动作：用肘关节进攻，可以分为横击、后击和下击。以右手横击为例，左脚首先蹬地，移动重心至右脚，腰部发力向右移动，左手掌推右手拳至右侧，最后力量到达关节，而左下击时要先高抬手臂，右侧腰拉长，腰用力收缩，肘下压。

6. 劈

站姿：劈时脚下可以马步也可以弓箭步。

动作：手劈一般是用掌，可以横劈也可以下劈。劈也是腰部首先用力带动手臂，横劈时，手臂由头后与肩平行画弧线停在身体正中，手下劈时，手臂则由头后从上至下停在与肩同高的位置。

（三）基本腿法

踢腿要根据腿法的不同而用力不同，相同的是都要腰部用力。

1. 前踢

站姿：前后站立。

动作：后脚由膝盖带动直接前抬，然后小腿弹出，脚尖下压。动作完成后，先折叠小腿回到抬腿的姿势再收回。根据左侧或右侧前踢的高度可分为高、中、低，相对难度也依次递减，练习者可根据自身的不同情况选择高度。

2. 侧踢

站姿：平行站立。

动作：（以右腿侧踢为例）左脚先扭转脚跟向右侧，然后抬右腿，大小腿夹紧，大腿贴近上体，脚外侧拉长，最后向右侧蹬伸腿，动作完成后，先折腿回到抬腿的姿势再收回。侧踢上体，髋关节、膝盖、脚也应在一条直线上，练习方法和前踢、横踢相同。

3. 横踢

站姿：前后站立。

动作：后脚先扭转脚跟向前，然后顶髋转体抬腿，大小腿夹紧，上体、髋关节、膝盖在一条直线上，不要撅臀，最后小腿弹出，脚尖下压，收回时先折叠小腿回到抬腿的姿势，再收回站好。

4. 后踢

站姿：前后站立。

动作：首先前腿向后收回，同时下压上体，然后收回后腿让大腿贴于胸部，最后用力蹬出后腿，动作完成后先折腿回到抬腿的姿势，再收回站好。

5. 跳踢

站姿：前后站立。

动作：跳踢是腿法中较难的一种，练习时最好先做原地分解动作，然后再跳起，最后加助跑跳踢。以右腿为例的原地跳踢，屈膝抬起左腿，左腿落下的同时右腿直腿上踢并跳起。

6. 下劈

站姿：前后站立。

动作：后腿伸直抬起，落下脚尖前点。

二、组合动作

(一)组合一

1. 第一个八拍

手型为拳。1～2 拍向右方向转动，左膝内扣，外展左踝，面向 1 点，手臂动作为右直拳；3～4 拍与 1～2 拍方向相反，面向 1 点，手臂动作为左直拳；5～8 拍膝盖弯曲向左转动，左弓步，5～6 拍面向 1 点，7～8 拍面向 7 点，5 拍侧顶左肘、6 拍弯曲左前臂并外旋，7～8 拍为右直拳。

2. 第二个八拍

手型为拳。1～4 拍右侧踢，面向 1 点，手臂动作为防守姿势；5～6 拍向左转动身体，右膝内扣，外展右踝，面向 8 点，手臂动作为右摆拳；7～8 拍与 5～6 拍方向相反，面向 2 点，手臂动作为左摆拳。

3. 第三个八拍

手型为拳。1～2 拍左转 90°开合跳，面向 7 点，手臂动作为右直拳；3～

4 拍开合跳，面向 1 点，手臂动作为双臂上推；5～6 拍右转 90°开合跳，面向 3 点，手臂动作为左直拳；7～8 拍开合跳，面向 1 点，手臂动作为双臂上推。

4. 第四个八拍

面向 1 点方向，手型为拳。1～2 拍双肘下拉，右手在前，左手在后，手臂动作为屈臂下拉；3～4 拍左臂前伸，右臂屈肘后拉，手臂动作为防守姿势；5～6 拍同 1～2 拍；7～8 拍防守姿势。

（二）组合二

1. 第一个八拍

手型为拳。1～2 拍向左移动重心，右膝内扣，提踵右踝外展，面向 1 点，手臂动作为右勾拳；3～4 拍与 1～2 拍方向相反，面向 1 点，手臂动作为左勾拳；5～6 拍右吸腿，面向 8 点，手臂动作为胸前屈肘右肘下拉靠近右大腿，左臂后移；7～8 拍右弹踢，面向 8 点手臂动作为双肘屈、右肘前伸、左肘后拉。

2. 第二个八拍

手型为拳。1～4 拍跳步前点，面向 6 点，手臂动作为右直拳两次；5～6 拍右弓步，面向 1 点，手臂动作为左勾拳；7～8 拍半蹲，面向 7 点，手臂动作为防守姿势。

3. 第三个八拍

1～2 拍右撤步，面向 2 点；3～4 拍左撤步，面向 8 点，手型为掌，屈臂在胸前交叉至直臂体侧打开点；5～8 拍身体左转成左前弓步，右膝左转，右脚后跟提起，面向 1 点，手型为拳，手臂动作为右、左勾拳。

4. 第四个八拍

向 1 点方向，手型为拳。1～4 拍右吸腿两次，屈右肘下拉，靠近右大腿，向后移动左肘；5～8 拍左鞭腿，左臂沿左腿前伸，右臂屈肘后拉。

（三）组合三

1. 第一个八拍

面向 1 点方向，手型为拳。1～4 拍分腿屈膝弹动，双臂在胸前弯曲肘部，双拳保护下颌，双肘保护腹部两侧，为基本防守姿势；5～6 拍膝盖弯曲，重心向左移动，同时右膝内扣，右踝外展，手臂动作为右直拳；7～8 拍为 5～6 拍反方向，手臂动作为左直拳。

2. 第二个八拍

手型为拳，双臂在胸前弯曲肘部，肘向腹部下拉。1～2 拍右吸腿，面向 8 点；3～4 拍左吸腿，面向 2 点；5～6 拍右吸腿，面向 8 点；7～8 拍左吸腿，面向 2 点。

3. 第三个八拍

面向 1 点方向，手型为拳。1～2 拍半蹲左侧弓步，1 拍手臂动作为基本防守姿势，2 拍向左转动身体，向前伸展右臂，左臂稍后拉屈肘；3～4 拍半蹲右侧弓步，手臂动作与 1～2 拍方向相反；5～6 拍半蹲左侧弓步，7～8 拍半蹲右侧弓步。

4. 第四个八拍

手型为拳。1～2 拍屈膝，重心向左移，右膝同时内扣，外展右踝，面向 8 点，手臂动作为右直拳；3～4 拍为 1～2 拍反方向，面向 8 点，手臂动作为左直拳；5～8 拍同 1～2 拍。

（四）组合四

1. 第一个八拍

手型为拳。1～2 拍屈膝，重心向左移动，右膝同时内扣，外展右踝，面向 8 点，手臂动作为右勾拳；3～4 拍、7～8 拍为 1～2 拍反方向；5～6 拍同 1～2 拍。

2. 第二个八拍

面向 1 点方向，手型为拳。1～4 拍并步右侧踢，1 拍、3 拍、4 拍的手臂动作为防守姿势，2 拍双肘屈，右肘侧外展，左肘下拉；5～8 拍同 1～4 拍。

3. 第三个八拍

手型为拳。1～4 拍分腿下蹲两次，面向 1 点，手臂动作为防守姿势；5～6 拍屈膝，重心向左移动，右膝同时内扣，外展右踝，面向 8 点，右臂屈肘沿腹侧下拉再向前上方伸臂；7～8 拍为 5～6 拍反方向，面向 2 点。

4. 第四个八拍

手型为拳。1～2 拍吸右腿，面向 8 点，3～4 拍吸左腿，面向 2 点，双臂在胸前弯曲肘部，肘向腹部下拉；5～6 拍右弹踢腿，面向 8 点，7～8 拍左弹踢腿，面向 2 点，屈肘右臂后拉，向前伸展右臂。

（五）组合五

1. 第一个八拍

手型为拳。1～2 拍右吸腿，手臂动作为屈肘，右肘下拉靠近右大腿，向后方向移动左臂，3～4 拍左吸腿，手臂动作的方向与 1～2 拍相反，面向 1 点；5～6 拍屈膝，重心向左移动，右膝同时内扣，外展右踝，手臂动作为右直拳，面向 8 点；7～8 拍为 5～6 拍反方向，出左直拳，面向 2 点。

2. 第二个八拍

手型为拳。1～2 拍屈膝，重心向左移动，右膝同时内扣，外展右踝，面向 3 点，手臂动作为右勾拳；3～4 拍为 1～2 拍反方向，面向 6 点，手臂动作为左勾拳；5～8 拍左侧踢腿，面向 1 点，左臂前伸，右臂屈肘后拉。

3. 第三个八拍

手型为拳。1～4 拍右腿后并步两次，面向 2 点手臂动作为左直拳两次；5～8 拍左前弓步，面向 1 点，手臂动作为右直拳两次。

4. 第四个八拍

手型为拳。1～2 拍右吸腿，面向 3 点，双肘胸前平屈右臂前、左臂后；3～4 拍右侧踢，面向 6 点手臂动作为防守姿势；5 拍右腿落下，6～8 拍同 2～4 拍，面向 1 点。

（六）组合六

1. 第一个八拍

面向 1 点方向，手型为拳。1～2 拍吸右腿，手臂动作为屈肘，右肘下拉靠近右大腿，左臂后移；3～4 拍吸左腿，手臂动作为 1～2 拍反方向；5～8 拍左、右并步，手臂动作为防守姿势。

2. 第二个八拍

手型为拳。1～2 拍屈膝，重心向左移动，右膝同时内扣，外展右踝，面向 8 点，手臂动作为右摆拳；3～4 拍为 1～2 拍反方向，面向 2 点，手臂动作为左摆拳；5～8 拍与 1～4 拍方向相反。

3. 第三个八拍

面向 1 点方向，手型为拳，手臂动作为防守姿势。1～2 拍右腿后蹬，3～4 拍半蹲，5～6 拍左腿后蹬，7～8 拍半蹲。

4. 第四个八拍

手型为拳。1～2 拍右吸腿，面向 8 点，手臂动作为屈肘，右肘下拉靠近右大腿，向后方向移动左臂；3～4 拍左吸腿，面向 2 点，手臂动作的方向与 1～2 拍相反；5～8 拍上步、左鞭腿，5～6 拍面向 3 点，手臂动作为向前伸展右臂，左臂屈肘后拉。

（七）组合七

1. 第一个八拍

面向 1 点方向，手型为拳。1～2 拍分腿移重心步伐，手臂动作为右、左直拳；3～4 拍右吸腿，手臂动作为屈臂下拉成防守姿势；5～6 拍分腿移重心步伐，手臂动作为左、右直拳；7～8 拍左吸腿，手臂动作为屈臂下拉成防守姿势。

2. 第二个八拍

面向 1 点方向，手型为拳，手臂为屈臂胸前防守姿势。1 拍右脚并步到左脚，2 拍左侧踢腿，3 拍落左腿，4 拍成半蹲，5～8 拍与 1～4 拍相反。

3. 第三个八拍

手型为拳。1～4 拍马蹄步 4 次，手臂动作为 1 拍右直拳、2 拍右勾拳、3 拍右直拳、4 拍右勾拳，面向 2 点；5～6 拍左腰内收，面向 2 点，手臂动作为左摆拳；7～8 拍右腰内收，面向 8 点，手臂动作为右摆拳。

4. 第四个八拍

手型为拳。1～2 拍左腿向前弹踢，面向 2 点，3～4 拍右腿向前弹踢，面向8点，手臂动作为双臂胸前弯曲成防守姿势；5～6拍右侧并步小跳，7～8拍左侧并步小跳，面向1点，手臂动作为前臂体侧前绕环。

（八）组合八

1. 第一个八拍

手型为拳。1～2拍左并步，3～4拍右并步，面向1点手臂动作为防守姿势；5～6拍身体左转右膝内扣，外展右踝，面向8点，手臂动作为右摆拳；7～8拍为5～6拍反方向，面向2点，手臂动作为左摆拳。

2. 第二个八拍

手型为拳。1～4拍右吸腿两次，面向8点，屈右肘下拉，靠近右大腿，左肘后移；5～8拍左鞭腿，面向3点，手臂动作为5拍、7拍、8拍防守姿势；6拍向前伸展左臂，右臂屈肘后移。

3. 第三个八拍

手型为拳。1～2拍半蹲，面向2点，3～4拍跳转，面向8点，手臂动作为防守姿势；5～6拍向左移动重心，右膝内扣，提踵外展右踝，7～8拍为5～6拍反方向，面向1点，手臂动作为两次右摆拳。

4. 第四个八拍

面向1点方向，手型为拳。1～2拍重心左移，右膝内扣，提踵外展右踝，手臂动作为左直拳；3～4拍为1～2拍反方向，手臂动作为右直拳；5～6拍右弹踢，7～8拍右后蹬腿，手臂动作为防守姿势。

第五节 水中有氧操

一、水中踏步与走步

（一）水中踏步

踏步过程中至少保持一只脚始终与地面接触。踏步时，膝关节用力抬起，并尽可能接近90°，不要露出水面。同时，上体保持正直。落地时由脚尖过渡到全脚掌。

（二）水中走步

在水中前、后、左、右、斜方向移动，步伐均匀，速度适中。

二、踢腿

（一）前踢腿

双手叉腰，单腿站立，一腿弯曲抬起并使大腿尽量与上体保持90°，小腿与大腿保持90°，然后再逐渐伸直。抬腿时，大腿不要露出水面，伸腿时脚和膝盖绷紧，上体保持直立。

（二）后踢腿

双手扶池边，单腿站立，另一腿向后抬起，做屈伸练习。上身保持直立。

（三）侧踢腿

双手扶池边，单腿站立，另一腿向侧方向抬起，做屈伸练习。上身保持正直。

三、划水

（一）双手划水

两腿开立，两臂前举，五指并拢，由内而外按“8”字路线同时向后划水至最大限度。速度要均匀，腰部收紧，还原时两臂内收，两手合掌前伸。

（二）向前单手抡水

两腿左右开立，呈马步状，使肩与水面齐平。双手在矢状面内依次向前拍水，每一只手臂呈轮状转动。手臂尽量伸直、放松。

（三）向后单手抡水

两腿左右开立，呈马步状，使肩与水面齐平。双手在矢状面内依次向后拍水，每一只手臂呈轮状转动。手臂尽量伸直、放松。

（四）体前双手向内抡水

两腿左右开立或跪立，使肩与水面齐平。双手在体前同时呈轮状在额状面向外拍水。

（五）体前双手向外抡水

两腿左右开立或跪立，使肩与水面齐平。双手在体前同时呈轮状在额状面向外拍水。

四、马步转体

两腿开立，屈膝半蹲，两臂侧下举，上体匀速向左右拧转至最大限度。

五、弓步伸展

两腿半蹲，左腿后伸成右弓步，同时两臂摆至前举，还原成半蹲后换另一侧练习，左右交替重复练习。

六、屈膝抱腿

左腿屈膝上抬，右腿屈膝半蹲，同时两手抱左小腿，还原成直立时两臂打开成侧平举，两腿交替练习。

七、开立侧屈

两腿开立稍宽于肩，一手叉腰，另一手掌心向内，向侧摆动并带动上体做侧屈动作，左右交替练习。

八、前屈后伸

两腿开立，两臂由下向前带动上体做体前屈（抬头）至整个上体接触水面，还原后手臂向后带动上体后屈至最大限度并还原。重复练习使腰背部充分伸展。

九、髋部旋转

两腿开立，两手手指向下扶腰骶部。两手依次用力推动骨盆，沿顺时针方向绕环一周。左右交替练习。

第八章　乐活修身的体育舞蹈

体育舞蹈集体育、音乐、舞蹈于一体，具有健身、竞技、娱乐、休闲、审美等多元价值。体育舞蹈以其多样化的舞蹈形式、舞蹈动作、音乐风格吸引了众多体育运动爱好者和具有健身健美需求的人参与其中。体育舞蹈不仅有助于对人体生理、形态的改造，还有助于愉悦身心、促进运动者的心理健康发展，更是对现代人日常文化生活的丰富。总之，参与体育舞蹈的练习是十分有益的，是现代人的一种健康可持续的乐活(LOHAS)方式。本章在就体育舞蹈运动基本理论知识进行详细阐述的基础上，对体育舞蹈的基本舞步与不同舞系的舞蹈科学健身实践进行全面系统地分析，旨在为运动者充分了解体育舞蹈，并积极参与体育舞蹈、享受体育舞蹈运动乐趣，养成健康、时尚、精致的生活态度和生活习惯提供文化引导与实践指导。

第一节　体育舞蹈运动概述

一、体育舞蹈的概念

体育舞蹈，又称国际标准舞(International Style of Ballroom Dancing)，简称国标舞，体育舞蹈的原名是“舞厅舞”“舞会舞”，也有人称之为“社交舞”“交际舞”“ 交谊舞”。

体育舞蹈是以人自身的形体动作为物质手段，通过充满生命活力的韵律、抒发人内心情感的身体活动。体育舞蹈具有多元文化价值。

二、体育舞蹈的分类

根据不同的分类标准，可以将体育舞蹈进行不同内容的分类。

(1)根据运动性质分，可以将体育舞蹈分为竞技性体育舞蹈与健身性体育舞蹈两大类。

(2)根据技术结构分，可以将体育舞蹈分为两个舞系——摩登舞和拉丁舞，共包括十个舞种，拉丁舞舞系中包括伦巴、恰恰、桑巴、斗牛和牛仔舞；摩登舞舞系中包括华尔兹、探戈、狐步舞、快步和维也纳华尔兹(见图 8-1)。

摩登舞	拉丁舞
华尔兹、维也纳华尔兹、探戈、快步、狐步	伦巴、恰恰、桑巴、斗牛、牛仔

图 8-1

三、体育舞蹈的特点

正如前面所说，体育舞蹈有竞技体育舞蹈与健身体育舞蹈之分，竞技体育舞蹈是专业体育舞蹈运动员所从事的体育舞蹈。对于大众来说，接触更多的是健身性的体育舞蹈，同时，健身性体育舞蹈也是大众享受体育舞蹈乐活修身的重要运动方式与内容。故这里重点对健身性体育舞蹈的特点进行详细分析如下。

(一)健身性

健身性是健身性体育舞蹈的一个重要和突出的特点，经常参与体育舞蹈对于个人的身体健康具有极大的促进作用。首先，体育舞蹈是一种体育运动形式，而体育运动的本质就是通过肢体的活动使得个体的机体各个系统和器官得到一定的锻炼和发展，从而具备良好的机体机能，其次，体育舞蹈通过舞蹈的特殊动作形式，能对舞者的局部身体位置减脂、锻炼起到良好的促进作用。

(二)健心性

体育舞蹈是一种综合体育运动形式，运动过程中能给舞者带来运动的快感，并以优美的音乐伴奏与旋律感染舞者。具体来说，一方面，体育舞蹈特有的音乐、氛围，能调动舞者情绪的发展，感染舞者和观众，因此，参与体育舞蹈，可以使舞者排解烦恼；另一方面，体育舞蹈还有助于培养个体的良好的气质和形体的塑造，在愉快的活动氛围中强健身体、塑造优美的体形、培养风度气质，进而改善个体的精神面貌。

(三)娱乐性

体育舞蹈诞生于百姓的日常业余生活，是百姓自娱自乐的重要休闲娱乐内容，因此，娱乐性是体育舞蹈的基本属性和特点之一。

这里需要特别指出的是，体育舞蹈的娱乐性与舞蹈的娱乐性、其他体育运动项目的娱乐性有着本质的区别。

和舞蹈相比，体育舞蹈更强调舞者的参与性，在参与过程中享受运动快乐和获得心灵满足，而舞蹈更侧重于表现艺术。

和其他体育运动项目相比，体育舞蹈的娱乐性是建立在优美的舞蹈姿态和细致的舞蹈情感基础之上的，其他体育项目的娱乐性是发展技术和建立在对抗竞技取胜的基础之上的。

（四）独特性

体育舞蹈的独特性主要表现在其不同舞系、不同舞种的风格特点上。当前，体育舞蹈体系内容丰富，种类较多，各种类型的舞蹈，动作都具有各自的风格特点。例如，动作婉转多变的华尔兹；动作刚劲的探戈；舞步轻柔的狐步舞；英勇威武的斗牛舞；胯部动作丰富的伦巴舞等。这些风格各异的体育舞蹈形式能充分满足不同人群参与体育舞蹈的需求。

（五）民族性

体育舞蹈起源于不同国家的民族民间舞，具有浓厚的民族色彩，各种不同类型的体育舞蹈蕴含着不同民族的丰富多样的民族文化和民俗风情，随着体育舞蹈的发展，一些体育舞蹈更是成为一种彰显民族特色与文化的舞蹈标签，例如，巴西的桑巴舞。当前，桑巴已经被公认为巴西和巴西狂欢节的象征，是最大众化的巴西文化表达形式之一。

（六）教育性

体育舞蹈的教育性主要体现在其美育功能上，无论是直接参与（舞者）体育舞蹈还是间接参与（观众）体育舞蹈，都能充分感受和体验到体育舞蹈的美育教育价值。对于舞者来说，体育舞蹈在提高舞者自身美的修养上的教育性特点尤其重要；对于观众来说，欣赏体育舞蹈，能使观众感受到鉴赏美和创造美的震撼。体育舞蹈的教育价值使其成为当前体育教学的重要教学项目之一，通过体育舞蹈教学实现对学生的审美的培养和创造美的能力提高。

（七）时代性

体育舞蹈历史悠久，在不同的历史时期融入不同的文化内容，表现出鲜明的时代特点。首先，随着时代的发展、社会的不断进步，人们的健康观也更趋于科学化，体育舞蹈作为人们参与健身活动的首要方法之一，人们在选择体育舞蹈作为健身手段时，不再过多地重视舞姿的展示和舞步的纷繁变化，而是更看中舞蹈过程中热量的消耗、体质的加强、情感的宣泄；其次，不同时代的人更乐于接受具有时代特点的健身舞，例如，20 世纪 50 年代，人们多爱跳集体舞、20 世纪 80 年代迪斯科风靡一时、21 世纪的体育舞蹈则呈现出多元化发展状态，人们对体育舞蹈的接纳方式更加广泛。

四、体育舞蹈的发展

（一）世界体育舞蹈的发展

体育舞蹈，由社交舞演变而来，它的起源可追溯到人类的原始时期，是在同部落的同性之间开展，舞蹈者之间几乎没有身体接触。在关于体育舞蹈最早的文字记载中，早期男女成对而跳的体育舞蹈出现在早期欧洲农民中，当时称“低舞”（1350—1550 年）和“孔雀舞”（1450—1650 年）。

11 世纪，欧洲一些国家王室的舞蹈教师根据宫廷生活礼仪与风俗习惯对民间舞蹈进行改变、加工，体育舞蹈成为一种具有规范形式的社交舞蹈。18 世纪，法国大革命以后，欧洲宫廷舞蹈开始流入民间，体育舞蹈成为整个社会阶层都喜闻乐见的社交与娱乐活动内容。19 世纪初，华尔兹中“近距离的握抱”使交际舞发生了革命性的变化，极大地促进了现代体育舞蹈的发展。

进入 20 世纪以后，体育舞蹈发展迅速，各种突破传统舞蹈观念的“近距离接触”的社交舞应运而生并广泛流行，1924 年，英国皇家舞蹈教师协会规范了华尔兹、探戈、狐步、快步四个舞种的步法，并将其统称为摩登舞。摩登舞体系初步建立。1947 年，第 1 届世界标准交谊舞锦标赛在德国柏林举办。1950 年，第 1 届国标舞大赛及黑池舞蹈节在英国成功举办。1957 年，第一个国际体育舞蹈组织——“国际业余舞蹈者理事会”（ICAD）成立，后更名为“国际业余舞蹈理事会”（ICAD）、国际体育舞蹈联合会（IDSF），进一步促进了体育舞蹈在国际范围内的规范化发展。

20 世纪 80 年代以后，国际标准舞被重新命名——体育舞蹈正式产生，此后体育舞蹈进入新的发展时期，各类体育舞蹈竞赛频繁举办，体育舞蹈在全世界范围内的影响不断扩大。

进入 21 世纪以来，体育舞蹈在迈向奥运会的道路上不懈努力，2001 年日本秋田世界运动会、2005 年亚洲室内运动会、2010 年第 16 届亚运会，体育舞蹈都是正式的比赛项目。当前，尽管体育舞蹈还不是奥运会正式的比赛项目，但是体育舞蹈的影响之大、传播范围之广充分彰显了体育舞蹈的运动魅力，体育舞蹈运动员技能水平不断提高，体育舞蹈的群众基础不断扩大。

（二）中国体育舞蹈的发展

体育舞蹈于20世纪30年代传入中国，在前几十年，受各种因素的影响，体育舞蹈并没有引起太多的关注，体育舞蹈只是在中国沿海的几个大城市流行，参与人群也主要集中在少部分人群中，直到改革开放以后，体育舞蹈才以惊人的发展速度在中国迅速普及、发展开来。

改革开放以后，中国表现出对外开放的政治、经济、文化姿态，这一时期，国外国际标准交谊舞专家多次来中国进行表演与教学，中国体育舞蹈的发展局面迅速打开，大众体育舞蹈学习热情高涨。

为了进一步推广和普及体育舞蹈，1991年，中国成立中国体育舞蹈协会，组织各项体育舞蹈竞赛；1994年，中国加入国际舞蹈运动联合会，积极参加国际比赛，并取得了良好的成绩。

21世纪，中国体育舞蹈的发展呈现出新的风貌，2002年，国家体育总局接管体育舞蹈，体育舞蹈被正式纳入体育运动。2004年，中国体育舞蹈选手栾江和张茹获得了黑池大赛职业新星拉丁组冠军，实现了中国金牌零的突破。2010年广州亚运会，体育舞蹈被列为正式比赛项目，中国体育舞蹈队包揽10个单项的金牌。2011年，中国体育舞蹈队参加黑池舞蹈比赛，包揽拉丁舞前三名。“世界体育舞蹈精英赛暨第2届中国京津冀体育舞蹈公开赛”是当前中国体育舞蹈最高级别的赛事，截至2017年5月，已经成功举办了三届。为促进中国体育舞蹈的大众发展、提高体育舞蹈竞技水平发挥了重要作用。

第二节　体育舞蹈舞步基础

一、体育舞蹈的基本舞姿

体育舞蹈中，男女伴正式开始舞步动作之前，往往会有一个基本的舞姿呈现，这是舞步开始的基础，掌握正确的舞姿是舞者学好体育舞蹈必不可少的条件，这里重点分析体育舞蹈的以下四种基本舞姿。

(一)开式舞姿

开式舞姿,具体是指男女平行相对站立,单手相握或者双手相握在体前而另一手臂向外展开,要求舞者的重心在支撑腿上,两腿前后或者左右开立,以充分展现四肢和躯干动作(见图 8-2)。

在体育舞蹈中,开式舞姿通常结合使用在各种舞步中,完成各种舞姿和造型,主要用于上下连接"闭式""扇形位""散式"等舞姿,常在拉丁舞中使用,具有舒展奔放,自由灵活的特点。

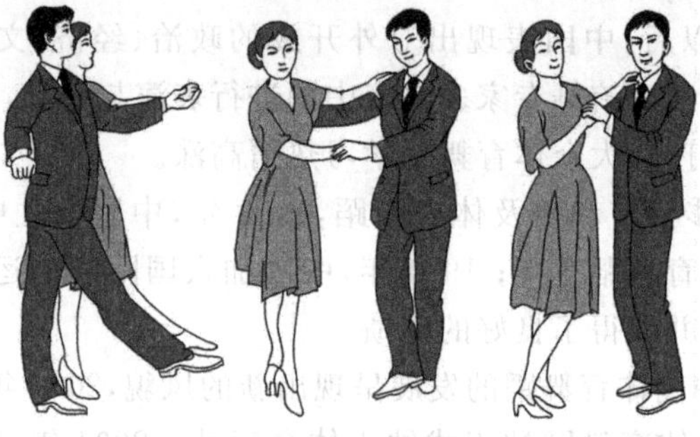

图 8-2

(二)闭式舞姿

闭式舞姿,具体是指男女伴双脚并合,脚尖正对前方,相对平行而立;男女舞位互相将自己的右脚尖对准对方的双脚中线,间距为 6～9 厘米,女伴偏向男伴右旁约 1/3;男女伴的头向左转过去,女 45°并稍向左倾斜,男 25°越过对方右肩上方向前看,肩平,背直,腰挺,膝松弛,气舒缓。女伴胸腰微向后倾弯约 25°(见图 8-3)。

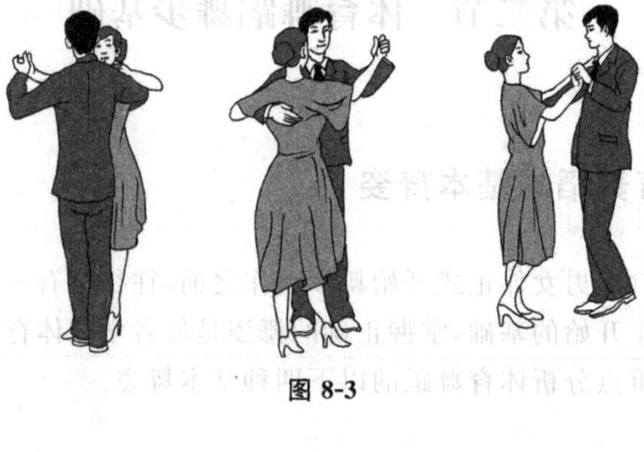

图 8-3

（三）散式舞姿

散式舞姿，也称 P. P. 舞姿，具体是在闭式舞姿的基础上的一种延伸性的体育舞蹈舞姿，要求男伴将头及上身略向左打开，女伴将头及上身略向右打开，两人的头均向同一方向。

（四）扇形位舞姿

扇形位舞姿中，女伴站在男伴的左侧相隔一只手臂的距离；男伴的左手（掌心向上）和女伴的右手（掌心向下）相握；男伴和女伴两者身体呈直角形排列；男伴右臂和女伴左臂均侧平举；男伴右脚向右前侧跨出一步，重心落在右脚，女伴左脚后踏一步，重心落在左脚。

在体育舞蹈各舞种中，经常使用扇形位舞姿的舞种主要是伦巴舞和恰恰恰。

二、体育舞蹈的基本舞步

根据体育舞蹈的基本运动规则，一般来说，男伴先出左脚，女伴先出右脚，男女动作基本相同，但方向相反。男女相互配合进行各种舞步的移动，进而形成优美的各种流畅的体育舞蹈动作。

（一）走步

走步，也称常步，根据舞步移动方向可以分为前进步和后退步两种。基本舞步动作为：立正，左脚向前走三步，右脚向后退三步。前进时用前脚掌触地，脚趾抬起过渡到脚跟擦地向前，着地后再过渡到脚趾，重心移到前脚上。后退动作与前进动作方向相反（见图 8-4）。

（二）侧步

根据移动方向，可以将侧步分为左侧步和右侧步两种。基本舞步动作为：立正，左脚向左一步，右脚向左脚并步；随后，左脚向右侧迈一步，右脚向右侧迈一步，左脚再向右脚并步，右脚再向右侧迈一步（见图 8-5）。

（三）摇摆步

根据移动方向，摇摆步可分为前后摇摆和左右摇摆两种。基本舞步动作为：立正，左脚向前一步，重心前移，重心再后移、再前移、再后移，此为前后摇摆步；向左再向右，再左移、再右移，此为左右摇摆步。

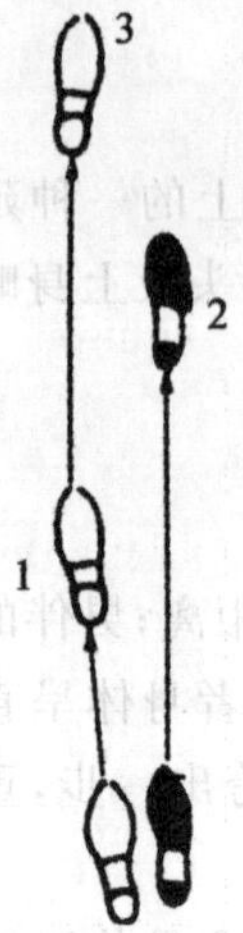

图 8-4

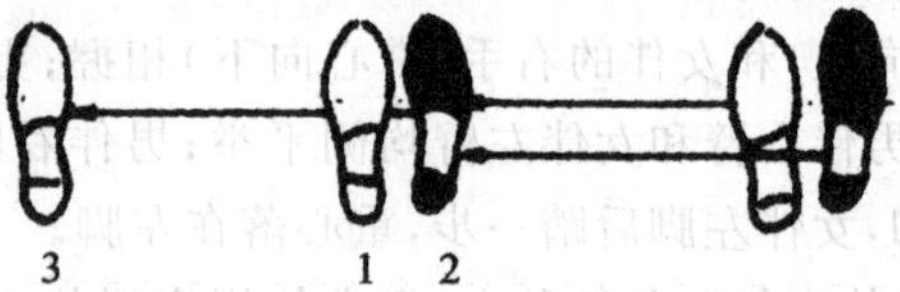

图 8-5

(四)平衡步

平衡步,又称前、后、左、右平衡步,由走步和踏步构成。基本舞步动作为:立正,左脚向前一步,右脚向前上步,用前脚掌踏在左脚侧;右脚后退一步,左脚同样后退,以前脚掌踏在右脚侧;左脚向左一步,右脚向左脚并步,以前脚掌踏在左脚侧;右脚向右一步,左脚向右脚并步,用前脚掌踏在右脚侧。

第三节　拉丁舞

拉丁舞,全称为拉丁美洲舞,是体育舞蹈的一个重要的舞系,具体是指流行于拉丁美洲的民间舞蹈,它共包括五个具体的起源于不同国家的不同风格的舞种:伦巴舞(Rumba)、恰恰恰(Chachacha)、桑巴(Samba)、牛仔舞(Jive)、斗牛舞(Paso doble)。

一、伦巴舞科学健身

伦巴舞被誉为“拉丁之魂”,是早期被贩卖到美洲的非洲黑奴之间流行的一种民族舞蹈与当地的民间舞蹈相结合的产物,其在20世纪初形成一种独立的舞蹈形式,即现代伦巴舞,主要用于表现男女之间浪漫情感。

伦巴舞风格柔媚抒情、婀娜多姿,再加上其轻松柔和的髋部动作,有助于塑造人体的曲线美。

(一)基本舞步

伦巴舞的基本舞步动作如图 8-6 所示。

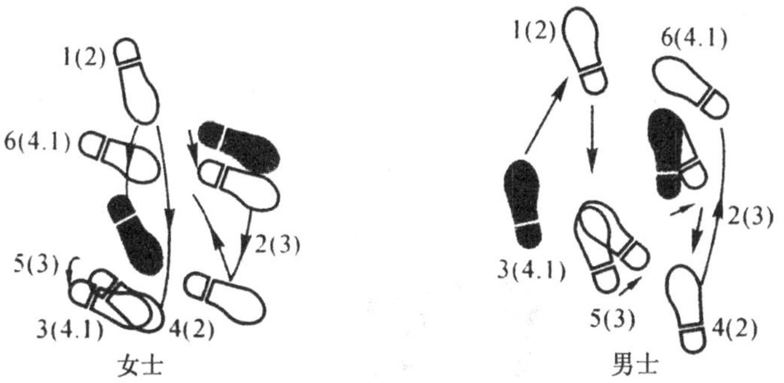

图 8-6

(1)男伴左足前进,胯左后摆转(前脚掌平面);女伴右足后退,髋右后摆转(重心外展)。

(2)男伴重心移至右足,胯右后摆转;女伴重心前移至左足,胯左后摆转。

(3)男伴左足横步稍后,胯经前向左后摆转;女伴右足横步稍前,胯经前向右后摆转。

(二)扇形步

伦巴舞的扇形步共 1 小节 3 步,舞步动作如图 8-7 所示。

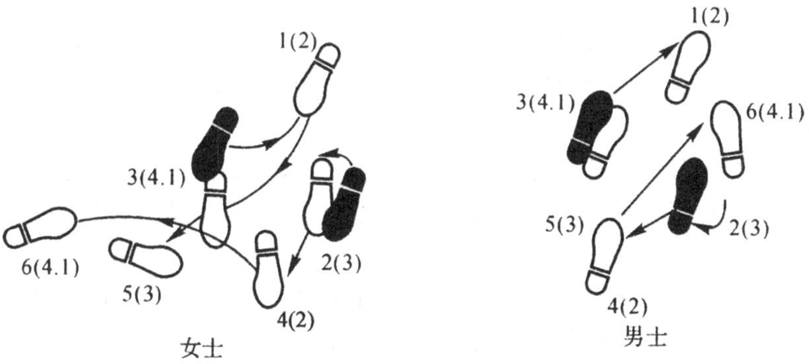

图 8-7

(1)男伴右脚后退;女伴左脚前进,准备向左转。

(2)男伴重心前移至左脚,右手带领女伴左转;女伴上右脚准备左转,右脚后退。

(3)男伴右脚与女伴分离,左手握女伴右手;女伴左脚后退;男伴重心移至右脚,摆右胯;女伴重心移至左脚,右胯摆转。

(三)曲棍步

伦巴舞的曲棍步舞步共2小节6步,舞步动作如图8-8所示。

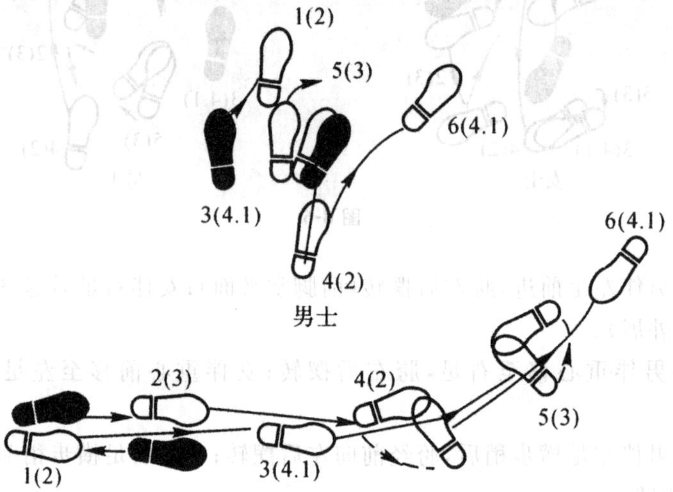

图 8-8

(1)男伴左脚前进;女伴右脚收并左脚,拧胯,重心移至右脚收腹上提,两脚相夹。

(2)男伴重心后移至后脚,收腹上展;女伴左脚前进,手臂打开。

(3)男伴左脚并右脚,左手拇指向下锁住女伴;女伴右脚前进,手臂前上。

(4)男伴右脚后退,右转25°,手指相接;女伴左脚向左斜出前25°前进。

(5)男伴重心前移至左脚;女伴右脚横步稍前,左转5/8周与男伴相对位。

(6)男伴右脚前进,从第4步至第6步共转1/8周;女伴左脚后退,从第4步至第6步共转5/8周。

(四)右分展步

伦巴舞的右分展步的舞步节拍为1小节3步,舞步动作如图8-9所示。

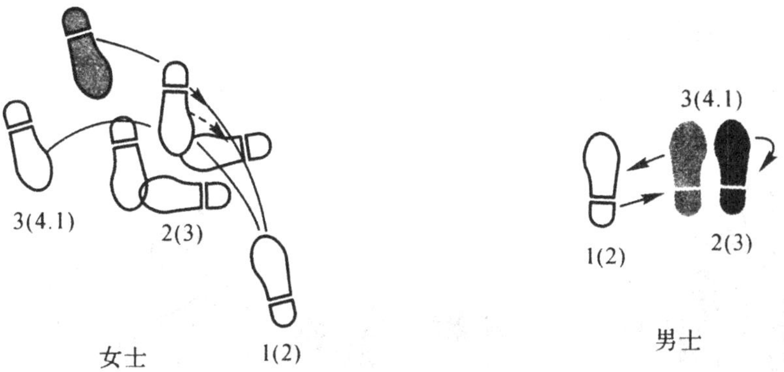

图 8-9

(1)男伴左脚横步稍前，右手扶着女伴(腰有立度)；女伴右脚后退，右脚转 1/2 周。

(2)男伴重心移至右脚；女伴重心移至左脚，向左转 1/4 周。

(3)男伴左脚并右脚；女伴右脚横步，向左转与男伴合成闭式舞姿。

(五)闭式扭胯转

闭式扭胯转的前三步是右分展步，从第四步开始闭式扭转(见图 8-10)。

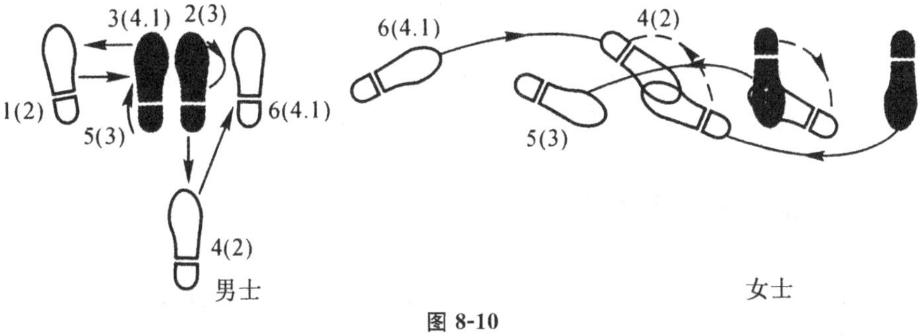

图 8-10

(1)男伴在右分展步后，左脚横步，立腰；女伴右分展步的最后用力右转，拧胯右转 1/4。

(2)男伴重心前移至右脚；女伴右脚前进准备左转，展示腿形美。

(3)男伴右脚重心，略左转(半拍)；女伴左转，以右脚掌为轴成面对男伴舞姿(一拍，&)。

(4)男伴左脚并在右脚旁，成扇形步；女伴并脚，这一步应有划腿的动作。

（六）阿莱曼娜

阿莱曼娜(Alemana)的节拍为2小节6步(见图8-11)。

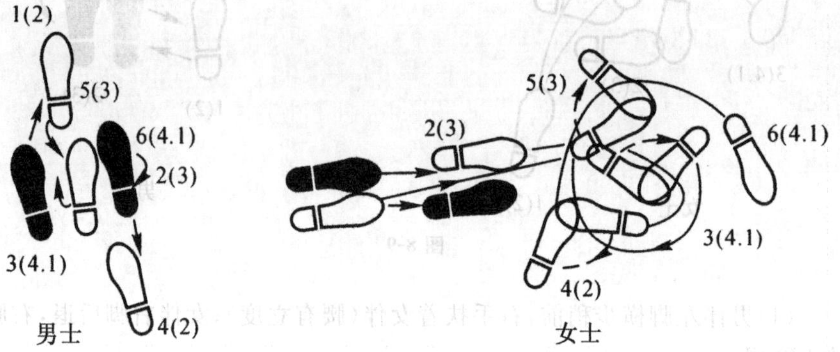

图 8-11

(1)男伴从扇位开始,左脚前进半重心;女伴右脚掌向左脚并步,脚跟踏下拧胯。

(2)男伴重心后移至右脚,退步要小;女伴左脚前进,展示腿形美。

(3)男伴左脚并右脚,手过头成30°;女伴右脚前进靠近男伴,不要超过男伴领带线,在1的后半拍(&)时略向右转(由于男伴引带,眼对视)。

(4)男伴右脚后退,步子要小些;女伴以右脚为轴,向男左臂下转1/4周左脚在前。

(5)男伴重心移至左脚;女伴左脚为轴,继续右转1/4周,右脚前进。

(6)男伴右脚并左脚,重心转换清楚;女伴左脚前进,右转1/4周成闭式。

二、恰恰恰舞科学健身

恰恰恰(Chachacha)是拉丁舞中最年轻的一种舞蹈,风格诙谐俏皮,舞步利落花俏,有很多模仿企鹅的动作。

恰恰恰强调线条拉伸的优美,胯部的扭摆不强调大和多,而是强调自然、顺畅,风格诙谐俏皮,表现青年男女的嬉戏追逐,是现代年轻人乐于参与并实现塑型修身的首选体育舞蹈项目。

（一）基本舞步

恰恰恰的基本舞步共5步,初学者可先不加胯部技术动作(见图8-12、图8-13)。

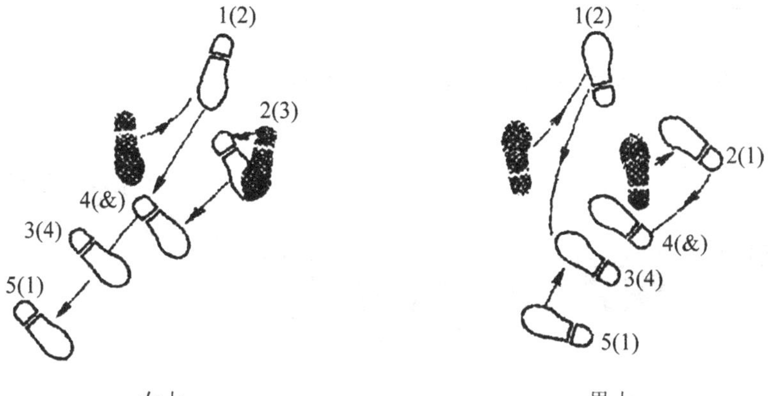

图 8-12

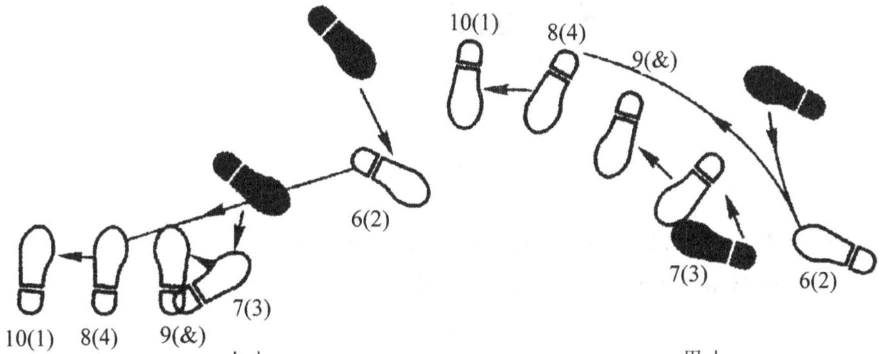

图 8-13

(1)男伴左脚前进;女伴右脚后退,步子稍小些,身体上展。

(2)男伴重心移回右脚;女伴重心移回左脚。

(3)男伴左脚横步;女伴右脚横步。

(4)男伴右脚向左并步,屈膝;女伴左脚向右并步,屈膝。

(5)男伴左脚横步,直膝;女伴右脚横步,直膝。

(6)男伴右脚后退;女伴左脚前进。

(7)男伴左脚原地踏一步;女伴右脚原地踏一步。

(8)男伴右脚横步;女伴左脚横步。

(9)男伴左脚右并步,踮脚跟双膝屈;女伴右脚左并步,踮脚跟双膝屈。

(10)男伴右脚横步,直膝;女伴左脚横步,直膝。

(二)扇形步

恰恰恰的扇形步从闭式舞姿开始,两人同时打开扇形位(见图 8-14)。

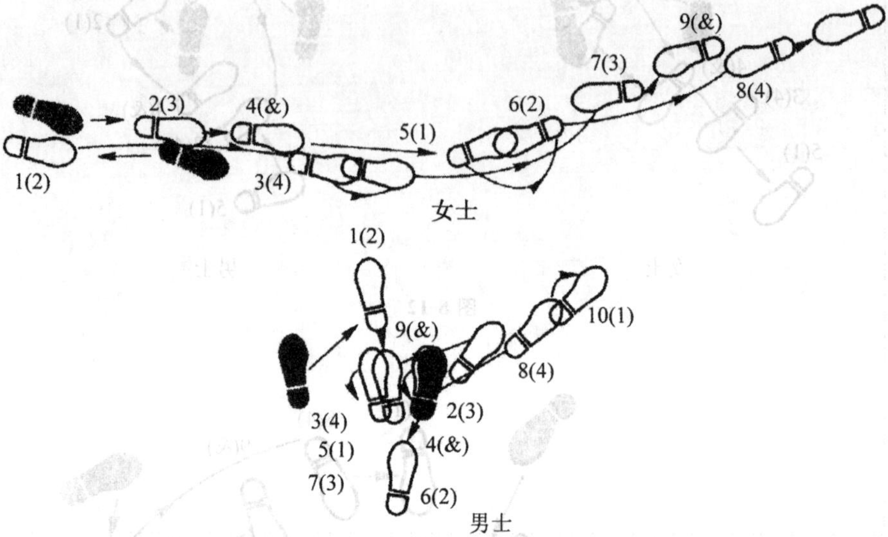

图 8-14

(1)手臂握持,运步过程中,手保持张力和拉力。

(2)同基本步的前半部分,女伴后退时在男伴拉力下上展。

(3)横步动作尽可能小,可稍休息。

(4)上身与下身感受保持一致,根据音乐决定舞步大小和轻重。

(5)男伴手臂向上做扇形步引导,有返身动作。

(6)男伴右脚后退,右转 1/8 周;女伴左脚前进。

(7)男伴左脚原地踏一步,左转 1/4 周;女伴右脚横步稍后,左转。

(8)男伴右脚横步;女伴左脚后退。

(9)男伴左脚并右脚,手臂在胸前向外展;女伴右脚并左脚。

(10)男伴右脚横步,稍前,打开呈扇形步;女伴左脚横步,稍前,体会男伴引导的张力。

(三)纽约步

恰恰恰的纽约步舞步动作技术具体如图 8-15 所示。

(1)男伴右转 1/4,左脚前进,左肩并肩位;女伴左转 1/4,右脚前进,右肩并肩位。

(2)男伴右脚原地踏一步,后半拍准备左转;女伴左脚原地踏一步,后半拍准备右转。

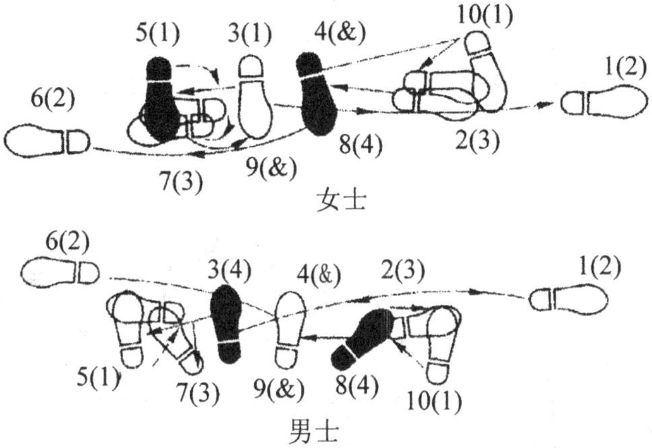

图 8-15

(3)男伴左转 1/4,左脚横步;女伴右转 1/4,右脚横步。

(4)男伴右脚并左脚;女伴左脚并右脚。

(5)男伴左脚横步,直膝,准备左转;女伴右脚横步,直膝,准备右转。

(6)男伴左转 1/4,右脚前进,右肩并肩位;女伴右转 1/4,左脚前进,右肩并肩位。

(7)男伴左脚原地踏一步,后半拍准备右转;女伴右脚原地踏一步,后半拍准备左转。

(8)男伴右转 1/4,右脚横步;女伴左转 1/4,左脚横步。

(9)男伴左脚并右脚;女伴右脚并左脚。

(10)男伴右脚横步,直膝;女伴左脚横步,直膝。

(四)套锁转

套锁转舞步动作如图 8-16 所示。

(1)男伴左脚横步,右转 1/8 周,左手向自己头右方带领女伴绕转;女伴右脚前进。

(2)男伴右脚原地重心,略向左转,左手经自己头上方带领女伴绕转;女伴左脚向男伴身后前进,右转。

(3)男伴左脚原地小踏一步,身体稍左转,手继续带领女伴走;女伴右脚前进向男伴身后绕走。

(4)男伴右脚稍后退,左转 1/8 周,左手放平;女伴左脚向前踏在右脚后。

(5)男伴左脚原地重心;女伴右脚前进,从男伴身后向男伴左侧行进。

(6)男伴右脚后退;女伴左脚前进,继续绕行。

(7)男伴左脚原地重心;女伴右脚向男伴身前行进。

(8)男伴右脚横步接左脚半并右脚;女伴左脚后退,接右脚半并左脚。

(9)男伴右脚横步;女伴左脚横步。

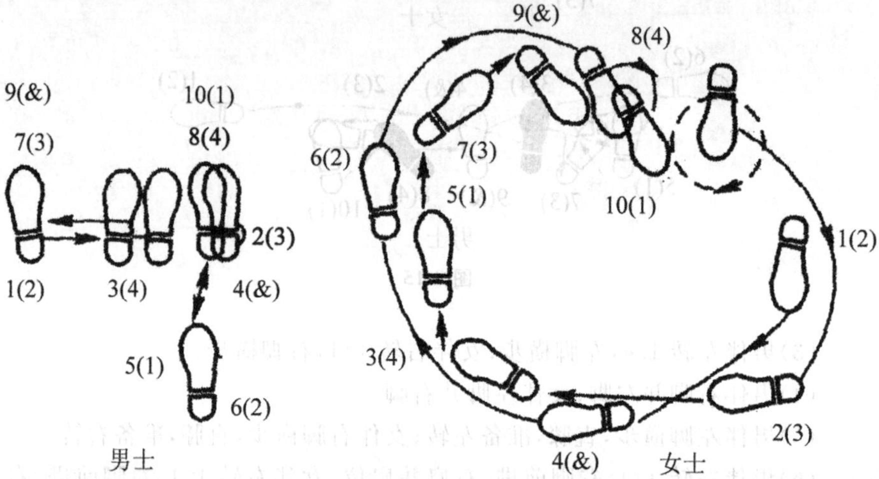

图 8-16

(五)右陀螺转

恰恰恰的右陀螺转由闭式舞姿开始,舞步动作如图 8-17 所示。

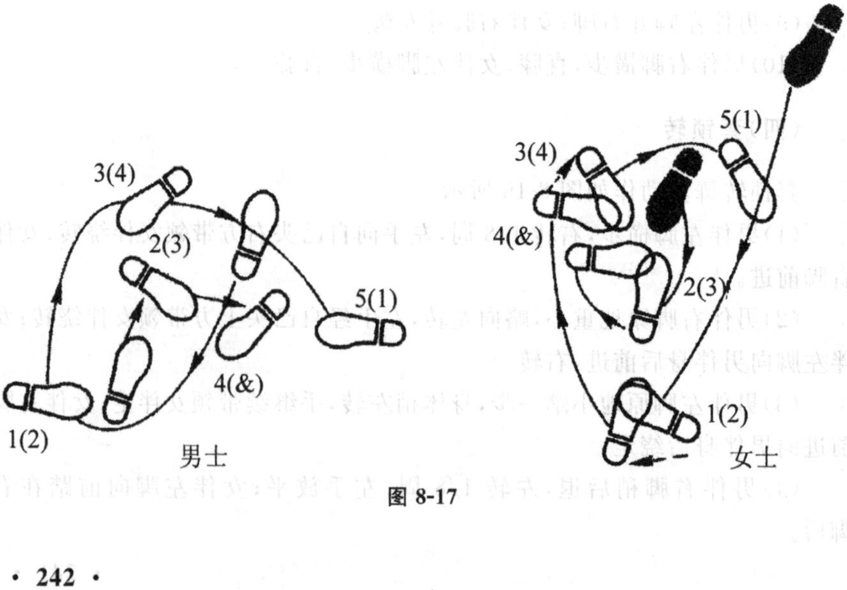

图 8-17

(1)男伴右脚掌踏在左脚后,脚尖向外,左脚掌向右转;女伴左脚掌横步向右转。

(2)男伴左脚横步,右转;女伴右脚在左脚前交叉,右转。

(3)男伴同第(2)步的动作,右转;女伴继续右转。

(4)男伴同第(3)步的动作,继续右转;女伴则继续右转。

(5)男伴右脚横步,右转一周完毕;女伴动作同第(2)步动作,右转一周完毕。

(六)闭式扭胯转

恰恰恰的闭式扭胯转从闭式舞姿开始,结束于扇形位(见图 8-18)。

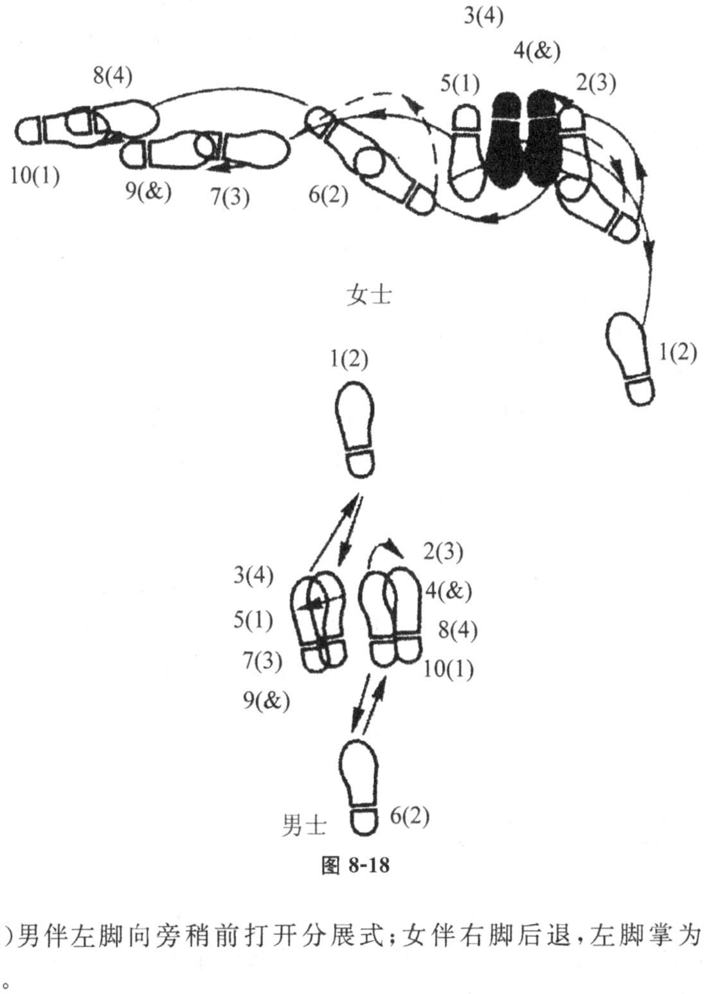

图 8-18

(1)男伴左脚向旁稍前打开分展式;女伴右脚后退,左脚掌为轴右转 1/2 周。

(2)男伴右脚原地踏一步;女伴左脚原地踏一步,准备左转。

(3)男伴左脚并右脚;女伴左脚掌为轴扭胯,左转 1/4 周,右脚向男伴外侧前进一小步。

(4)男伴右脚原地踏一步;女伴左脚并右脚。

(5)男伴左脚横步,略前,左转 1/8 周;女伴扭胯右转 1/8 周,右脚横步略前。

(6)男伴右脚后退,带女伴转身;女伴左脚前进,左转 1/8 周。

(7)男伴左脚原地踏一步,左转 1/8 周;女伴右脚横步稍后,继续 1/4 周。

(8)男伴右脚横步;女伴左转 1/4 周,左脚后退。

(9)男伴左脚并右脚;女伴右脚向后退,在左脚前交叉。

(10)男伴右脚横步稍前,打开呈扇形步;女伴左脚横步稍前,打开呈扇形步,从第 7 步至第 10 步共转 3/8 周。

(七)阿莱曼娜

在扇形步的基础上开始,女伴在男伴臂下右转 1 圈的动作。

(1)男伴左脚前进;女伴右脚向左脚并步,右脚脚掌和脚跟用力踏下拧胯,左脚跟抬起,重心在右脚。

(2)男伴右脚原地踏 1 步,女伴左脚前进。

(3)男伴左脚横步,女伴右脚前进。

(4)男伴右脚并左脚;女伴左脚掌踏在右脚后,膝稍弯。

(5)男伴左脚横步;女伴右脚向男伴两脚间前进,准备右转。

(6)男伴右脚后退右转 1/8 周;女伴右脚拧胯带动左脚前进,右转 1/4 周。

(7)男伴左脚原地重心;女伴左脚重心,拧胯,带动右脚前进,继续右转。

(8)男伴右脚小步向前;女伴左脚前进,继续右转,直到男伴右侧。

(9)男伴左脚小步向右脚后并步,脚尖外开;女伴右脚踏在左脚后。

(10)男伴右脚小步向前进;女伴左脚稍前进,向右转 1/8 周,与男伴成闭式舞姿。

三、桑巴舞科学健身

桑巴舞(Samba)起源于非洲,形成于巴西,是巴西特色民族舞蹈。桑巴舞具有热情奔放,富有动感,多弹跳动作、髋部韵律丰富的特点,舞蹈过程中,舞者需要不停地游走、移位,几十分钟的桑巴舞学练能消耗大量的身体热量，燃脂效果十分明显。

（一）原地桑巴步

原地桑巴步从闭式舞姿开始，舞步动作如图 8-19 所示。

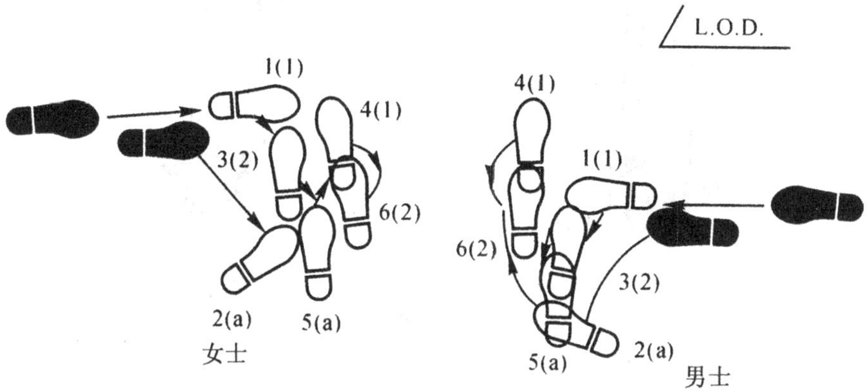

图 8-19

（1）男伴左脚前进小步；女伴右脚前进小步。

（2）男伴右脚后退，伸直后掌，重心半移至右脚；女伴左脚后退，伸直后掌，重心半移至左脚。

（3）男伴左脚向右脚方向后拖一步；女伴右脚向左脚方向后拖一步。

（4）男伴右脚前进小步；女伴左脚前进小步。

（5）男伴左半腿后退，伸直后撑，重心半移至左脚；女伴右脚后退，伸直后撑，重心半移至右脚。

（6）男伴右脚向左脚方向后拖一小步；女伴左脚向右脚方向后拖一小步。

（二）左进基本步

桑巴舞的左进基本步由闭式舞姿开始，左脚进步，舞步动作如图 8-20 所示。

（1）男伴左脚前进，膝稍弯，手臂高度与目平；女伴右脚后退，膝稍弯。

（2）男伴右脚掌并左脚，膝稍伸直；女伴左脚掌并右脚，膝稍伸直。

（3）男伴重心移至左脚，膝稍弯；女伴重心移至右脚，膝稍弯。

（4）男伴重心不变，膝稍直；女伴重心不变，膝稍直。

（5）男伴右脚后退，膝稍弯；女伴左脚前进，膝稍弯。

（6）男伴左脚掌并右脚，膝稍弯；女伴右脚掌并左脚，膝稍弯。

(7)男伴重心移至右脚,膝稍弯;女伴重心移至左脚,膝稍弯。

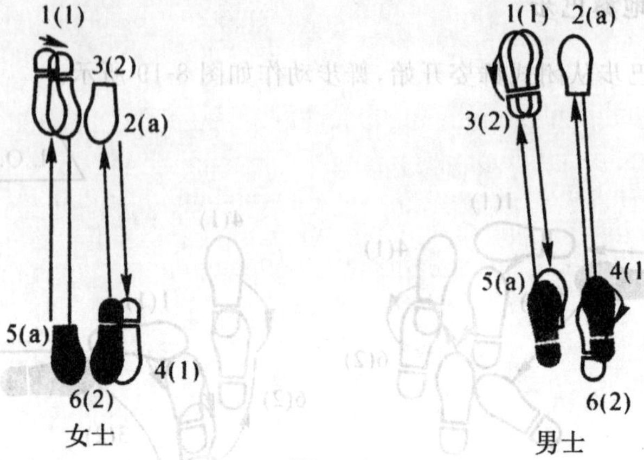

图 8-20

(三)右进基本步

由闭式舞姿开始,右脚前步,舞步动作如图 8-21 所示。

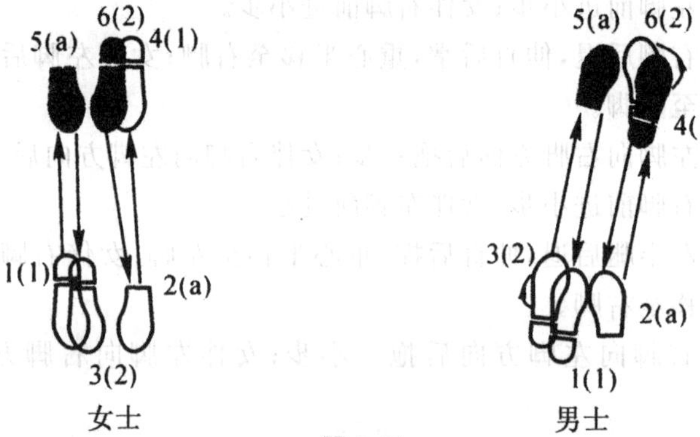

图 8-21

(1)男伴左脚后退,膝稍弯;女伴右脚前进,膝稍弯。
(2)男伴右脚掌并左脚,膝稍伸直;女伴右脚前进,膝稍伸直。
(3)男伴重心移至左脚;女伴重心移至右脚。
(4)男伴右脚前进,膝稍弯;女伴左脚前进,膝稍弯。
(5)男伴左脚掌并右脚,膝稍直;女伴右脚掌并左脚,膝稍直。
(6)男伴重心移至右脚,膝稍弯;女伴重心移至左脚,膝稍直。

(四)叉形步

叉形步,即一脚叉在另一脚后的舞步动作(见图 8-22)。

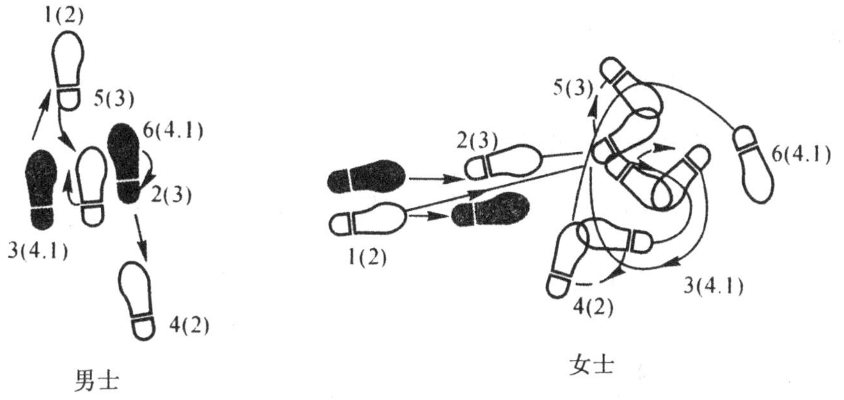

图 8-22

(1)男伴左脚横步;女伴右脚横步。

(2)男伴右脚尖点踏在左脚跟后交叉点;女伴左脚尖点踏在右脚跟后交叉点。

(3)男伴重心移至左脚,屈膝;女伴重心移至右脚,屈膝。

(4)男伴右脚横步;女伴左脚横步。

(5)男伴左脚尖点踏在右脚跟后交叉点;女伴右脚尖点踏在左脚跟后交叉点。

(6)男伴重心移回右脚;女伴重心移回左脚。

(五)旁步

桑巴的旁步的完整舞步动作如图 8-23 所示。

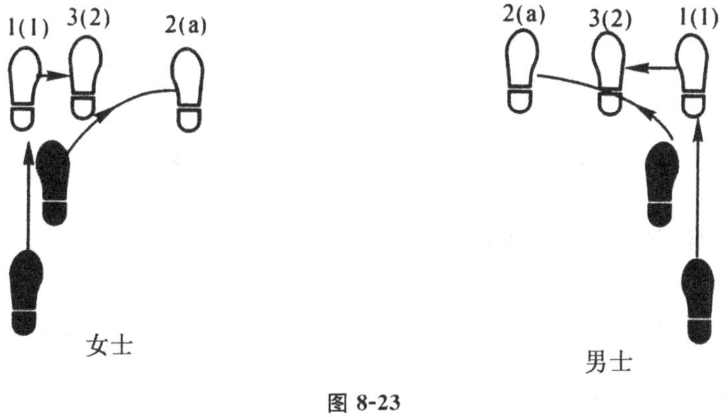

图 8-23

(1)男伴右脚前进;女伴左脚前进。

(2)男伴左脚向旁横步,重心移一半,右转 1/4 周;女伴右脚向旁横步,重心移一半,左转 1/4 周。

(3)男伴右脚向左拖退一小步;女伴左脚向右拖退一小步。

(六)P.P.舞姿的桑巴走步

P.P.舞姿的桑巴走步技术动作如图 8-24 所示。

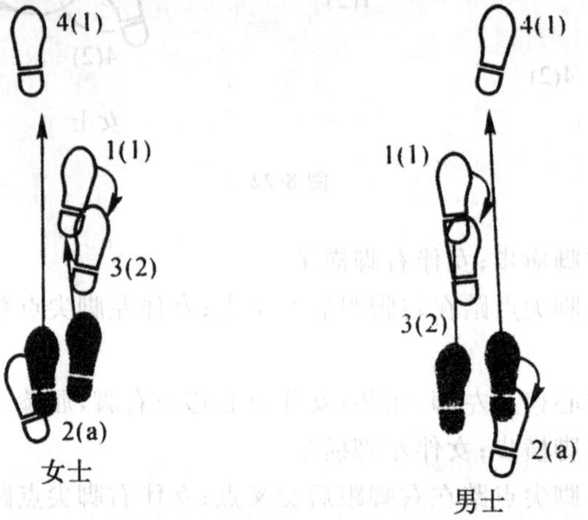

图 8-24

(1)男伴右脚前进(脚掌平进);女伴左脚前进(脚掌平进)。

(2)男伴左脚脚尖向后退,左腿伸直后撑;女伴右脚脚尖向后退,右腿伸直后撑。

(3)男伴右脚向后拖退一小步;女伴左脚向后拖退一小步。

(4)男伴左脚前进;女伴右脚前进(脚掌平进)。

(5)男伴右脚脚尖向后退,右腿伸直后撑;女伴左脚脚尖向后退,左腿伸直后撑。

(6)男伴左脚稍向后拖一小步;女伴右脚稍向后拖一小步。

四、牛仔舞科学健身

牛仔舞热情欢快,舞步敏捷,节奏快,是一个非常耗体力的舞种。

(一)连步摇摆

连步摇摆是从开式舞姿到闭式舞姿的连接步(见图 8-25)。

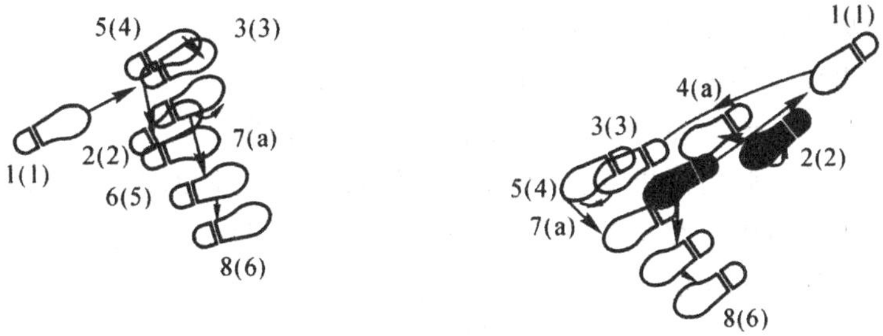

男士　　　　　　　　　　女士

图 8-25

(1)男伴左脚后退;女伴右脚后退。

(2)男伴右脚原地踏一步;女伴左脚原地踏一步。

(3)前进,女右脚前进。

(4)男伴右脚向左脚半并步;女伴左脚向右脚半并步。

(5)男伴左脚前进;女伴右脚前进,都呈闭式。

(6)男伴右脚横步;女伴左脚横步。

(7)男伴左脚向右脚半并步;女伴右脚向左脚半并步。

(8)男伴右脚横步;女伴左脚横步。

(二)连步绕转

连步绕转也是由开式舞姿到闭式舞姿的一个连接步,伴有绕转动作(见图 8-26)。

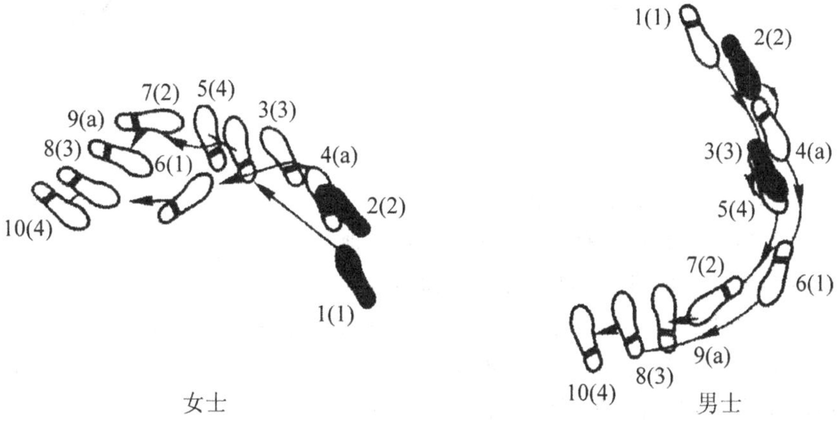

女士　　　　　　　　　　男士

图 8-26

(1)男伴左脚后退;女伴右脚后退。

(2)男伴右脚原地踏一步;女伴左脚原地踏一步。

(3)男伴左脚进一小步;女伴右脚进一小步。

(4)男伴右脚向左脚半并步;女伴左脚向旁小横步。

(5)男伴左脚斜前进;女伴右脚向男伴双脚间前进,两人合成闭式舞姿。

(6)男伴右脚掌交叉踏在左脚后;女伴左脚向男伴右侧前进。

(7)男伴左脚横步;女伴右脚向男伴双脚间前进。

(8)男伴右脚小横步;女伴左脚横步。

(9)男伴左脚向右脚半并步;女伴右脚向左脚半并步。

(10)男伴右脚横步;女伴左脚横步。图中,1～5 步是连步,6～10 步是绕转,结束时是闭式舞姿。

(三)美式疾转

美式疾转的完整舞步动作如图 8-27 所示。

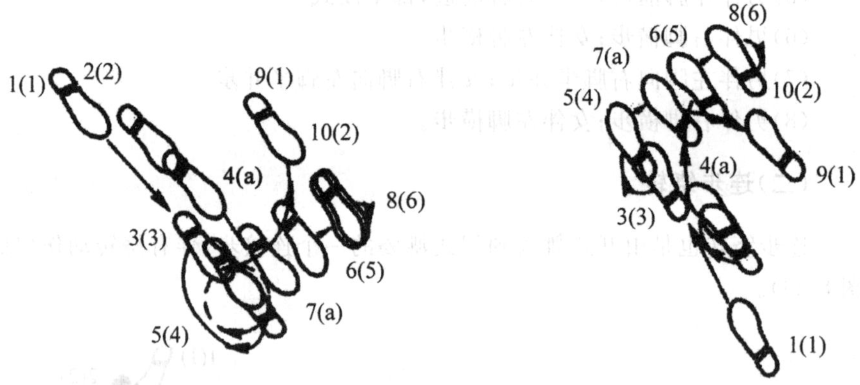

女士　　男士

图 8-27

(1)男伴左脚后退;女伴右脚后退。

(2)男伴右脚原地踏一步;女伴左脚原地踏一步。

(3)男伴左脚进一小步;女伴右脚前进。

(4)男伴右脚向左脚半并步;女伴左脚向右脚后退一小步。

(5)男伴左脚前进,右手腕推女伴手,使其在后半拍时旋转;女伴右脚前进,脚掌为轴,在后半拍时快速右转 1/2 周。

(6)男伴右脚小横步;女伴左脚横步,继续右转 1/2 周。

(7)男伴左脚向右脚半并步;女伴右脚向左脚半并步。

(8)男伴右脚横步;女伴左脚横步。

（四）倒步抛掷

牛仔舞的倒步抛掷，男伴推抛女伴，使女伴经过身前再甩开（见图 8-28）。

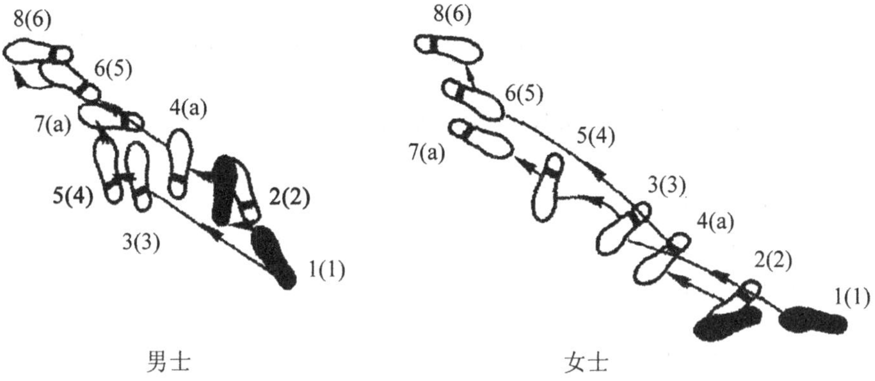

图 8-28

（1）男伴右脚前进；女伴左脚前进。

（2）男伴左脚横步，左手向外带领将女伴从身前向左边甩出；女伴右脚横退，左转。

（3）男伴右脚向左脚半并步；女伴左脚经男伴身前向前进。

（4）男伴左脚横步；女伴右脚横步。

（5）男伴右脚原地踏一步；女伴左脚原地踏一步。

（6）男伴左脚后退；女伴右脚后退。

（7）男伴右脚前进；女伴左脚前进。

（8）男伴左脚向右脚半并步；女伴右脚向左脚半并步。

（五）左向右换位

左向右换位的完整舞步如图 8-29 所示。

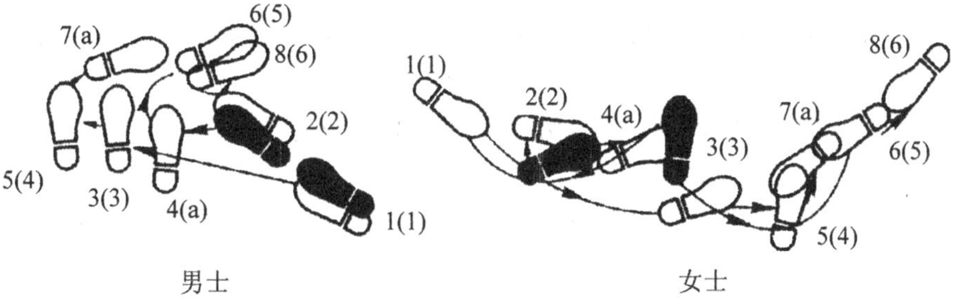

图 8-29

(1)男伴左脚后退;女伴右脚后退。

(2)男伴右脚原地踏一步;女伴左脚原地踏一步。

(3)男伴左脚掌横踏,左手抬起准备带女伴转身;女伴右脚前进准备左转。

(4)男伴右脚向左脚半并步,带女伴左转;女伴左脚向右脚半并步,准备左转。

(5)男伴左脚横步;女伴右脚为轴,后半拍时快速向左转身,与男伴相对。

(6)男伴右脚前进;女伴左脚后退。

(7)男伴左脚向右脚半并步;女伴右脚向左脚半并步。

(8)男伴右脚前进;女伴左脚后退。

(六)右向左换位

从基本握持舞姿开始,舞步动作如图 8-30 所示。

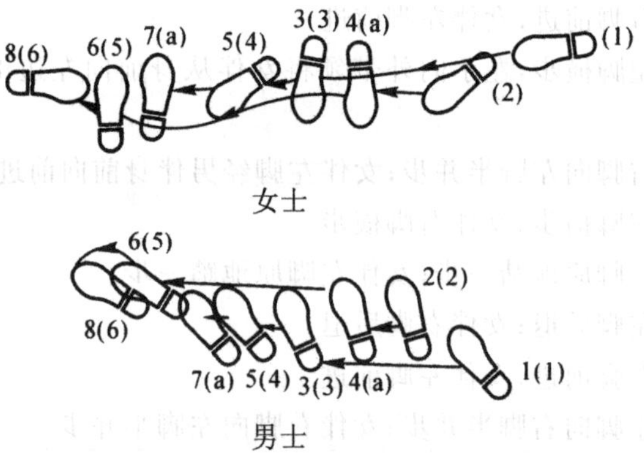

图 8-30

(1)为倒步摇摆的第 1 步至第 3 步。

(2)为倒步摇摆的第 4 步。

(3)男伴左脚斜前进,左臂上抬带女伴转;女伴左脚横步准备向右做臂下转。

(4)男伴右脚向左半并步,引导女伴继续转;女伴右脚向左脚半并步,快速右转。

(5)男伴右脚向右小横步;女伴左脚横步稍前,右转完毕时已到男伴的左面位置。

（七）鸡行步

鸡行步的完整舞步动作如图 8-31 所示。

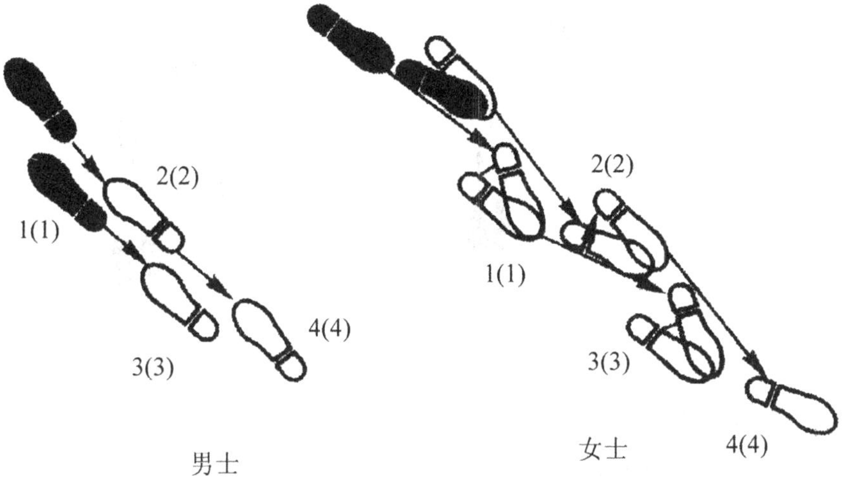

图 8-31

（1）男伴左脚后退；女伴右脚前进，脚尖外开。
（2）男伴右脚后退；女伴右脚掌左拧，左脚前进。
（3）男伴左脚后退，女伴同第 1 步。
（4）男伴右脚后退，女伴同第 2 步。
（5）男伴左脚后退，女伴同第 1 步。
（6）男伴右脚后退，女伴左脚向男伴前进。

五、斗牛舞科学健身

斗牛舞脚步干净利落，无胯部扭动动作，但有大幅度的旋转与跳跃，表现斗牛士的潇洒、勇猛。斗牛舞的舞蹈过程中，非常重视男伴的引领，故称“男人的舞蹈”，有助于男性潇洒气度的培养。

（一）基本舞步

由站闭式舞姿开始，舞步动作如图 8-32 所示。
（1）男伴右脚前进；女伴左脚后退。
（2）男伴左脚前进；女伴右脚后退。
以上动作重复跳八步形成向左行进的弧线。

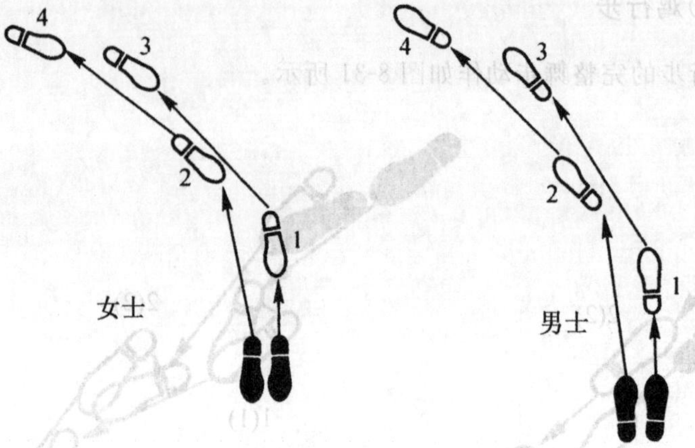

图 8-32

（二）攻进步

由站立闭式舞姿开始，舞步动作如图 8-33 所示

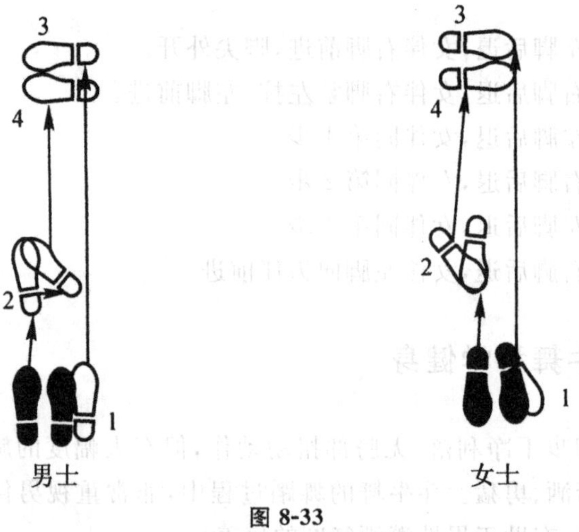

图 8-33

（1）男伴右脚原地踩步；女伴左脚原地踩步。

（2）男伴左脚前进一大步，左手轻推女伴，后半拍时左转 1/4 周；女伴右脚后退一大步，后半拍时左转 1/4 周。

（3）男伴右脚向旁大步滑出，屈膝呈大弓步，左脚直腿旁伸，左臂向外划弧旁伸，与腰同高，身向左倾斜；女伴由男伴带领做相反的动作。

（4）男伴左脚收回并步，女伴右脚收回并步。

（三）推离步

由站立闭式舞姿开始，男伴背对舞程线（见图 8-34）。

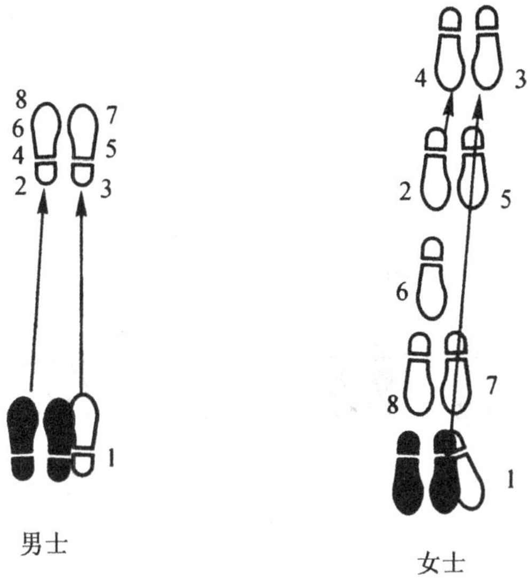

图 8-34

（1）男伴右脚原地踩步，左手下放至腰部；女伴左脚原地踩步，右手下放至腰部。

（2）男伴左脚前进一大步，左手前推女伴（不放开手），右手放开，使其后退；女伴右脚借男伴推势后退一大步，膝稍弯。

（3）男伴右脚向左脚并步；女伴左脚小步后退，渐渐直膝。

（4）男伴左脚原地踏步与女伴呈开式舞姿；女伴右脚向左脚并步，直膝。

（5）男伴右脚原地踏步；女伴左脚前进小步。

（6）男伴左脚原地踏步；女伴右脚前进小步。

（7）男伴右脚原地踏步；女伴左脚前进小步。

（8）男伴左脚原地踏步；女伴右脚前进小步。

（四）右追步

由站立闭式舞姿开始，男伴面对中央；女伴背对中央（见图 8-35）。

（1）男伴右脚掌向右横步；女伴左脚掌向左横步。

（2）男伴左脚并右脚；女伴右脚并左脚。

第 3、4 步反复第 1、2 步的动作，一般连续跳四步即可。

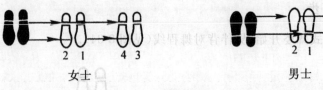

图 8-35

(五)左追步

左追步(Chasse to Left),也称左并合步,由站立闭式舞姿开始,男伴面对墙壁,女伴背对墙壁(见图 8-36)。

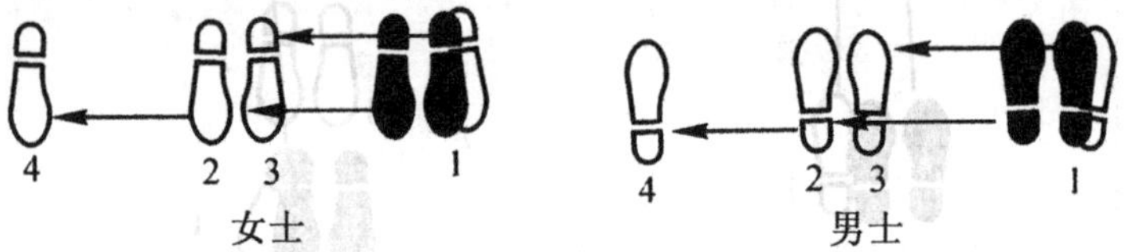

图 8-36

(1)男伴右脚掌原地踏步;女伴左脚掌原地踏步。

(2)男伴左脚横步;女伴右脚横步。

(3)男伴右脚并左脚;女伴左脚并右脚。

(4)男伴左脚横步;女伴右脚横步。

(六)变位十六步

由站立闭式舞姿开始,男伴面对墙壁(见图 8-37)。

(1)男伴右脚原地跺步,左手向旁平打开,头右转;女伴左脚原地跺步,右手与男伴相握向旁打开,头右转。

(2)男伴左脚向旁迈步,同时左转 1/4 周成 P. P. ;女伴右脚旁步,左转 1/4 周成 P. P. 。

(3)男伴右脚 P. P. 前进,女伴左脚 P. P. 前进。

(4)男伴左脚 3/8 周,左脚横步呈闭式;女伴右脚前进,呈闭式。

(5)男伴右脚后退,右肩引导;女伴左脚前进,左肩引导。

(6)男伴左脚后退,女伴右脚前进外侧步。

(7)男伴右脚并左脚,右转 1/4 周呈 P. P. ;女伴左脚横步,右转 3/8 周成 P. P. 。

(8)男伴左脚原地踏步,女伴右脚重心前移,第 9 步至第 16 步同前第 5

步动作（变位 8 步），但注意，第 9 至第 10 两步男伴仍原地踏步。

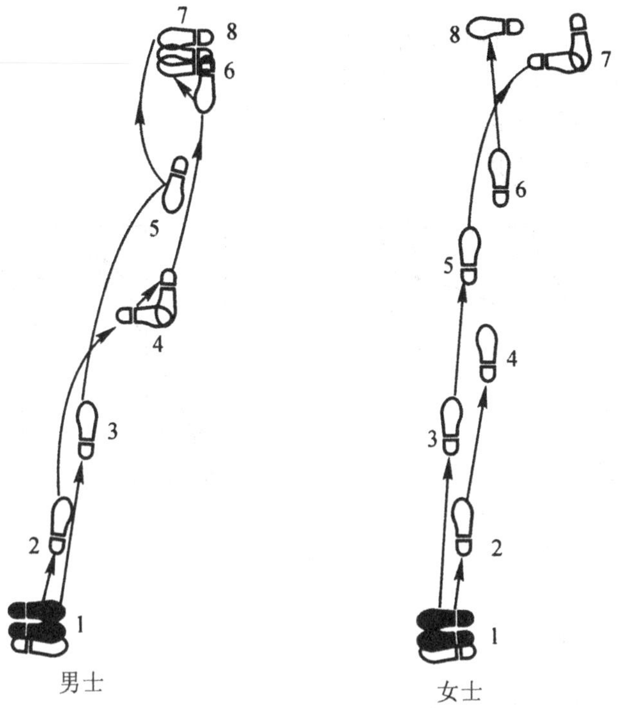

图 8-37

第四节　摩登舞

摩登舞是体育舞蹈比赛中的一个项目群，共包括华尔兹舞（Waltz）、探戈舞（Tango）、狐步舞（Foxtrot）、快步舞（Galop）和维也纳华尔兹舞（Viennese Waltz）五个舞种。

一、华尔兹舞科学健身

华尔兹舞，又称“圆舞”“慢华尔兹”，是表现爱情的舞种，具有动作流畅，旋转性强，服装华丽、音乐优美等特点。在舞蹈过程中，舞蹈时，男伴似王子气宇轩昂，女伴似公主文静柔和，对于舞者的良好形体姿态、高贵气质培养具有重要的促进作用。

（一）前进步

华尔兹舞前进步的基本舞步如图 8-38 所示。

(1)男伴左足前进;女伴右足后退。

(2)男伴右足横步;女伴左足横步。

(3)男伴左足并于右足;女伴右足并于左足。

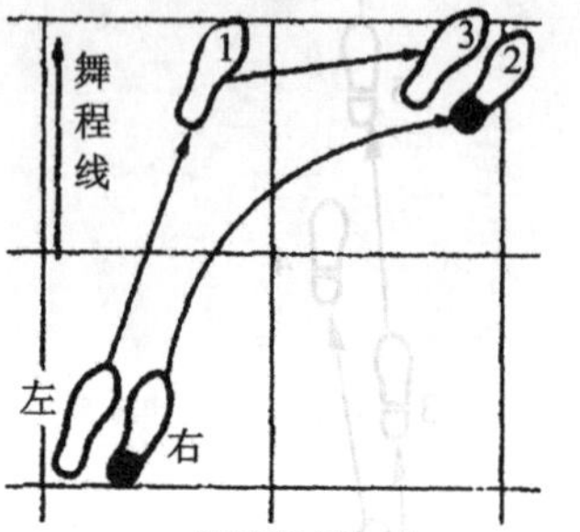

前进步(男士)

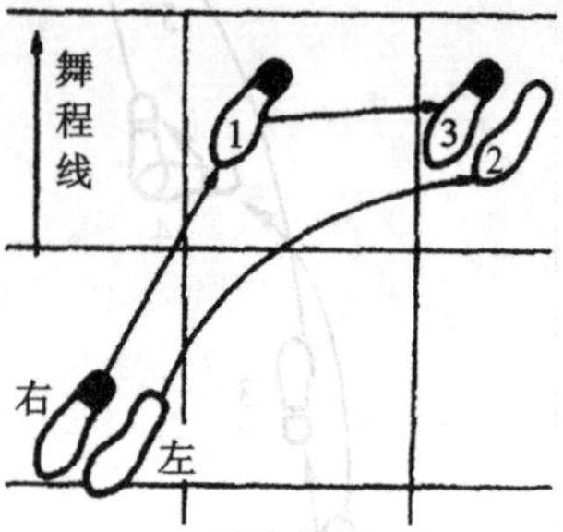

前进步(女士)

图 8-38

（二）换并步

华尔兹舞换并步的基本舞步如图 8-39 所示。

(1)男伴右足前进;女伴左足后退。

(2)男伴左足前进横步;女伴右足后退横步。

(3)男伴右足并步;女伴左足并步。

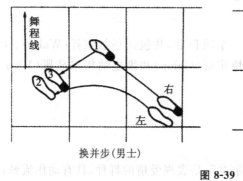

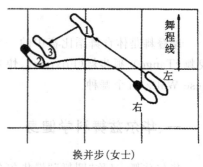

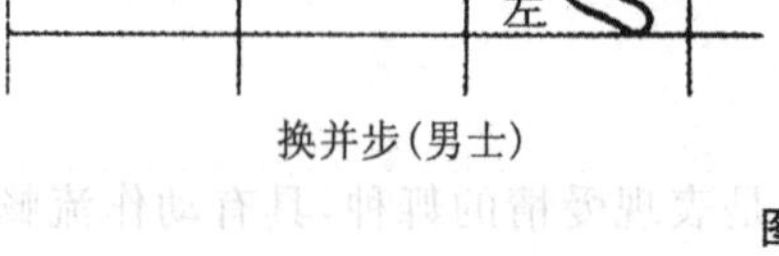

换并步(男士)

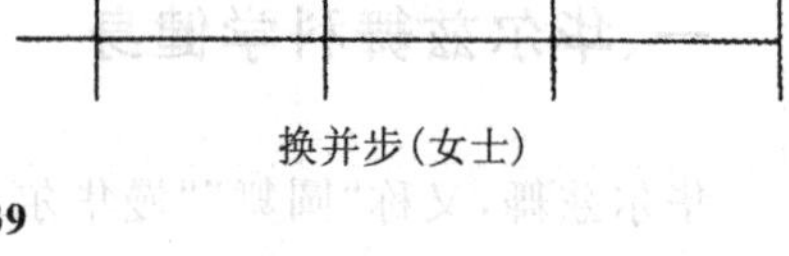

换并步(女士)

图 8-39

（三）踌躇步

(1)男伴左脚前进左转;女伴右脚后退开始左转。

(2)男伴右脚横步1～2之间转1/4周，脚掌着地；女伴左脚横步1～2之间转1/4周，脚掌着地。

(3)男伴左脚并与右脚不置重量2～3之间转1/8周(掌跟重心在右脚)；女伴右脚并与左脚不置重量2～3之间转1/8周(掌跟重心在左脚)。

(四)左脚并换步

(1)男伴左脚前进；女伴右脚后退。

(2)男伴右脚经左脚横步稍前；女伴左脚经右脚横步稍后。

(3)男伴左脚并与右脚；女伴右脚并与左脚。

(五)右脚并换步

(1)男伴右脚前进；女伴左脚后退。

(2)男伴左脚经右脚横步稍前；女伴右脚经左脚横步稍前。

(3)男伴右脚并与左脚；女伴左脚并与右脚。

(六)侧行追步

侧行追步共有4步，由开式舞姿开始，节奏为1、2、&、3。

(1)男伴右脚前进并交叉于反身动作位置，着地时先脚跟后脚掌；女伴左脚前进并交叉于反身动作位置，着地时先脚跟后脚掌，开始左转。

(2)男伴左脚横步，着地时用脚掌；女伴右脚横步，着地时用脚掌，1～2转1/8周。

(3)男伴左脚并与右脚，着地时用脚掌；女伴左脚并与右脚，着地时用脚掌，2～3转1/8周，身体稍转。

(4)男伴右脚横步稍后，着地时先脚掌后脚跟；女伴右脚横步稍后，着地时先脚掌后脚跟。

二、探戈舞科学健身

探戈舞风格动静交织，具有瞬间停顿的舞蹈动作特征，动作刚劲有力，脚下动作干净利落，潇洒大方，沉稳中见奔放，具有良好的健美、修身、养性效果。

(一)常步

S——男伴面向斜墙壁，左脚前进；女伴右脚后退。

S——男伴右脚前进，右肩引导左转1/8周；女伴左脚后退，左肩引导左转 1/8 周。

Q——男伴左脚前进开始右转；女伴右脚后退开始右转。

Q——男伴右脚跟上成基本站位姿势，右转 1/8 周；女伴左脚跟上，右转 1/8 周。

（二）并式侧行步

S——男伴左脚横步侧行，指向斜墙壁；女伴右脚在侧行位置下横步，指向斜中央。

Q——男伴右脚在侧行位置及反身位置交叉前进，方位同 S；女伴左脚在侧行位置及反身位置下交叉前进，方位同 S，左转 1/4 周。

Q——男伴左脚横步稍前指向斜墙壁；女伴右脚横步稍后。

S——男伴右脚并于左脚稍后，面向斜墙壁；女伴左脚并于右脚稍前。

（三）后退截步

Q——男伴右脚沿左肩方向后退，掌跟；女伴左脚在反身位置下前进，跟掌。

Q——男伴左脚横步稍前，脚内侧过渡到全脚，左转 1/4 周；女伴右脚横步稍后，脚内侧，左转 1/4 周。

S——男伴右脚并于左脚，跟掌；女伴左脚并于右脚，全脚。

（四）左足摇步

Q——男伴重心移至左脚，掌跟；女伴重心移至右脚，跟掌。

Q——男伴重心移至右脚，跟掌；女伴重心移至左脚，掌跟。

S——男伴左脚后退，掌跟；女伴右脚前进，跟掌。

（五）换步五步

Q——男伴左脚前进，左转 3/4 周；女伴右脚后退，左转 1/2 周。

Q——男伴右脚横步稍后，背向舞程线；女伴左脚横步稍前指向舞程线。

S 上半拍——男伴左脚后退背向斜中央；女伴右脚外侧前进。

S 下半拍——男伴右脚后退成 P. P. 舞姿，背向斜中央；女伴左脚前进背向另外一条舞程线的斜墙壁。

S——男伴左脚脚尖点地，面向另外一条舞程线的斜墙壁；女伴右脚点地成 P. P. 舞姿。

(六)快四步

Q——男伴左脚前进;女伴右脚后退。

Q——男伴左脚横步稍后左转 1/8 周;女伴左脚横步稍前左转 1/8 周。

Q——男伴左脚后退;女伴右脚外侧前进。

Q——男伴右脚后退并于左脚,身体面向斜墙壁指向斜中央,右转 1/8 周;女伴左脚前进并于右脚,重心在左脚,身体面向中央指向斜中央,右转 1/8 周。

三、狐步舞科学健身

狐步舞是西方上流社会婚典、宴会上的交际舞蹈,深受年轻男女的喜欢。此外,由于狐步舞步法轻柔、动作流畅,舞步平稳,上身动作多变,对舞者的身体灵活性改善、四肢线条的拉伸与塑造效果明显。

(一)三步

预备姿势:闭式位(男伴面向斜墙壁,女伴背向斜墙壁)。

(1)男伴面向斜墙壁,左脚向前,有反身动作;女伴背向斜墙壁,右脚后退,有反身动作。

(2)男伴右脚向前;女伴左脚向后。

(3)男伴左脚向前;女伴右脚向后。

(二)羽毛步

预备姿势:闭式位(男伴面向斜中央,女伴背向斜中央)。

(1)男伴面向斜中央,右脚向前;女伴背向斜中央,左脚后退。

(2)男伴左脚向前左肩引导准备到舞伴外侧,不转;女伴右脚向后右肩引导,不转。

(3)男伴右脚向前成反身动作位(CBMP)到舞伴外侧,方位不变;女伴左脚向后成 CBMP,方位不变。

(三)换向步

预备姿势:闭式位(男伴面向斜墙壁,女伴背向斜墙壁)。

(1)男伴面向斜墙壁,左脚向前,开始转向左,有反身动作;女伴背向斜墙壁,右脚向后,开始转向左,有反身动作。

(2)男伴右脚斜向前,右肩引导左脚并向右脚稍向前无重力,1～2 步左转 1/4 周，面向斜中央；女伴左脚斜向后，左肩引导并且右脚并向左脚稍向后无重力，1～2 步左转 1/4 周，背向斜中央。

(3)男伴左脚向前成 CBMP，不转；女伴右脚向后成 CBMP，不转。

(四)左转步

预备姿势：闭式位(男伴面向斜中央，女伴背向斜中央)。

(1)男伴面向斜中央，左脚向前，开始转向左，有反身动作；女伴背向斜中央，右脚向后，开始转向左，有反身动作。

(2)男伴右脚向侧，1、2 步间左转 1/4 周，背向斜墙壁；女伴左脚并向右脚(跟转)，1、2 步间左转 3/8 周，面向舞程线。

(3)男伴左脚向后，2、3 步间左转 1/8 周，背向舞程线；女伴右脚向前，不转。

(4)男伴右脚向后，方位不变，继续转向左；女伴左脚向前，方位不变，继续转向左。

(5)男伴左脚向侧稍向前，4、5 步间左转 3/8 周，指向斜墙壁，身体转少些；女伴右脚向侧，4、5 步间左转 1/4 周，背向墙壁，身体转少些。

(6)男伴右脚向前成 CBMP 到舞伴外侧，不转动，结束于面向斜墙壁；女伴左脚向后成 CBMP，5、6 步间左转 1/8 周，结束于背向斜墙壁。

(五)右转步

预备姿势：闭式位(男伴面向斜墙壁，女伴背向斜墙壁)。

(1)男伴面向斜墙壁，右脚向前，开始转向右，有反身动作；女伴背向斜墙壁，左脚向后，开始转向右，有反身动作。

(2)男伴左脚向侧，1、2 步间右转 1/4 周，背向斜中央；女伴右脚并向左脚，1、2 步间右转 3/8 周，面向舞程线。

(3)男伴右脚向后，2、3 步间右转 1/8 周，背向舞程线；女伴左脚向前，不转。

(4)男伴左脚向后，方位不变，继续转向右，有反身动作；女伴右脚向前，方位不变，继续转向右，有反身动作。

(5)男伴右脚向侧小步(跟拖)，4、5 步间右转 3/8 周，面向斜中央；女伴左脚向侧，右脚刷向左脚，4、5 步间右转 3/8 周，背向斜中央。

(6)男伴左脚向前，不转动，方位不变，有反身动作；女伴右脚刷步经过左脚向后，不转动，方位不变，有反身动作。

(六)迂回步

以闭式舞姿开始，男伴逆舞程线面向斜中央，女伴背向舞程线之斜中央。

(1)男伴左脚前进,开始左转;女伴右脚后退,开始左转。

(2)男伴右脚向侧,1、2 步间左转 1/8 周,背向舞程线;女伴左脚向侧,1、2 步间左转 1/4 周,指向斜中央。

(3)男伴在反身位置中左脚后退,2、3 步间左转 1/8 周,背向斜中央;女伴在反身位置中右脚前进,方位不变,不转动。

(4)男伴右脚后退,方位不变,继续左转;女伴左脚前进,方位不变,继续左转。

(5)男伴左脚向侧并稍前进,4～6 步间左转 1/4 周,指向斜墙;女伴右脚向侧,4～5 步间左转 1/8 周,背向墙。

(6)男伴在反身动作与外侧舞伴位置中右脚前进,不转动;女伴在反身动作位置中左脚后退,5、6 步间左转 1/8 周,身体稍转,背向斜墙。

四、快步舞科学健身

快步舞,因步子快而得名,顾名思义,其舞蹈动作轻快灵活,快速多变,极具动力感和表现力。

(一)直行追步

舞步动作共四步,节奏为 S、Q、Q、S。

(1)男伴右脚后退,左转,掌跟;女伴左脚前进,左转,跟掌。

(2)男伴左脚横步,1～2 步间转 1/4 周,身体稍转,掌;女伴右脚横步,1～2 步间转 1/8 周,身体稍转,掌。

(3)男伴右脚并于左脚,掌;女伴左脚并右脚,掌。

(4)男伴左脚横步稍前,掌跟;女伴右脚横步稍后,掌跟。

(二)追步左转

舞步动作共三步,节奏为 S、Q、Q。

(1)男伴左脚前进,开始左转,跟掌;女伴右脚后退,开始左转,掌跟。

(2)男伴右脚横步,1～2 步转 1/8 周,全掌;女伴左脚横步,1～2 步转 1/4 周,全掌。

(3)男伴左脚并右脚,2～3 步转 1/8 周,全掌;女伴左脚并右脚,全掌。

(三)前进锁步

前进锁步有四步,节奏为 S、Q、Q、S。

(1)男伴在反身动作及外侧舞伴位置中,右脚前进,跟掌;女伴在反身动作位置中左脚后退,掌跟。

(2)男伴左脚前进稍向左,掌;女伴右脚后退,掌。

(3)男伴右脚交叉于左脚后,掌;女伴左脚交叉于右脚后,掌。

(4)男伴左脚前进稍向左,掌跟;女伴右脚后退稍向右,掌跟。

(四)后退锁步

舞步动作共四步,节奏为 S、Q、Q、S。

(1)男伴在反身动作位置中,左脚后退,掌跟;女伴在反身动作及外侧舞伴位置中,右脚前进,跟掌。

(2)男伴右脚后退,掌;女伴左脚前进稍向左,掌。

(3)男伴左脚右脚后交叉,掌;女伴右脚左脚后交叉,掌。

(4)男伴右脚后退稍向右,掌跟;女伴左脚前进稍向左,掌跟。

(五)跑步结束

舞步动作共三步,节奏为 S、Q、Q。

(1)男伴左脚后退,开始右转,掌;女伴右脚前进,开始右转,跟掌。

(2)男伴右脚横移,右转 1/8 周,掌;女伴左脚横移,右转 1/8 周,掌。

(3)男伴左脚前进,右转 1/8 周,掌跟;女伴右脚后退,右转 1/8 周,掌跟。

(六)V—6 步

V—6 步有七步,节奏为 S、Q、Q、S、S、Q、Q。

(1)男伴左脚后退,掌跟;女伴右脚前进,跟掌。

(2)男伴右脚后退右肩引导,掌;女伴左脚前进左肩引导,掌。

(3)男伴左脚交叉于右脚前,掌;女伴右脚交叉于左脚前,掌。

(4)男伴右脚后退,掌跟;女伴左脚前进准备向外侧,掌跟。

(5)男伴在反身动作位置中左脚后退,掌跟;女伴在反身动作及外侧舞伴位置中右脚前进,跟掌。

(6)男伴右脚后退,开始向左转,掌;女伴左脚前进,开始向左转,掌。

(7)男伴左脚横步稍前,6～7 转 1/4 周,身体稍转,掌跟;女伴右脚横步稍后,掌跟。

五、维也纳华尔兹舞科学健身

维也纳华尔兹,又称“快华尔兹”“快三步”,其动作优美、舒展,多旋转动作，对于个人身体协调性、平衡感的提高具有重要作用，同时，有助于舞者腰部和腿部线条的塑造。

（一）右转

(1)男伴右脚前进，右转身；女伴左脚后退，右转身。

(2)男伴左脚傍步继续右转；女伴步同男子第4步。

(3)男伴右脚并左脚（背向舞程线）；女伴步同男子第5步。

(4)男伴左脚后退，向右转身；女伴步同男子第1步。

(5)男伴右脚并左脚，身体重心仍在左脚上，用左脚脚跟向右转身；女伴同男伴第2步、第3步。

(6)同第5步。

（二）左转

(1)男伴左脚前进，向左转身；女伴右脚后退，向左转身。

(2)男伴右脚傍步继续左转；女伴同男子第5步。

(3)男伴左脚并右脚（背向舞程线）；女伴同男子第6步。

(4)男伴右脚后退，左转身；女伴左脚前进，左转身。

(5)男伴左脚并右脚，重心在左脚，右脚脚跟左转135°；女伴同男伴第3步、第4步。

(6)同第5步。

（三）1/4转身

维也纳华尔兹的1/4转身动作如图8-40所示。

(1)男伴右脚前进向右转身；女伴左脚后退向右转身（快）。

(2)男伴左脚小步继续右转；女伴右脚后退（快）。

(3)男伴右脚并左脚（舞程线改变，由面对右角变为背向左角）；女伴左脚并右脚（快）。

(4)男伴左脚后退；女伴右脚前进向左转身（快）。

(5)男伴右脚退后靠拢左脚；女伴左脚前进靠近右脚（快）。

(6)男伴右脚靠在左脚上面，但重心仍在左脚上；女伴左脚靠在右脚上（快）。

(7)男伴右脚后退向左转身；女伴左脚傍步（快）。

(8)男伴左脚靠着右脚，右脚用脚跟向左转身；女伴右脚傍步（快）。

(9)男伴由背向左角变为面对右角；女伴左脚并右脚（快）。

(10)男伴左脚前进；女伴右脚后退（快）。

(11)男伴右脚前进靠拢左脚；女伴左脚后退靠拢右脚（快）。

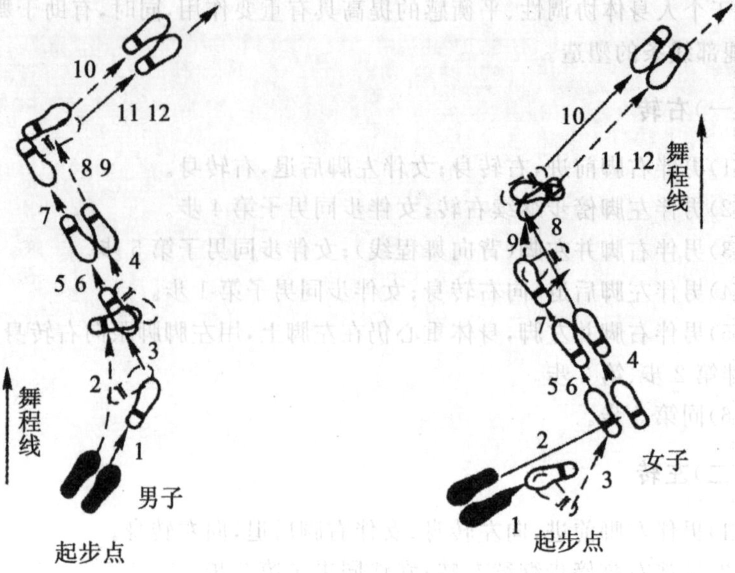

图 8-40

(12)男伴右脚靠在左脚上,但重心仍在左脚上面;女伴左脚靠在右脚上(快)。

(四)180°右转

具体舞步动作如图 8-41 所示。

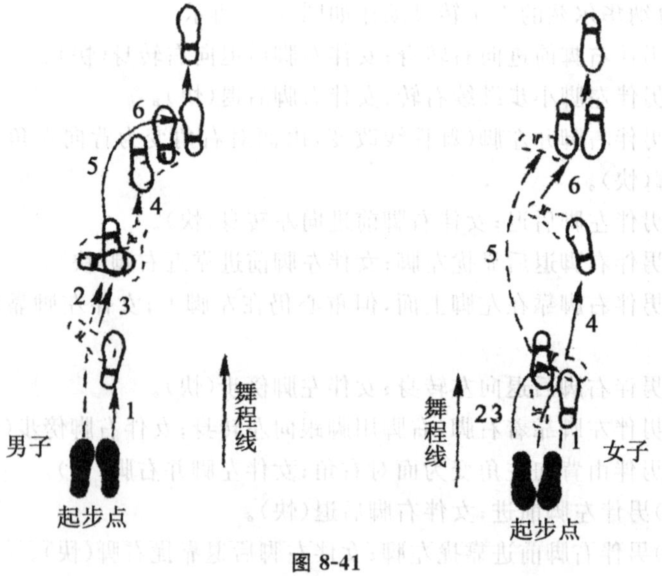

图 8-41

(1)男伴右脚前进右转身;女伴左脚退后向右转身。

(2)男伴左脚小步傍步右转;女伴右脚并左脚,左脚跟向右转(脚跟轴转)。

(3)男伴右脚并左脚(背向舞程线);女伴右脚并左脚,左脚跟向右转(脚跟轴转)。

(4)男伴左脚退后向右转身;女伴右脚前进向右转身。

(5)男伴右脚并左脚,用左脚跟右转身;女伴同男伴第 2 步、第 3 步。

(6)同第 5 步。

第九章 其他时尚美体塑形项目

随着社会的不断发展，人们的生活追求也在不断提高，这在精神追求方面有明显反映。当下，人们热爱美，追求美，希望拥有健康的身体和优美的体型。为了满足人们的这些需求，绳操、球操、街舞、排舞、肚皮舞、普拉提等时尚健身美体项目应运而生，参与这些项目，人们既能够与时尚接轨，又能够实现健身与塑形的目的。本章主要就这些项目的练习方法进行研究，以指导人们科学参与时尚塑形美体运动。

第一节 绳操

一、绳操运动概述

绳操是有氧健美操的一种新形式，在音乐伴奏下，人们持绳的两端，或将短绳对折或三折(绳绷直)，通过做上肢的举、屈、伸、绕环、转肩；躯干的屈、伸、绕、绕环转体；下肢的踢、屈、伸、摆越绳、跳跃及全身平衡等动作来完成练习，从而达到塑形美体的目的。

绳操拥有健美操运动的特点，简单易学，安全有效，而且能够促进人心肺功能、耐力、协调性和柔韧性等素质的提高，因而具有广泛的群众基础。

二、绳操基本动作练习

绳操的基本动作主要有摆动、绕环以及跳绳。下面对这三个基本动作进行简单的阐述。

(一)摆动

手握绳头(单、双手均可)，以肩为轴摆动绳(左右、前后)。肩膀放松，力量均匀，避免绳形发生变化。

（二）绕环

手握绳头（单、双手均可），以肩或肘、腕为轴做各种绕环。注意绕环面要准确，避免绳碰到身体。

（三）跳绳

1. 单摇跳

（1）两臂体前交叉摇绳跳

跳绳者向前摇绳，当绳从体前方向下落时，两臂在体前顺势交叉摇绳，脚跳过绳后，将绳摇到头上，两臂左右分开，摇跳一次，如此一摇一交叉摇绳跳（见图 9-1）。

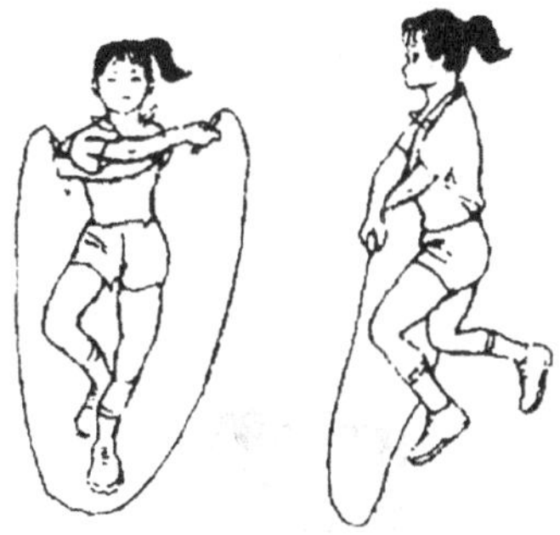

图 9-1

（2）单摇双脚交换跳

以前摇两脚交换跳为例，跳绳者先从体后向前摇绳一回环，单脚跳起，两脚交替（见图 9-2），也可以向前方做跳绳跑。随后，在原地两脚交换跳时，小腿屈膝向上抬，左右脚依次蹬地并交替放松。

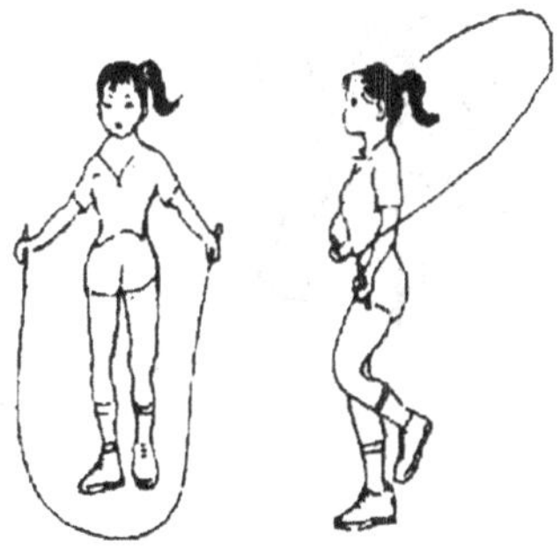

图 9-2

2. 双摇跳

应先做几个前单摇跳，使向前摇绳回环有了初速度，再突然加快摇绳，双脚同时向上高跳，每跳跃一次向前摇绳两回环。为顺利完成动作，需加强摇绳与跳的配合，高速快摇。

3. 带人跳

(1)一人带一人摇跳

一人摇绳，另一人从背后或体前趁机跑入跳绳，也可以趁绳摇到头顶上方时，从摇绳者的体侧跑到体前或体后，同时还可以原地或行进间做共同移动的跳跃(见图 9-3)。

(2)钻绳洞

两人一组，甲摇绳带乙，甲乙齐跳 3 次后，甲放慢摇绳并抬高左臂，乙弯腰从甲的左臂下快速钻跑到甲的身后(见图 9-4)，甲乙再一起跳 3 次。在第四次摇绳时，乙再从甲的右臂下快速钻到甲的身前(见图 9-5)。

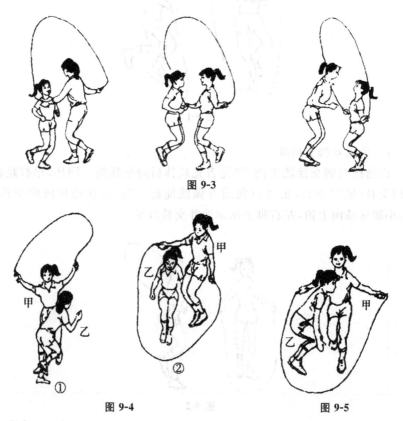

图 9-3

图 9-4

图 9-5

(3)双人外手摇绳带人跳

三人一组，两人并立，用外侧手握绳的两端，配合摇跳，熟练后可在中间、前、后带人一起跳(见图 9-6)。

(4)双人双摇跳

两人直体上跳，避免弯腰，被带者可用双手扶在带人者的腰部，以便将起跳和落地时机以及跳绳节奏把握好(见图 9-7)。

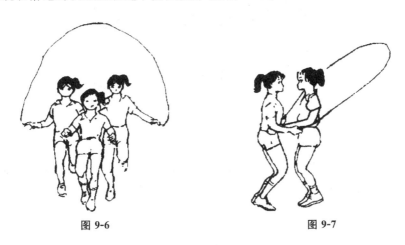

图 9-6

图 9-7

4. 跳长绳

(1)跳长绳耍球

两人保持一定的距离匀速摇绳，一人或多人跳绳。跳绳者持球上绳，边跳边拍球，拍球动作要连续进行(见图 9-8)。

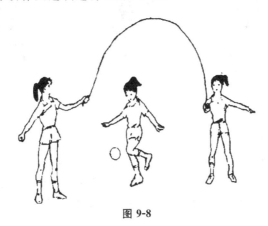

图 9-8

(2)跳长绳拾物

两人摇绳，一人或多人跳绳，跳绳者快步上绳，边跳边将小物品(如小石子、沙包、毽子等)放在地上,然后再跳一次,捡起小物品,反复进行(见图 9-9)。

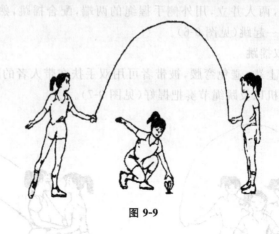

图 9-9

(3)长短绳齐摇跳

三人一组,两人保持一定的距离摇长绳,跳绳者持一条短绳,在长绳向上摆起时,其带短绳跑进,自摇短绳跳跃,短绳与长绳的节拍要保持一致(见图 9-10)。

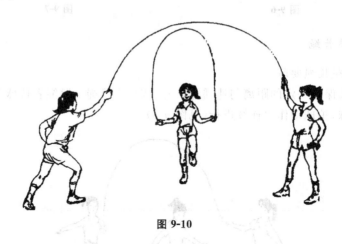

图 9-10

(4)二长一短跳绳

三人一组,两人保持一定的距离,双手各持一条长绳交错摇动,跳绳者持短绳进入长绳,双手举绳,避免绳拖地,跳几次长绳后,摇跳短绳。第一次跳起时,要同时跳过自摇的短绳和其中一条长绳,再跳跃一次时,要同时跳过短绳与另外一条长绳,反复进行(见图 9-11)。

(5)集体跑“8”字跳长绳

两人保持一定的距离摇一根长绳,跳绳者在其中一名摇绳者身后按照半月形排好。先排头上绳，跳一次绳，直线跑出，绕过另一个摇绳人，回到队尾。接着第二个人上绳，跳一次跑出，排在队尾。依次进行(见图 9-12)。

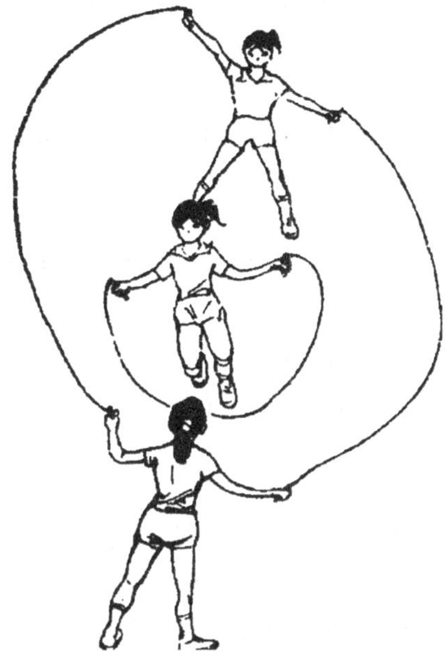

图 9-11

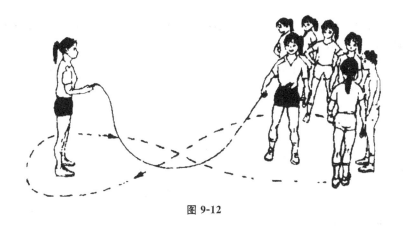

图 9-12

三、绳操动作组合练习

(一)预备姿势

身体直立，双手持四折绳于体前，以先出右脚为例。

（二）第一个八拍

1～2 拍：右脚向右并步，同时两臂前平举，然后还原。

3～4 拍：左脚向左并步，同时左臂前上举，右臂前下举持绳，然后还原。

5～6 拍：右脚向右并步，同时两臂经上举至肩侧屈。

7～8 拍：左脚向左并步，同时两臂上举，然后还原。

（三）第二个八拍

1～2 拍：右脚向右前方迈出 1 步，左脚后脚尖点地，同时向上举起两臂。

3～4 拍：左腿并于右腿，两臂同时向后绕至下举。

5～8 拍：动作同 1～4 拍，前后、左右相反。

（四）第三个八拍

1～2 拍：右脚向右迈 1 步，重心同时右移，两手向右摆动绳。

3～4 拍：动作同 1～2 拍，左右方向相反。

5～8 拍：右脚向右侧变换步同时两臂向右经上、左至右绕环一周。

（五）第四个八拍

1～4 拍：右脚开始跑跳步，左手握双折绳头（两个头），右手握绳中段在体侧做向前的小绕环（以右手腕为轴）。

5～8 拍：下肢动作同 1～4 拍，左手放在右胸前，右臂上举做水平小绕环（以右手腕为轴）。

（六）第五个八拍

1～4 拍：右腿、左腿依次向前弹踢，同时两手分别握绳头做体侧“8”字绕环。

5～8 拍：后屈腿跳，同时做 4 次体侧“8”字绕环。

（七）第六个八拍

1～4 拍：高抬腿前摇跳。

5～8 拍：后屈腿前摇跳。

（八）第七个八拍

1～4 拍：高抬腿交叉前摇跳。

5～8 拍：后屈腿交叉前摇跳。

（九）第八个八拍

1～8 拍：同第五个八拍 1～4 拍。

（十）第九个八拍

1～4 拍：右脚向前走 4 步，同时左手置于右腰位置，右臂上举绕绳（以肘为轴），使绳缠身。

5～8 拍：右脚后退 4 步，同时左手置于右腰位置，右臂上举绕绳（以肘为轴）。

（十一）第十个八拍

1～4 拍：左脚向左走 4 步，同时转体 360°，两手握绳，在头上摆动一周。

5～8 拍：右脚向右走 4 步，同时转体 360°，右手握双绳头，左手握在绳中段将绳四折还原至预备姿势。

第二节　健身球操

一、健身球操运动概述

健身球在 20 世纪 60 年代最早出现在瑞士，因此也被称为“瑞士球”，最初瑞士球是一项康复医疗设备，用来防治颈椎、腰背、膝盖、肩部酸痛和精神紊乱等疾病。该器械在纠正体态、提高肌肉力量、促进身体平衡、康复功能等方面具有很好的效果，所以在 20 世纪 70 年代被逐渐向社会发展成为一种新兴健身项目。

健身球传到中国只有 20 年左右的时间。1999 年，上海等大城市的健身中心出现了健身球，2001 年，该器材陆续在广州的各大健身房出现。如今，中国大中型城市的很多健身俱乐部都开设了健身球课程。受到了广大健身达人的喜爱。

概括来说，健身球操具有广泛的适应性、规格的多样性、音乐的多元化、较强的趣味性、按摩特性等特征。参与健身球操运动，可以达到缓解腰背部疲劳、改善身体柔韧性和伸展性、增强肌肉的力量、矫正不良姿势、提高身体平衡能力、减脂塑身等效果。这也是健身爱好者喜欢参与该项运动的主要原因。

二、健身球操基本动作练习

(一)适应性动作

1. 坐球

把球置于靠近墙的位置,坐在球的正上方,双腿尽量分开,耳、肩、臀位于同一条线上。

2. 跪球

站在球前,双腿分开,轻轻跪在球上,双手放在球的上方,将球慢慢前移至双脚抬离地面。

3. 躺球

坐在球的正上方,双腿尽量分开。腿慢慢前移,将球移至肩部,臀部抬起与地面平行,颈部与头部落在球上,放松休息。

(二)稳定性动作

1. 背肌练习

腹前部紧贴球,手与脚前后着地,脚离地,控制身体平衡。

2. 背部伸展

俯卧于球上,腿尖触地,双腿尽量分开,双手放在身体两侧,胸部慢慢离开球,同时翻转手翻,掌心朝上,让肩胛骨尽量靠拢。

3. 屈伸肩带

按照俯撑姿势,双膝置于球上,双手扶地、夹臂,头与脊柱在一条水平线上,肩胛尽可能展开再收缩。

4. 伸展肩带肌

双膝跪在球上,手着地,避免臀下垂。头部与脊柱平行,肩带骨尽可能向远处伸。

5. 大腿根、臀的抬伸练习

在地上平躺，双脚置于球上，双手放在身体两侧，掌心向下，臀部抬起，脚、骨盆、肩位于一条直线上。

6. 稳定蹲坐

在与墙相距 1～2 米的位置站好，然后转身把球放在下背部与墙之间，慢慢下蹲，直到大腿平行于地面，膝盖对准正前方，手向前伸展，保持片刻。

7. 单腿稳定蹲坐

在与墙相距 1～2 米的位置站好，将球放在下背部与墙之间，抬左腿，直至大小腿垂直，慢慢下蹲，直至右腿大腿与地面平行，双手在身体两侧平举。

三、健身球操动作组合练习

预备动作：侧立，两手于体前抱球，面朝 7 点。

（一）组合动作一（4×8 拍）

1. 第一个八拍

(1)1～2 拍原地踏步，一拍一动，同时两臂抱球向前平举。
(2)3～4 拍脚同上，右转 90°，手还原。
(3)5～8 拍脚同上，同时两臂向上举，还原。

2. 第二个八拍

(1)1～4 拍原地踏步，同时两臂抱球在左侧平举，还原，再向右侧平举，还原，一拍一动。
(2)5～8 拍原地踏步，同时两臂抱球从左侧绕环一周。

3. 第三个八拍

(1)1～4 拍左脚侧点地，还原，同时两臂抱球举向右斜上方，还原，二拍一动。
(2)5～8 拍左脚侧并步跳，同时两臂抱球从右侧开始绕环一周。
(3)7～8 拍右脚并左脚。

4. 第四个八拍

同第三个八拍，方向相反。

（二）组合动作二（8×8拍）

1. 第一个八拍

(1)1～2拍两手持球放在地上。
(2)3～4拍左手拨球，使球滚到身后并贴近身体。
(3)5～8拍左脚向侧迈一步呈马步，坐在球上，二拍一动。

2. 第二个八拍

1～8拍左右手臂依次从体侧上举，之后还原，二拍一动。

3. 第三个八拍

(1)1～4拍左脚侧点地，向上举左臂，右手扶腿，向右稍侧移，还原。
(2)5～8拍同1～4拍，方向相反。

4. 第四个八拍

1～8拍左右脚依次提踵，同时左右肩依次提肩，二拍一动。

5. 第五个八拍

1～8拍两脚同时提踵，双肩同时向上提肩，二拍一动。

6. 第六个八拍

1～8拍含胸，两臂胸前交叉，展胸，两手臂向后振臂，手心向上。

7. 第七个八拍

(1)1～4拍向左右方向依次撅臀，同时带动球滚动，两臂向两侧平举。
(2)5～8拍臀部从右往左绕环一周，同时带动球滚动，两臂由前向后绕环。

8. 第八个八拍

同第七个八拍，方向相反。

（三）组合动作三（5×8 拍）

1. 第一个八拍

1～8 拍坐在球上，慢慢向左移球。面向 7 点。

2. 第二个八拍

（1）1～2 拍两臂置于身体后侧触球。
（2）3～4 拍伸直两腿。
（3）5～8 拍两手分别在身体两侧撑地，同时身体向后倒，躺在球上，控制身体平衡。

3. 第三个八拍

1～8 拍左腿慢慢上抬，还原，四拍一动。

4. 第四个八拍

同第二八拍，方向相反。

5. 第五个八拍

（1）1～4 拍屈膝半蹲，带动球前移，球与后背相贴，同时两臂于胸前竖屈。
（2）5～8 拍伸直两腿，带动球后移，躺在球上，同时两臂向两侧平举。

（四）组合动作四（5×8 拍）

1. 第一个八拍

（1）1～2 拍两手在身体两侧扶球。
（2）3～4 拍两腿收回呈马步，同时上体慢慢抬起。
（3）5～6 拍身体立直。
（4）7～8 拍坐在球上。

2. 第二个八拍

（1）1～4 拍向前抬左腿，同时右臂在体前平举，还原，二拍一动。
（2）5～8 拍同 1～4 拍，方向相反。

3. 第三个八拍

(1)1～4 拍左腿向侧方向抬起,还原。
(2)5～8 拍同 1～4 拍,方向相反。

4. 第四个八拍

1～8 拍坐在球上,慢慢右移,右转 90°。面向 1 点。

5. 第五个八拍

(1)1～2 拍直立。
(2)3～4 拍左脚并右脚,左手扶在球上。
(3)5～6 拍屈膝半蹲,左手拨球,使其滚到体前。
(4)7～8 拍两臂将球环抱,身体立直。

(五)组合动作五(8×8 拍)

1. 第一个八拍

(1)1～4 拍向前走 4 步,重心慢慢下移,同时两臂抱球从腹前上举。
(2)5～6 拍同 1～4 拍,方向相反。

2. 第二个八拍

1～8 拍左右脚依次向侧方向迈一步,呈马步,两手臂抱球向侧面举起,二拍一动。

3. 第三、四个八拍

同第一、二个八拍。

4. 第五个八拍

(1)1～4 拍左脚向侧迈一步,同时向后顶髋,右脚随即并向左脚,两手抱球向左前方举起,之后收回体侧,一拍一动。
(2)5～8 拍左右脚依次原地做登山步,同时两手臂抱球依次向左右两侧斜下举。
(3)1～4 拍面向 7 点,5～8 拍面向 1 点。

5. 第六个八拍

同第五个八拍,方向相反。

6. 第七个八拍

(1)1～4 拍右脚向左侧 45°方向行进间侧摆腿跳 2 次，同时，两手臂抱球于体侧上举，还原，一拍一动。

(2)5～8 拍左右脚依次原地的登山步，同时两手臂抱球依次左右侧斜下举，二拍一动。

(3)1～4 拍面向 8 点，5～8 拍面向 1 点。

7. 第八个八拍

同第七个八拍，方向相反。

（六）组合动作六（2×8 拍）

1. 第一个八拍

(1)1～2 拍左脚向后侧一步呈右弓步，同时，两臂抱球向前上方举起。

(2)3～4 拍左脚并向右脚，同时两臂抱球回到腹前。

(3)5～8 拍并腿，屈膝半蹲，两臂持球举向头上方，之后收回。

(4)1～2 拍面向 3 点，3～4 拍面向 1 点。

2. 第二个八拍

同第一个八拍，方向相反。

第三节　街舞

一、街舞运动概述

街舞运动最初起源于 20 世纪 60 年代的美国，当时生活在纽约布鲁克林区的美国黑人和墨西哥人由于受到社会的歧视和不公正待遇，无法接受正常教育，不得不在街头流浪。他们急需一种合法的方式来宣泄自己的积郁，又因为他们很有音乐和舞蹈方面的天赋，所以就通过在街头跳舞来发泄自己，因而促使了街舞的形成。随着不断的推广，街舞有了不同的流派和风格。

20 世纪 90 年代中期，街舞运动传入中国，并很快在中国得到了广泛的普及与发展。由于街舞运动的动作难度较小，强度适中，健身价值突出，所以很快就成了非常时尚流行的健身方式，备受青少年健身爱好者的喜爱。

二、街舞基本动作练习

(一)上肢动作

1. 举

单臂或双臂向前、向上、向侧抬起，并停在一定方位上。放松手臂，动作要自然，可结合各种下肢动作进行练习。

2. 绕

手臂以肘关节或腕关节为轴做大于180°，小于360°的弧形运动(单臂或双臂)。注意肌肉要保持适度的紧张。

3. 绕环

手臂以肘关节为轴做圆周运动(单臂或双臂均可)。注意练习时，动作方向要准确，要有力地完成屈伸动作，使动作更富有弹性和节奏感。

4. 屈伸

肘关节或肩关节先伸直后弯曲，再伸直。动作方向要准确，要有力地完成屈伸动作。

5. 摆动

以肩关节为轴，屈肘，手臂前后、左右摆动。摆臂时动作要自然，要协调而有力度。

(二)躯干动作

1. 头部

颈部做屈和转的练习。要求动作幅度要大；转头时，头要正。

2. 胸部

两肩外展、收缩，胸部挺起、内收。挺胸时，上体不动，胸部像吸满气；内收时含胸、收肩，外展时挺胸、展肩；动作要有速度、力度和弹性。

3. 腰部

脊柱弯曲，腰腹部沿垂直轴向各个方向扭转。要求动作幅度要大，动作要圆滑、连贯。

4. 髋部

向前、后、侧方向顶髋、提髋、摆髋。提髋时要迅速向上用力，动作保持协调，摆髋时要保持髋部处于水平状态。

5. 身体波浪

头、肩、髋依次向体侧移动，再依次还原，形成波浪。

（三）下肢动作

1. 走步

迈步移动，向前移动时，脚跟和前脚掌先后着地，膝盖要有弹动。落地时，膝踝关节要有弹性缓冲。

2. 两次走步

左脚向左迈出，右脚跟进，左脚再次向左移动，右脚迅速跟进；换方向重复练习。落地时，膝踝关节要有弹性地缓冲。

3. 交叉步

左脚向左迈步，右脚跟进并与左脚交叉，左脚再向左侧迈一步，右脚继续跟进交叉。动作连接要快，两拍完成动作。

4. 开步

左脚向左最大幅度迈出，右脚不动，稍屈膝，左脚还原；右脚重复相同动作。

5. 移动步

向各个方向移动，两腿做有弹性的各种配合。要求身体放松，动作柔和、圆滑，有弹性。

6. 弹动

膝关节有弹性地弯曲和伸展。膝踝关节要有弹性地缓冲，身体放松。

7. 膝盖内扣

两脚左右开立，前脚掌着地，膝盖内扣，脚跟外展。

8. 膝盖外展

两脚左右开立，前脚掌着地，提脚跟，两膝略屈，膝关节外转，带动脚跟至中线位置。膝外展时，膝盖和脚踝应注意缓冲。

9. 点地

右脚尖前点地，然后收回；左脚尖前点地，然后收回，换方向练习。要求踝关节有弹性地屈伸，点地时主力腿膝盖弯曲，非主力腿伸直。

10. 点击地

右脚向前、后点地各两次（2 拍）；左脚向前、后点地各两次（2 拍），两脚并拢。点地时，要注意移动重心，要控制好动作节奏。

11. 跺脚

左脚向上提，至臀部高度后还原跺脚；右脚重复练习，要求跺脚的力量和动作幅度要有控制。

12. 抬腿

左腿支撑体重，屈左膝，有控制地弹动，右腿屈膝抬起，大腿与地面平行；换腿重复练习。

13. 弹踢

抬左脚，快速弹向前方并落地；右脚重复练习，可以变化弹踢方向。要求动作要轻松；小腿要有弹性的前摆。

三、街舞初级组合动作练习

街舞组合动作分为初级、中级与高级，下面主要就初级街舞组合动作练习方法进行分析。

(一)第一个八拍

(1)步伐:1～2 拍右脚前点地,沉、提、沉右肩,3 拍右弓步滑步,4 拍并腿站立。5～8 拍与 1～4 拍动作相同,方向相反。

(2)手臂:1～2 拍身体两侧随肩自然屈直,3 拍侧平举弯曲,4 拍两臂屈于胸前,手相握。

(3)手型:1～2 拍半握拳,3 拍五指并拢,4 拍击掌。

(4)面向:3 拍 2 点;7 拍 6 点;其他拍 1 点。

(二)第二个八拍

(1)步伐:1～4 拍前走 4 步,5～8 拍左右脚依次展胸前点地,然后含胸收腿。

(2)手臂:1～4 拍随走步自然摆动两臂,5、7 拍体侧斜下举,6、8 拍两臂屈于胸前,前臂与地面平行。

(3)手型:半握拳。

(4)面向:1 点。

(三)第三个八拍

(1)步伐:1～4 拍右脚前点地,展胸,左右顶髋,5～7 拍上体随右脚前点地、后点地、前点地前后倾斜,8 拍收腿振胸。

(2)手臂:1～4 拍双臂弯曲在头上和髋前摆臂,5～8 拍与点地步伐相同,前后摆臂。

(3)手型:半握拳。

(4)面向:1 点。

(四)第四个八拍

(1)步伐:1～2 拍含胸半蹲到展胸并腿,3～4 拍右脚前点地展胸顶髋 2 次,5～7 拍上体随右脚前点地、后点地、前点地前后倾斜,8 拍收腿振胸。

(2)手臂:1 拍自然伸直扶膝,2 拍直臂臂向上相握。3～4 拍双臂屈在头上和髋前摆臂,5～8 拍与点地步伐相对前后摆臂。

(3)手型:半握拳。

(4)面向:1 点。

(五)第五个八拍

(1)步伐:1～2 拍右脚前点地并沉、提、沉右肩,3～4 拍右脚上步恰恰步，5～8拍与1～4拍动作相同，方向相反。

(2)手臂：1～2拍身体两侧随肩自然屈直，3～4拍右臂伸直经前向侧平举到身体两侧自然下落。5～8拍与1～4拍动作相同，方向相反。

(3)手型：3、A、7、A拍一指型，其他半握拳。

(4)面向：3、8拍7点；4、7拍3点；其他拍1点。

(六)第六个八拍

(1)步伐：1～6拍双腿依次上步点地，7拍右脚上步，8拍左膝步。

(2)手臂：1～3拍双臂随上步自然摆臂，侧点时同侧手臂侧平举微屈，4拍右臂伸直前指，5～7拍双臂微屈体侧向右、左、右方向摆动，8拍右臂伸直前指。

(3)手型：1～4五指并拢，5～8拍半握拳。

(4)面向：1点。

(七)第七个八拍

(1)步伐：1～4拍上左脚左并步，5～8拍撤右脚右侧并步。

(2)手臂：1～4拍右臂斜前自然伸直，5～7拍双臂自然伸直于身体两侧，8拍屈臂于胸前击掌。

(3)手型：8拍击掌，其他拍半握拳。

(4)面向：1点。

(八)第八个八拍

(1)步伐：1～2拍右脚前点地沉、提、沉右肩，3～4拍右脚上步转身并腿站立，5～8拍两脚依次前点地转膝转髋。

(2)手臂：1～2拍身体两侧随肩自然屈直，3～4拍两臂上举微屈到击掌，5～8拍两臂向上微屈，随髋膝扭转，手相对上下摆动。

(3)手型：半握拳。

(4)面向：3拍5点；其他拍1点。

(九)第九个八拍

(1)步伐：1～8拍左右腿弓步滑步收4次。

(2)手臂：1～8拍侧平举微屈接胸前屈臂击掌。

(3)手型：五指微张开。

(4)面向：1、5拍8点；3、7拍2点；其他拍1点。

(十)第十个八拍

(1)步伐:1～2拍左小腿内踢外踢,3～4拍左脚前点后点,5～8拍左脚上步轴转一周成并腿站立。

(2)手臂:1～4拍随步伐两臂相对自然摆动,5～8拍随转手臂带动成两臂自然体侧收。

(3)手型:五指伸直微张。

(4)面向:1点。

(十一)第十一个八拍

(1)步伐:1～2拍右膝内转、外转、上吸腿,3～4拍2个恰恰步,5～8拍并腿屈膝半蹲—弹直双膝—左膝步—并腿站立收。

(2)手臂:1～4拍随步伐手臂自然摆动,5拍扶膝,6拍胸前屈臂相握,7拍两臂上屈呈W型,8拍收于身体两侧。

(3)手型:1～4拍半握拳,5～8拍五指伸直微张。

(4)面向:1点。

(十二)第十二个八拍

(1)步伐:1～4拍两腿依次侧膝步,5～6拍上左脚前移重心,7～8拍含胸半蹲接屈膝半蹲收。

(2)手臂:1～4拍手臂吸腿相对直臂下压,5拍直臂前平举,6拍于胸前屈臂,7拍直臂扶双膝,8拍体侧直臂落下。

(3)手型:半握拳。

(4)面向:5、6拍8点;其他拍1点。

(十三)第十三个八拍

(1)步伐:1～4拍双腿分别向两个方向小跳步,5～8拍同1～4拍。

(2)手臂:随小跳步伐自然摆动。

(3)手型:半握拳。

(4)面向:1点。

(十四)第十四个八拍

(1)步伐:1～4拍左脚向左出脚,左转身并步,5～8拍继续并步转回。

(2)手臂:1、5拍左臂左斜下方伸直,4、8拍两臂屈于右肩上方相握,其他拍手臂体侧自然伸直。

(3)手型:1、5 拍五指微张开,4、8 拍击掌,其他拍半握拳。

(4)面向:1、6、7、8 拍 1 点;2、3、4、5 拍 5 点。

(十五)第十五个八拍

(1)步伐:1～4 拍屈双膝左右摆髋,5～8 拍向右向左恰恰步。

(2)手臂:1～4 拍随髋同侧屈双臂自然摆动,5～8 拍随恰恰步在身体两侧相对自然摆动。

(3)手型:半握拳。

(4)面向:1 点。

(十六)第十六个八拍

(1)步伐:1～4 拍转膝步接膝步,5～8 拍上步并腿收接内外内转左膝。

(2)手臂:1、3 拍随转膝步相对屈臂摆动,2、4 拍双臂屈于胸前扶腿,5～6 拍双臂斜下举后摆接屈臂胸前击掌,7～8 拍随内外转膝同向内外内摆前臂。

(3)手型:6 拍击掌,其他拍半握拳。

(4)面向:1 点。

第四节　排舞

一、排舞运动概述

20 世纪初,在美国非常流行的社交舞有方块舞、圆圈舞和链条舞等。这些舞蹈需男女共同完成,且要按照方块或圆形的站位来跳,所以对参与者造成了一定的限制,如缺少舞伴。此后有人就提出可以单独跳,或站成一排排跳,这就是排舞运动的萌芽。20 世纪 70 年代,Disco 音乐在美国再度兴起,在这一音乐的伴奏下,“排舞”作为一种新的舞蹈形式开始出现。

到今天,排舞的舞曲已有 3 000 多支,不同舞曲对应的舞步不同。排舞运动传入中国是在 2004 年,起初先是大中城市开展这项运动,各地纷纷组建排舞协会、排舞俱乐部和排舞培训机构,后来逐渐在全国广为流传。

排舞运动音乐丰富、动作多元、舞步与音乐充分结合,而且舞步统一,身体动作自由,参与形式灵活,又富有创新性,因此能够吸引大量的人群参与。参与排舞运动,能够使人们健体、健心、健脑的需求得到满足。

二、排舞基本动作练习

(一)前曼波和后曼波

1. 前曼波

先向前迈一步,再向后退一步。

2. 后曼波

先向后退一步,再向前迈一步。

(二)转身180°

转身180°有以下两种形式。

1. 上步转身180°

正转,动作节奏为两拍完成。

2. 前踏后踏转身180°

反转,动作节奏为两拍完成。

(三)摇摆

摇摆有以下三种形式。

1. 原地摇摆

移动腿向侧方向迈出,重心随之移动,重心再移回主力腿,两拍完成。

2. 摇摆交叉

移动腿向侧方向迈出,重心随之移动,移动腿再向另一侧前或后45°方向迈步,重心随之移动,两拍完成有变奏。

3. 摇摆转身180°

移动腿向侧方向迈出,重心随之移动,移动腿再向另一侧腿的方向转180°,慢慢收回。

（四）爵士步

1. 前踏后踏转身走两步

向右或向左转身135°，只不过前者是转身后连续向前走两步，4拍完成。

2. 前踏后踏转身上步收脚

向右或向左转身135°，转身后上一步另外一只脚收并，4拍完成。

（五）进恰恰

一脚前点，前点脚侧的髋后旋，另一脚收进，两脚这时立起前后重叠，两腿打开微屈膝，再靠收进脚的髋向后旋用力蹬地把前脚送出，重心落在前脚，两拍完成有变奏。

（六）横恰恰

一脚侧点，侧点脚侧的髋后旋，另一脚收进，两脚这时立起并腿重叠，两腿夹紧微屈膝，再靠收进脚的髋向后旋用力蹬地把先前向侧点的脚送出，重心落在送出的脚上，两拍完成有变奏。

（七）退恰恰

一脚后点，前面脚侧的髋向后旋把脚收进，两脚这时立起前后重叠，两腿打开微屈膝，收进脚用力蹬地把后面脚送出，同时髋后旋，重心落在后脚，两拍完成有变奏。

三、排舞套路动作练习

（一）排舞套路练习一（欢乐一起来）

预备：立正（4×8拍，4个方向）

1. 第一个八拍

1～2：右脚向侧并步跳一次。
3～4：左脚向后曼波步。
5～6：左脚向侧并步一次，右脚并左脚。

7～8:右脚向侧并步一次,左脚并右脚。

2.第二个八拍

同第一个八拍,方向相反。

3.第三个八拍

1～2:右脚上一步,左脚原地一步,同时身体左转180°。
3～4:右脚开始做后退恰恰恰,身体继续左转180°。
5:左脚后退一步,右脚并左脚。
6:左脚上前一步。
7:右脚上前一步。
8:左脚上前一步。

4.第四个八拍

1～2:右脚向侧并步,左脚并右脚,双手胸前击掌。
3～4:左脚向侧并步,右脚并左脚,双手胸前击掌。
5～6:同1～2,右转90°练习。
7～8:同3～4。

(二)排舞套路练习二(天使华尔兹)

预备:立正(16×3拍,4个方向)

1.第一个八拍

1～3:左脚向右前方华尔兹,左手前摆。
4～6:右脚向左前方华尔兹,右手前摆。
7～9:左脚向前华尔兹,双手前摆。
10～12:右脚向后华尔兹,双手后摆。

2.第二个八拍

1～3:左脚向前左转90°华尔兹,双手前摆。
4～6:右脚向后华尔兹,双手后摆。
7～9:左脚向右前方华尔兹,左手前摆。
10～12:右脚向左前方华尔兹,右手前摆。

3.第三个八拍

1～3:左脚向前左前一步,右脚前点,右手前举,左手侧举。

4～6:右脚向右后一步,右脚后点,左手前举,右手侧举。
7～9:左脚向前左转 180°华尔兹,双手前摆。
10～12:右脚向后华尔兹,双手后摆。

4. 第四个八拍

1～3:左脚向右前方华尔兹,左手前摆。
4～6:右脚向左前方华尔兹,右手前摆。
7～9:左脚向前左转 180°华尔兹,双手前摆。
10～12:右脚向后华尔兹,双手后摆。

第五节 肚皮舞

一、肚皮舞运动概述

肚皮舞是土耳其的传统舞蹈,在最初产生时,就已经蕴含了米莉塔、阿佛洛狄忒、维纳斯、刻瑞斯等众多女神的形象。肚皮舞的肚皮是指腹部。据说,法国人最初称这种舞蹈为“胃的舞蹈”。后来传到美国后,称其为肚皮舞。

中国肚皮舞风格是中国本土舞蹈结合中东民间舞形成的,具有高度的艺术性,而且在原味肚皮舞的基础上增加了更多的表演性。肚皮舞锻炼有利于子宫的发育,骨骼的矫正,增强身体柔软性。另外,作为一项有氧运动,肚皮舞能够使舞者塑造出线条优美、富有弹性的健康身姿。因而该项运动颇受减肥群体的喜爱。

二、身体各部位动作练习

(一)腰部

1. 胸部绕圈

(1)两脚以同肩宽的距离左右分开。双手自然垂于骨盆两侧。
(2)下身不动,按“左—前—右—后”的方向移胸,尽可能保持大幅度。
(3)沿着顺时针、逆时针方向分别绕圈,缓缓移胸。
(4)顺时针和逆时针方向各做 8 次。

2. 臀部绕圈

(1)两脚以同肩宽的距离左右分开,稍屈膝。
(2)按“左—前—右—后”的方向摆动骨盆,尽可能保持大幅度。
(3)臀部轻柔的绕圈,顺时针、逆时针各绕8圈。

(二)腹部

1. 腹部上摆

(1)两脚以同肩宽的距离左右分开,稍屈膝。身体其他部位固定,臀部向后弹出,尽可能保持最大幅度。
(2)由后向前用力摆动骨盆。
共摆动16次。

2. 腹部伸缩

(1)两脚以同肩宽的距离左右分开。
(2)吸气,同时用力收腹。
(3)呼气,同时腹部迅速外弹。
左、右各8次为一组,共做2组练习。

3. 腹部滚动

(1)两脚以同肩宽的距离左右分开。
(2)按“下腹—中腹—上腹”的顺序用力收腹。
(3)呼气,同时腹部用力向外弹。
左、右各8次为一组,共做2组练习。

4. 胸部下摆

(1)两脚以同肩宽的距离左右分开。
(2)胸部先向前弹出,再向后缩进,尽可能保持最大幅度。
共摆动16次。

(三)臀部

1. 臀部上提

(1)屈肘叠于胸前,两脚以同肩宽的距离左右分开,稍屈膝。

(2)轻抬右脚脚后跟,同时上提右侧骨盆。

(3)换方向练习。

左、右各重复16次。

2.臀部下摆

(1)两脚以同肩宽的距离左右分开;向上举左臂,右臂向身体一侧伸展。

(2)抬起右膝和右脚脚后跟,同时向上提右骨盆,再用力下摆。

(3)换方向重复练习。

左、右各做16次。

3.臀部上下摆动

(1)屈肘叠于胸前,两脚以同肩宽的距离左右分开,稍屈膝,同时上提左侧骨盆。

(2)换方向练习。

左、右各重复16次。

4.臀部左右摆动

(1)两脚以同肩宽的距离左右分开,稍屈膝。

(2)向左右方向用力摆臀,两边为1次,共摆动8次。

5.臀部交叉前后摆动

(1)两脚以同肩宽的距离左右分开,稍屈膝。

(2)右侧骨盆向右前方摆动,还原。

(3)左侧骨盆向左后方摆动,还原。

左、右各16次。

6.臀部扭动

(1)两脚以同肩宽的距离左右分开,稍屈膝。

(2)向身体两侧缓慢扭动骨盆,逐渐加快速度继续扭动。

左、右各8次为一组,共做2组练习。

7.臀部滚动

(1)两脚以同肩宽的距离左右分开,稍屈膝。两臂侧展,手腕向上。

(2)右侧骨盆按“上—侧—前”的顺序绕圈下沉。

(3)左侧骨盆按“上—侧—前”的顺序绕圈下沉。

左、右各做 16 次。

8. 扭摆向前移动

(1)两脚以同肩宽的距离左右分开，稍屈膝，双手合掌置于胸前。
(2)两侧骨盆迅速上下扭动，同时碎步前移。
8 次为一组，共做 2 组练习。

第六节　普拉提

一、普拉提运动的概述

德国人约瑟·亨伯特斯·普拉提是普拉提运动的创始人，1945 年，约瑟·亨伯特斯·普拉提首次提出了普拉提的概念："让身体与自然、平和、满足的心态共同发展，从而产生一种发自内心的激情与愉悦。"普拉提最初运用于两大领域，专业舞蹈团体用来锻炼肌肉，医疗康复机构的病人在痊愈后用来恢复肌体功能及肌肉力量。

随着现代社会的不断发展，普拉提已演化为一个名词，泛指所有运用普拉提动作来锻炼的课程。参与普拉提课程训练，有利于增强腹肌、腰肌、髋肌群、肩、背等部位的肌肉；纠正身体姿态，塑造优美形体。

二、普拉提基本动作练习

(一)站姿热身

靠墙站立，脊柱充分伸展，后脑勺、腰、背、臀与墙面紧贴，胸腔扩展，沉肩，收腹。脚跟与墙之间的距离大约为 1 步，屏息。呼气，下颌抵进锁骨，后脑勺离开墙面，臀部不动，自然呼吸；吸气，还原动作。重复 5 次左右。

在练习过程中要注意，避免耸肩或下颌上抬；双腿要严格保持"普拉提基本站姿"。

(二)单腿伸展

仰卧，上体抬起，左腿伸直，右腿弯曲。胸与右腿接触，右手将右脚踝抱住，左手抱膝，呼吸 1 次，交换腿练习。左右腿各重复 10 次左右。

练习中要注意上体保持适度的紧张，上背部要离开地面。

(三)双腿伸展

仰卧，抬上体，双膝收于胸前，团身，双手抱膝，吸气。全身伸展，呼气，还原。重复10次左右。

练习中要注意在打开身体时，双臂从前到上，收回时则从旁边手到抱膝。

(四)身体控制

双臂肘撑、跪立，双腿向后伸出，脚尖着地，身体成一条直线。保持控制10秒，自然呼吸。重复10次左右。

练习中注意要有控制地完成动作，呼吸要自然，避免憋气。感觉有难度时，膝关节可撑地。

(五)侧卧抬腿

侧卧，头、肩、髋位于一条直线上，双腿稍向前收，左腿放在右腿后。吸气，屈膝，脚尖蹬地，抬起脚后跟，右腿勾脚外悬，向上抬起与髋保持同一高度。同时呼气，还原。吸气，换腿重复练习。左右腿各重复10次左右。

练习中要注意放松肩膀，上体保持适度的紧张。

三、普拉提动作组合练习

(一)肩桥上挺

(1)仰卧，双膝弯曲，两臂自然放在身体两侧。

(2)呼气，脊椎向上直挺，后背离地。

(3)吸气，有控制地慢慢下放后背(见图9-13)。

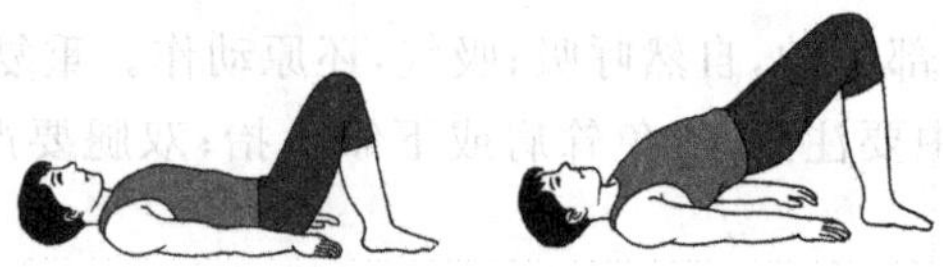

图 9-13

(二)仰卧点地

(1)仰卧，双腿分开与髋同宽，两腿上抬，屈髋屈膝成90°，小腿平行于地面。

(2)吸气,膝盖角度不变,慢慢下放一侧腿直至脚尖轻点地。

(3)呼气,同时收腹,腿部收回至原位。

(4)另一侧腿慢慢下放,双腿交替(见图9-14)。

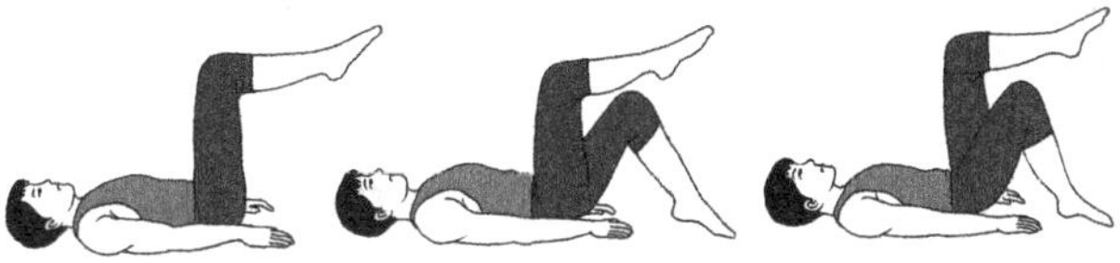

图 9-14

(三)双腿向上

(1)仰卧,双手交叠置于头后,头和上体抬离地面,双腿并拢上抬,并稍外旋。

(2)吸气,收腹,慢慢放低两腿,尽量放低(背部不离开地面)。

(3)呼气,收腹,两腿回到开始位置(见图9-15)。

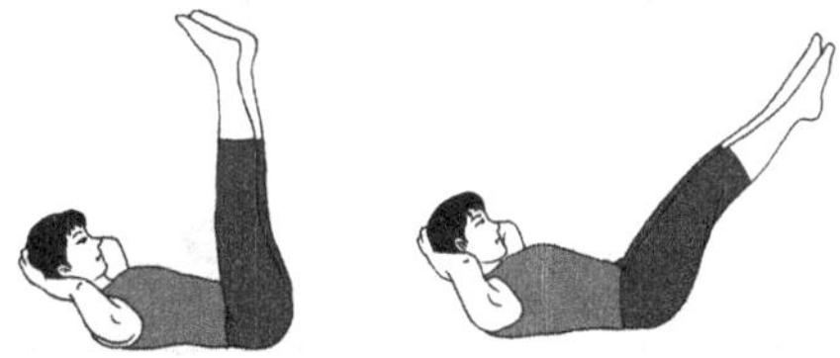

图 9-15

(四)"V"型滚动

(1)坐姿,双膝弯曲,两脚并拢,膝盖稍外展,双手分别抓握在两腿的近脚踝处。身体稍微向后倾,团身,脚上抬,在坐骨和尾骨的中间找到平衡。

(2)伸直膝盖,双腿往外分开,身体呈"V"型,挺胸直背,保持平衡。

(3)吸气,收腹,屈背团身,两腿呈"V"型打开,身体向后滚动。

(4)呼气,向前滚动回到"V"型坐姿,再次伸直脊柱,挺胸沉肩(见图9-16)。注意练习时始终保持手臂和腿部的伸直状态。

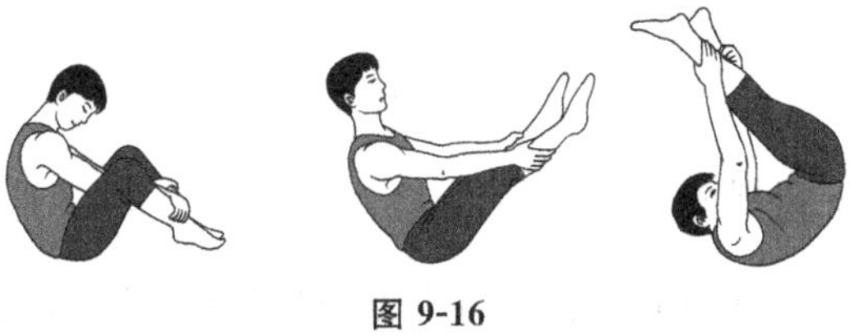

图 9-16

（五）俯卧收腿

(1)俯卧，屈肘支撑在地面上，上臂垂直地面。前臂压向地面，沉肩，头和躯干上抬。两手成掌或拳。

(2)鼻式呼吸，吸气，屈右膝，右脚后跟快速踢臀，踢两次。换左腿进行，呼气，依次重复（见图 9-17）。

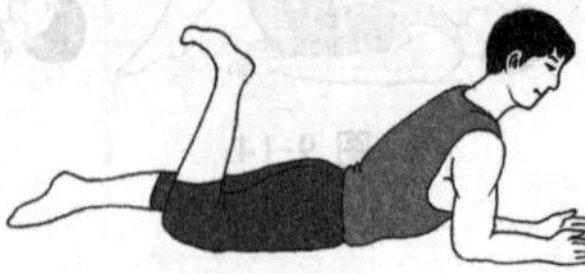

图 9-17

（六）侧卧屈分腿

(1)侧卧，头枕在下侧手臂上方，另侧手放在胸腹前侧的地面上，双腿并拢，屈膝。

(2)吸气，骨盆稳定不动，打开上侧腿膝盖。

(3)呼气，双膝有控制地合拢（见图 9-18）。

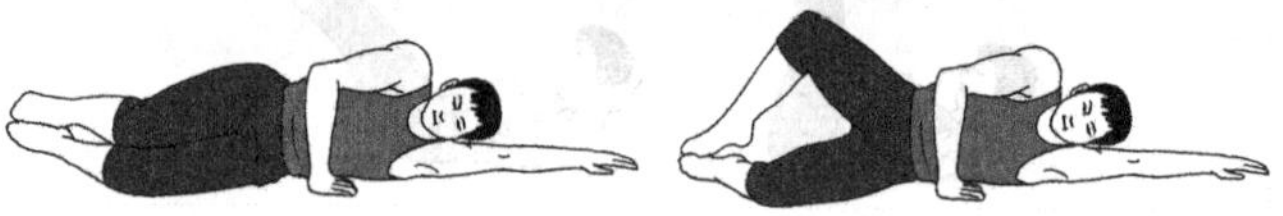

图 9-18

（七）侧卧下腿上提

(1)侧卧，屈髋，头枕在下侧手臂上方，双腿向前抬起并上下交叠。上侧腿屈膝，脚放在下侧腿前的地面上，上侧手将上侧腿的脚踝抓住。

(2)呼气，同时下侧腿上抬，吸气，下侧腿同时下放，有控制地还原（见图 9-19）。

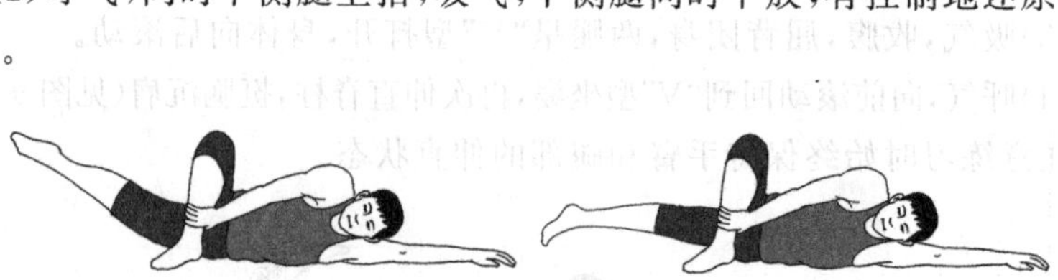

图 9-19

（八）侧卧下腿划圈

(1)侧卧，屈髋，头枕在下侧手臂上方，双腿向前抬起并上下交叠。上侧腿屈膝,脚放在下侧腿前的地面上,上侧手将脚踝抓住。

(2)下侧腿稍抬离地面后在空中划圈。吸气,向前向上划半圈。呼气,向后向下划半圈。

(3)换方向重复划圈(见图 9-20)。

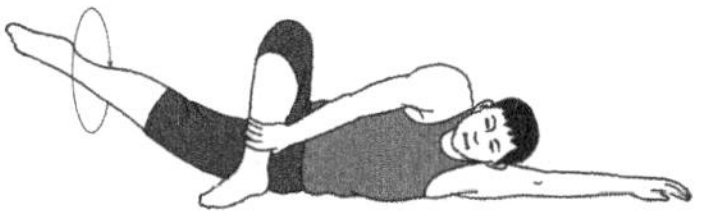

图 9-20

(九)蛙泳式

(1)俯卧,屈肘置于肩两侧。

(2)呼气,手臂前伸,不要耸肩。

(3)吸气,打开两手,手心向后,如蛙泳中的推水动作,同时头和肩膀抬离地面。

(4)屈肘并收拢,呼气,手臂再次前伸,头和上体向前延长放低,避免完全着地。

(5)重复(3)和(4),然后恢复原位(见图 9-21)。

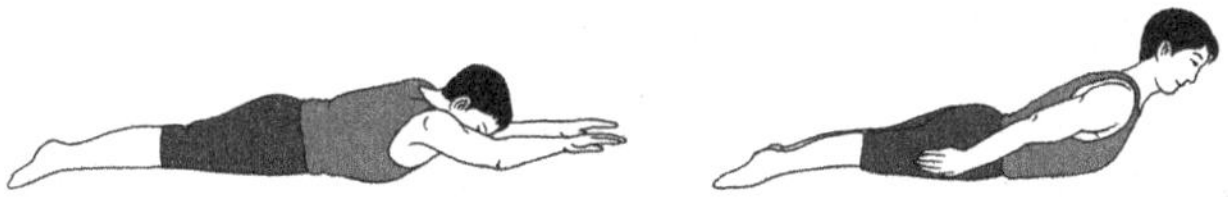

图 9-21

(十)海豹式

(1)坐姿,双腿屈膝并靠近上体,两脚足底内缘靠在一起,膝盖外展,双手由内向外环握两脚的脚踝。在坐骨和尾骨间找到平衡,两脚抬离地面。下巴向胸部靠近,收腹,背成弧形。

(2)吸气,然后滚到肩胛骨的上部,找到平衡点,同时两脚快速拍击 3 次。

(3)呼气,两脚再迅速拍击 3 次,回滚到开始位置。

(4)两脚并拢,控制身体平衡(见图 9-22)。

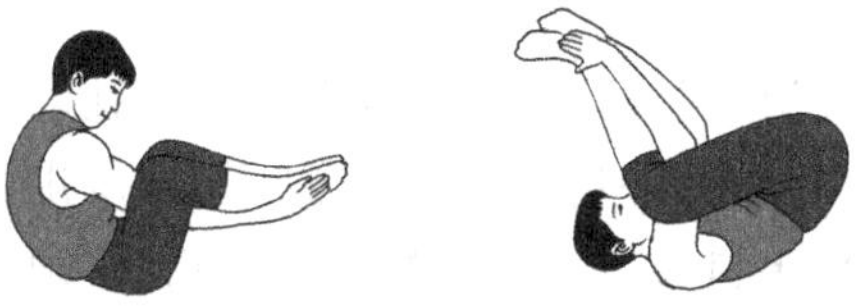

图 9-22

参考文献

[1]魏云花.大学瑜伽教程[M].杭州:浙江大学出版社,2010.

[2]宋雯.瑜伽教学与实践[M].北京:北京体育大学出版社,2011.

[3][英]吉尔·霍尔,多丽尔·霍尔著,尹鸙林,林智译.瑜伽与冥想[M].哈尔滨:黑龙江科学技术出版社,2010.

[4]尹珏林.瑜伽大全[M].北京:华文出版社,2009.

[5]韩俊.瑜伽初级教程[M].沈阳:辽宁科学技术出版社,2006.

[6]张岩松,王晶.形体训练与形象设计(第2版)[M].北京:清华大学出版社,2016.

[7]姚明焰.形体训练(第4版)[M].北京:北京劳动社会保障出版社,2016.

[8]王振超,薛月.形体训练[M].北京:科学出版社,2009.

[9]郭新明.健身健美训练指导[M].北京:人民军医出版社,2004.

[10]相建华.健美训练教程[M].北京:人民体育出版社,2003.

[11]张瑞林.体育舞蹈[M].北京:高等教育出版社,2005.

[12]李恩华.瑜伽练习对女性的减肥效果分析[J].辽宁科技大学学报,2011,34(02).

[13]范京广.时尚健身瑜伽[M].北京:北京体育大学出版社,2010.

[14]柏忠言,张蕙兰.瑜伽:气功与冥想[M].北京:人民体育出版社,2007.

[15]林晓海.天天瑜伽　塑形美体[M].青岛:青岛出版社,2017.

[16]林晓海.天天瑜伽　减脂瘦身[M].青岛:青岛出版社,2016.

[17]颜飞卫.大学健美操、体育舞蹈、排舞教程[M].北京:北京师范大学出版社,2012.

[18]钱宏颖,葛丽华.体育舞蹈与排舞[M].杭州:浙江大学出版社,2011.

[19]王莹.街舞[M].北京:北京体育大学出版社,2016.

[20]汉竹.普拉提教程[M].南京:江苏科学技术出版社,2016.

[21][美]德沃拉·科雷克.肚皮舞[M].北京:中国文联出版社,2010.

[22]美梓.图解瑜伽与冥想[M].北京:中国华侨出版社,2016.

[23]韩力.瑜伽[M].大连:大连理工大学出版社,2016.

[24]李嘉.瑜伽[M].重庆:西南师范大学出版社,2016.

[25]王桂侠,杨花,张曙红.高校时尚健美操与舞蹈健身研究[M].北京:中国书籍出版社,2012.

[26]周莉,吴声光,杨中秀.高校大学生健身健美运动的科学理论与实践[M].北京:中国书籍出版社,2013.

[27]黄迓达.形体训练[M].北京:中国原子能出版社,2008.

[28]童昭岗.体操(第2版)[M].北京:高等教育出版社,2010.